最新

コレステロールを下げる知恵とコツ

主婦の友社　編

はじめに

近年、日本人の死因のトップは、実は血管の病気、つまり心筋梗塞などの心臓疾患や、脳梗塞などの脳血管障害であることがわかっています。さらに、これらの〝死を招く病〟の元凶が動脈硬化であることも、ずいぶん知られるようになりました。この動脈硬化を引き起こす大きな要因のひとつが、血液中のコレステロール量のふえすぎです。動脈硬化の要因として注目を集めているメタボリックシンドロームの診断基準の中にも、ＨＤＬ（善玉）コレステロール値や中性脂肪値が登場します。このように、血中脂質値の問題は、現代人が健康を維持するうえで、避けては通れない大きなポイントです。

もちろん、コレステロール値をはじめとする血中脂質値を適正な範囲に保ちさえすれば、動脈硬化のリスクを減らすことができます。そのための方法も明らかになっています。要は、これまでの生活習慣を振り返り、改めるべき点は改めることに尽きるのです。本書は、そのやり方や、実行するときのヒント、コツを集めたものです。とはいえ、単なるノウハウ書ではありません。それぞれの項目を読み進めていただくと、知らず知らずのうちに、コレステロールなど血中脂質の知識も身につけていただけるように工夫しました。

本書を利用して、できるだけ効果的にコレステロール値などを下げ、より健康的な生活を送っていただくことを心から願っています。

主婦の友社

最新 コレステロールを下げる知恵とコツ　目次

Part 1 食生活の改善で下げる

コレステロールがすぐ下がる最大のコツは毎日の生活をちょっと変えること

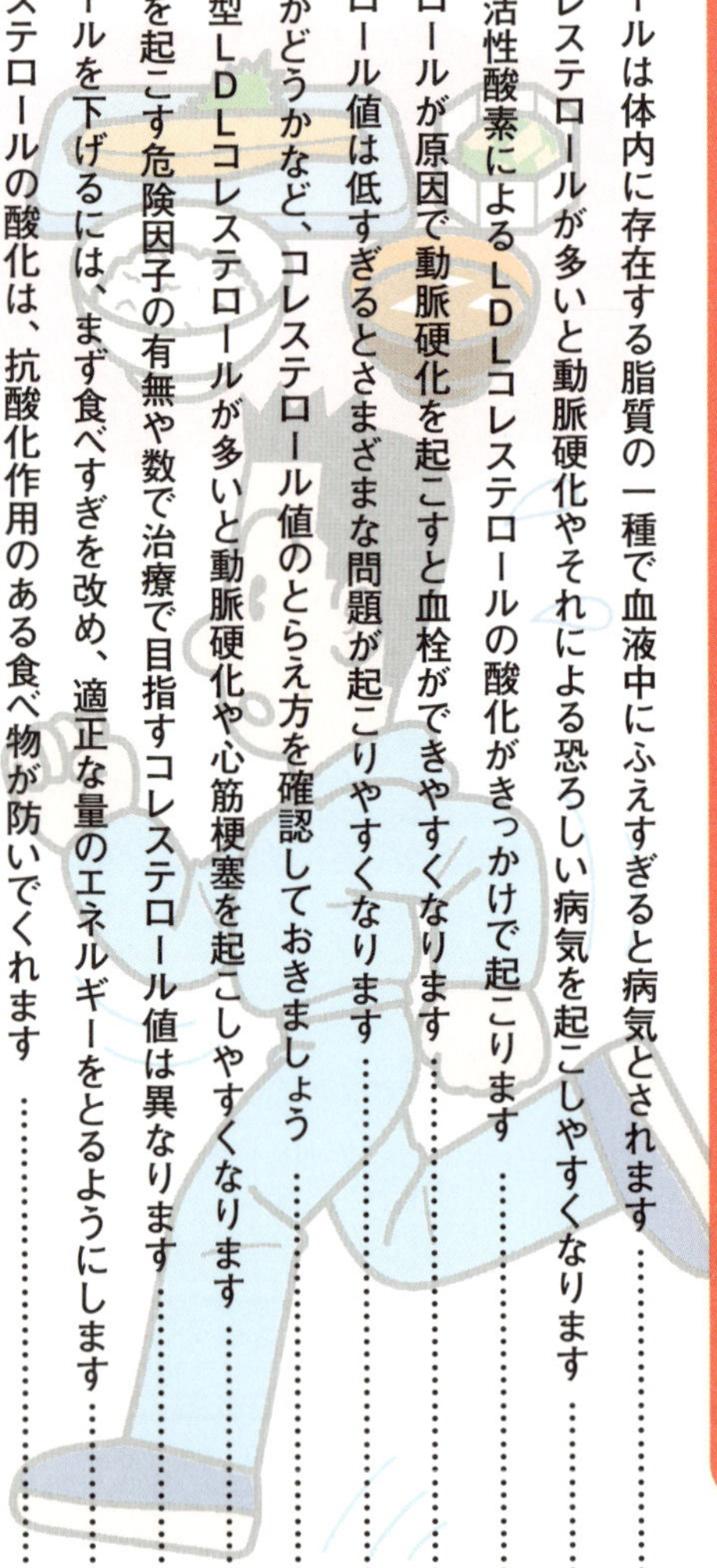

Part 2
簡単な運動で下げる
こんな手軽な方法でも運動不足を解消できてコレステロールは下がる

Part 3
油のとり方で下げる
油をじょうずにとることもコレステロールを下げるための欠かせない知恵

Part 4 常識を変えて下げる

意外！ 控えなければならないと思っていた食品がコレステロールを下げる

Part 5 有効成分で下げる

コレステロールを下げるには、こんな栄養素をしっかり補給する

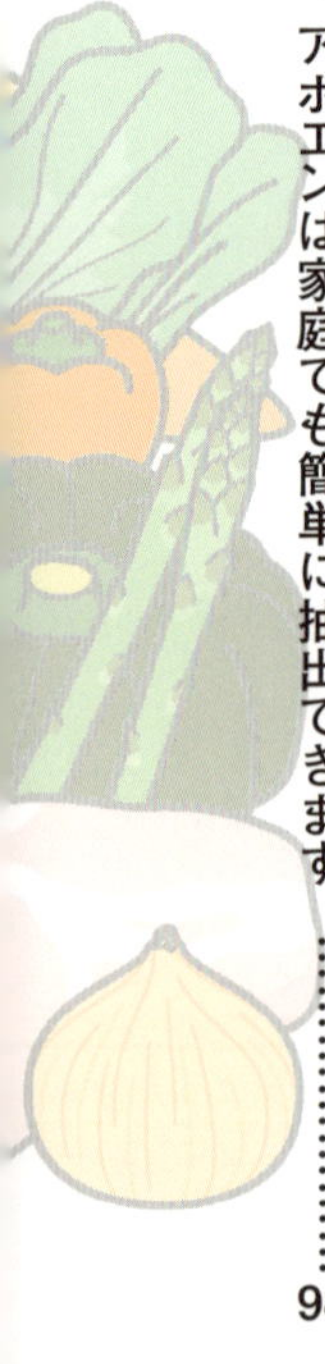

Part 6

特効食品で下げる

あの食品がコレステロールを下げ、動脈硬化を防ぐとっておきの特効食品だった！

Part 7 食べ方や調理法で下げる

こんな調理法と食べ方がコレステロールを下げ、動脈硬化を防ぐ効果を倍増させる

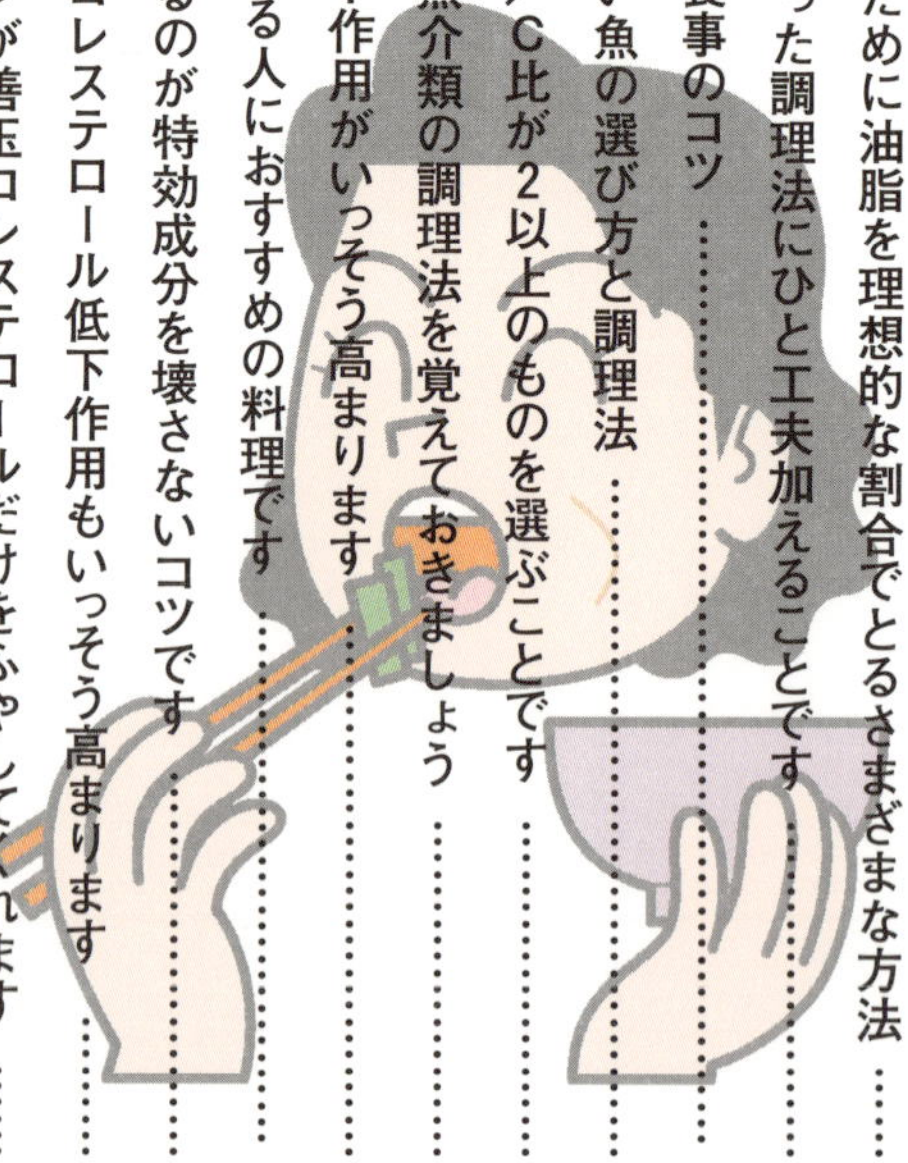

●表紙カバー イラスト／市川彰子
●表紙・カバーデザイン／鳥居 満
●本文デザイン・図版／HBスタジオ
●本文写真／主婦の友社写真室・赤坂光雄
●本文イラスト／荒井孝昌・深川行敏
●編集協力／中村発史
●編集デスク／南條耕介

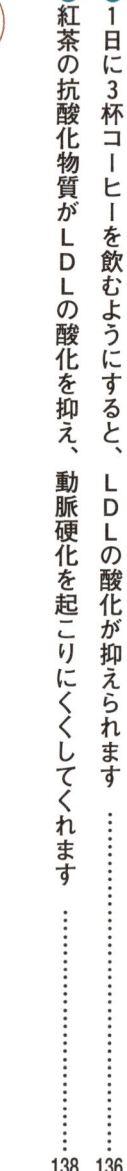

Part 1

食生活の改善で下げる

コレステロールがすぐ下がる最大のコツは毎日の生活をちょっと変えること

●指導（掲載順）
栗原 毅
慶應義塾大学教授
高沢謙二
東京医科大学八王子医療センター循環器内科部長
板倉弘重
医学博士
品川イーストワンメディカルクリニック理事長
須見洋行
倉敷芸術科学大学教授・医学博士
柴田 博
桜美林大学大学院老年学教授・医学博士
石川俊次
ソニー株式会社人事部門産業保健部統括産業医
慶應義塾大学医学部内科客員准教授

コレステロールは体内に存在する脂質の一種で血液中にふえすぎると病気とされます

体内には、**中性脂肪**、**コレステロール**、**リン脂質**、**遊離脂肪酸**の4つの脂質（脂肪の仲間の総称）が存在しています。それぞれ体を健康に保つために重要な役割を果たしているため、食事でこれらの脂質をきちんととって、一定量を体内に維持しておかなければなりません。

たとえばコレステロールは、細胞膜や、脂肪の消化・吸収に欠かせない胆汁酸、体の働きを微調節するホルモン、神経の伝達に必要な神経線維などの材料として必要です。

中性脂肪は、生命維持活動に必要なエネルギーとして利用されます。エネルギーとして放出されるときに、遊離脂肪酸に変わります。

中性脂肪は、食べ物に含まれる脂肪だけではなく、糖質やアルコールからも合成され、すぐに使われない余剰分は、皮下脂肪などとして蓄えられます。外界の冷気から体温を保ったり、内臓を保護するために、一定量は体の中に蓄えておく必要があるのです。

コレステロールや中性脂肪は、血液中を運ばれるときは、特殊な脂質やタンパク質とくっついて**リポタンパク**と呼ばれる小さな粒子になります。

リポタンパクはいくつかの種類があり、粒子の中にコレステロールと中性脂肪がどのくらいの割合で封じ込められているかによって、その性質が決まります。

このリポタンパクのうち、コレステロールや中性脂肪の比率が高いものを**LDL（悪玉）コレステロール**、タンパク質やリン脂質の割合が高いものを**HDL（善玉）コレステロール**と呼びます。

コレステロールや中性脂肪がふえすぎた状態、すなわち、血液中にリポタンパクが過剰になった状態を**脂質異常症**と呼びます。

しかし、リポタンパクの種類や血液中に含まれる割合によって、同じ脂質異常症でも、引き起こされる症状には違いが出てきます。

最近では、**コレステロールの総量ではなく、そのバランス、つまり、LDLコレステロールが多く、HDLコレステロールが少ないことのほうが、体にとってはよくない**ということがわかってきました。ひと口に"血液中の脂質"といっても、特徴や役割、ふえたときどんな症状が起こるか、どうすれば減らせるかが、まったく違ってくるのです。

（栗原 毅）

コレステロールと中性脂肪の特徴

中性脂肪

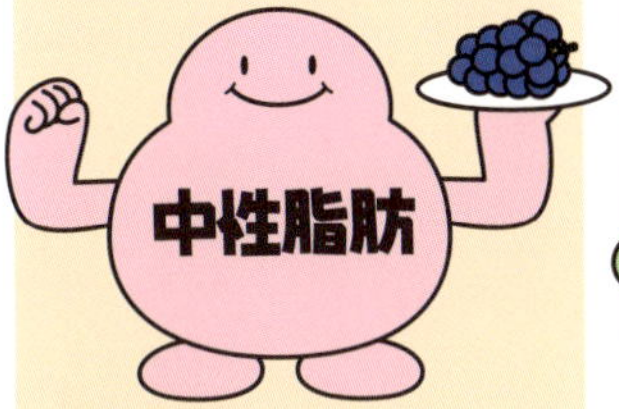

主な特徴
- エネルギー源になる
- 肥満している人は、中性脂肪値が高い場合が多い
- 菓子・果物などの単糖（ブドウ糖や果糖）を多く含む食品の食べすぎでふえやすい
- 中性脂肪値は食後すぐに上昇する

コレステロール

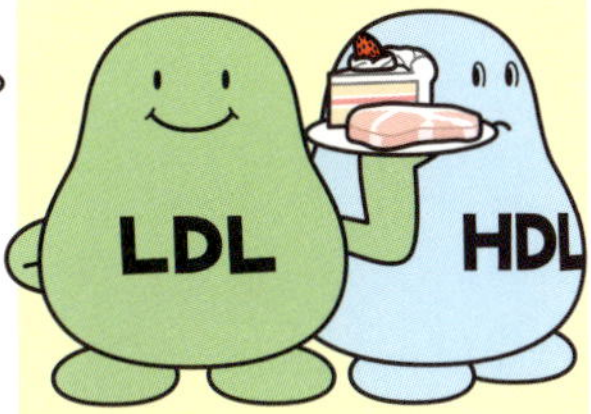

主な特徴
- 細胞膜やホルモン、胆汁酸などの材料になる
- やせていても、コレステロール値が高くなることがある
- 糖質と脂肪が組み合わさったケーキや揚げ物などでふえやすい
- コレステロール値は食後すぐには上昇しない
- コレステロールを多く含むリポタンパクには、全身の細胞や組織にコレステロールを運ぶLDLコレステロール（いわゆる悪玉）や、血管などの余分なコレステロールを除去するHDLコレステロール（いわゆる善玉）などがある

ふえすぎると、どうなるの？

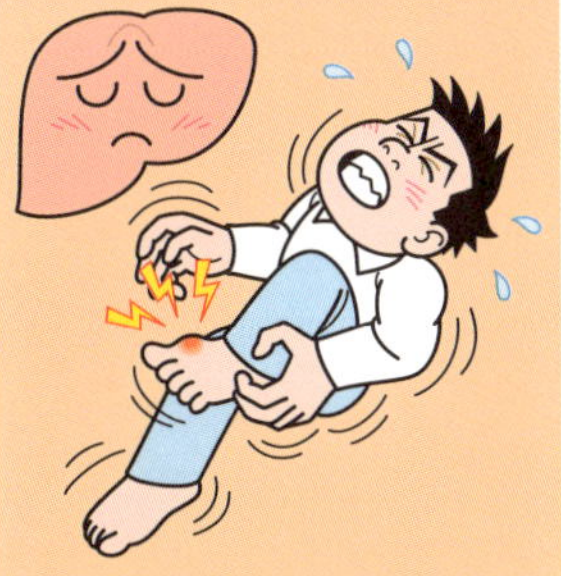

- 脂質異常症や動脈硬化といった生活習慣病のほか、急性膵炎や痛風、脂肪肝などの原因になる

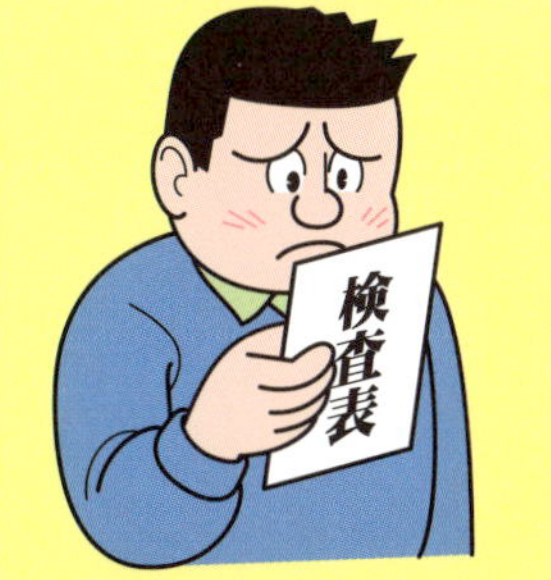

- 脂質異常症や動脈硬化のほか、胆石などの原因になる

血液中のコレステロールが多いと動脈硬化や
それによる恐ろしい病気を起こしやすくなります

血液中に含まれるコレステロールが多すぎると、**動脈硬化**を進めます。動脈硬化とは、血管がかたくなり、しなやかさが失われた状態です。また、そのコレステロールが血管の内側にこびりついて**プラーク**というものを形成します。プラークとは、**酸化したコレステロール**でできていて、やがてこぶ状になり、血管の内側を狭くします。

動脈硬化を進めるもうひとつの要因に、**ストレス**があげられます。ストレスや交感神経の緊張によって血管はかたくなることが知られています。

血管の内側にできたプラークに、ストレスがかかったり、高血圧による圧力が加わったりして傷つくと、そこにさらに血小板が集まって、**血栓**（血のかたまり）ができやすくなります。

こうした動脈硬化や血栓が、心臓や脳などの血管に生じると、生死にかかわる病気である**心筋梗塞**や、**脳梗塞**などの脳卒中を招くことがあります。

動脈硬化は、進行しても自覚症状はありません。にもかかわらず、これらの病気の突然の発作につながる可能性が大きくなります。だからこそ、恐ろしいのです。

血液検査で、コレステロール値など血清脂質値に異常がある場合は、まず、自分の血液や血管に問題が起きている可能性が非常に大きいことをよく認識しましょう。言うまでもなく、**脂質異常症**にかかっている場合も同様です。

ただし、あまり悲観したり、神経質になりすぎることはありません。運動を心がける、抗酸化物質の含まれた食品をとる、水分補給を心がける、禁煙をするなど生活習慣を改善したり、脂質異常症や高血圧などの治療をすることで、血液を健康な状態に戻すことはできるし、血管年齢を実年齢に近づけることは十分に可能です。

（高沢謙二）

血液を健康にし血管を若返らせて動脈硬化を防ぐ6カ条

1 食事は腹八分目を心がける

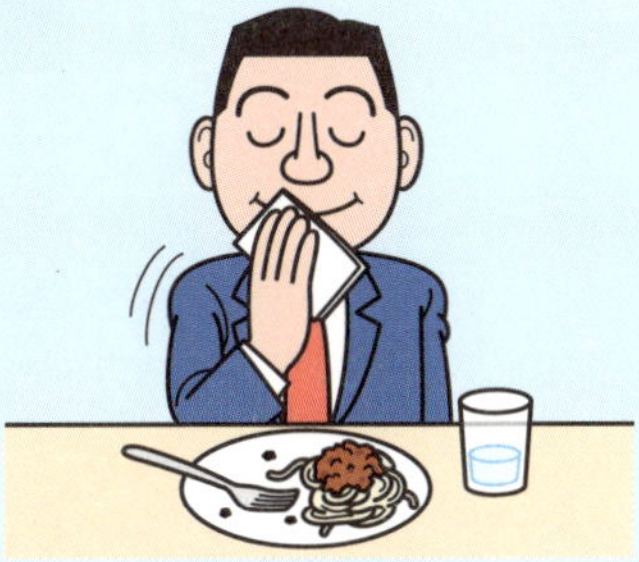

2 食卓は色鮮やかにする

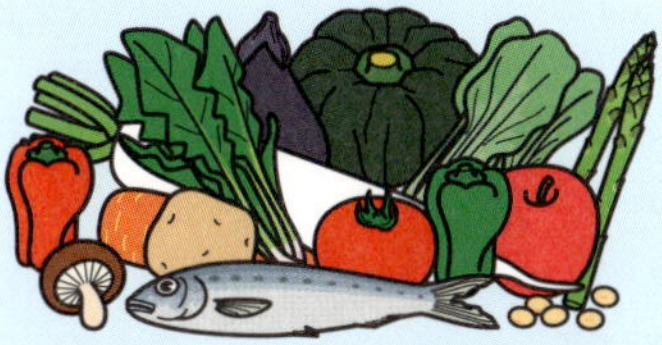

赤いトマト、黒いごま、青背の魚、緑黄色野菜……色とりどりの素材を食卓にのぼらせるようにすれば、栄養のバランスが自然とよくなり、さまざまな抗酸化物質をとることにつながります。

3 週2回、1日20分つづけて歩く

20分以上早足で歩くようにすると、血液中に血管を開くブラジキニンという物質が分泌されて、血液中に3〜4日とどまります。週に2回歩くだけでも、血液サラサラ効果が得られます。

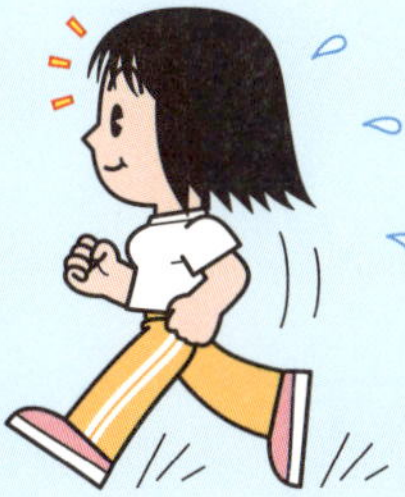

4 よい睡眠をとる

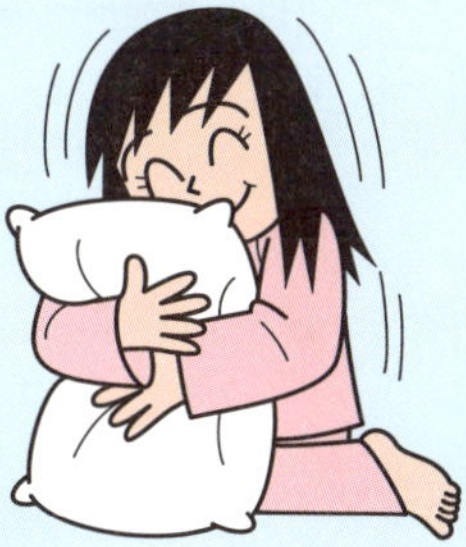

5 ストレスをためない

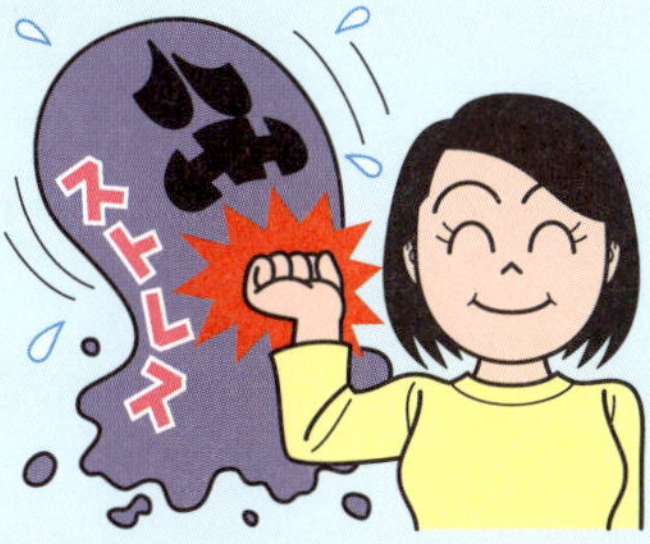

6 禁煙する

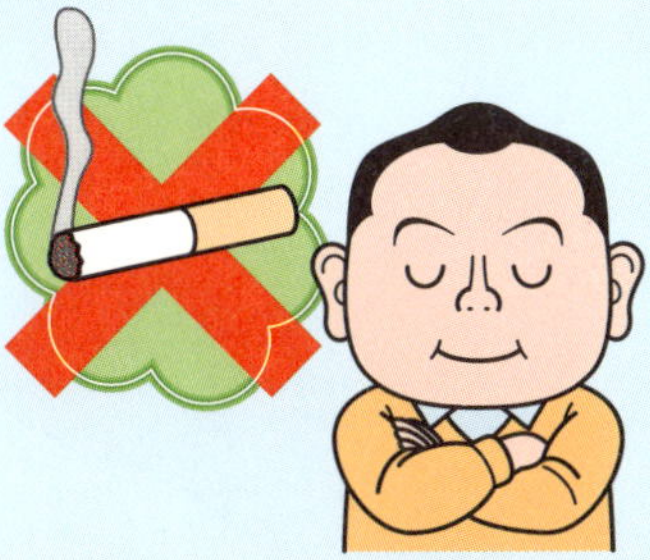

動脈硬化は活性酸素によるLDLコレステロールの酸化がきっかけで起こります

私たちの病気の90％は、**活性酸素**による細胞の酸化が原因です。活性酸素は細胞壁の脂質と結びつきやすく、**過酸化脂質**という、いわばさびをつくって万病のもとになるのです。

活性酸素は人間の体内で自然発生しています。人間は酸素の化学反応によって代謝活動をして生きていますが、体内に入った酸素の約２％は細菌やウイルス、紫外線、大気汚染、ストレス、農薬、食品添加物などによって活性酸素に変化します。

活性酸素は実は生命活動に不可欠です。そうでありながら、細胞を傷つけてしまうという相反する作用を持っています。そこで、活性酸素の害を

善玉のHDLと悪玉のLDLの働き

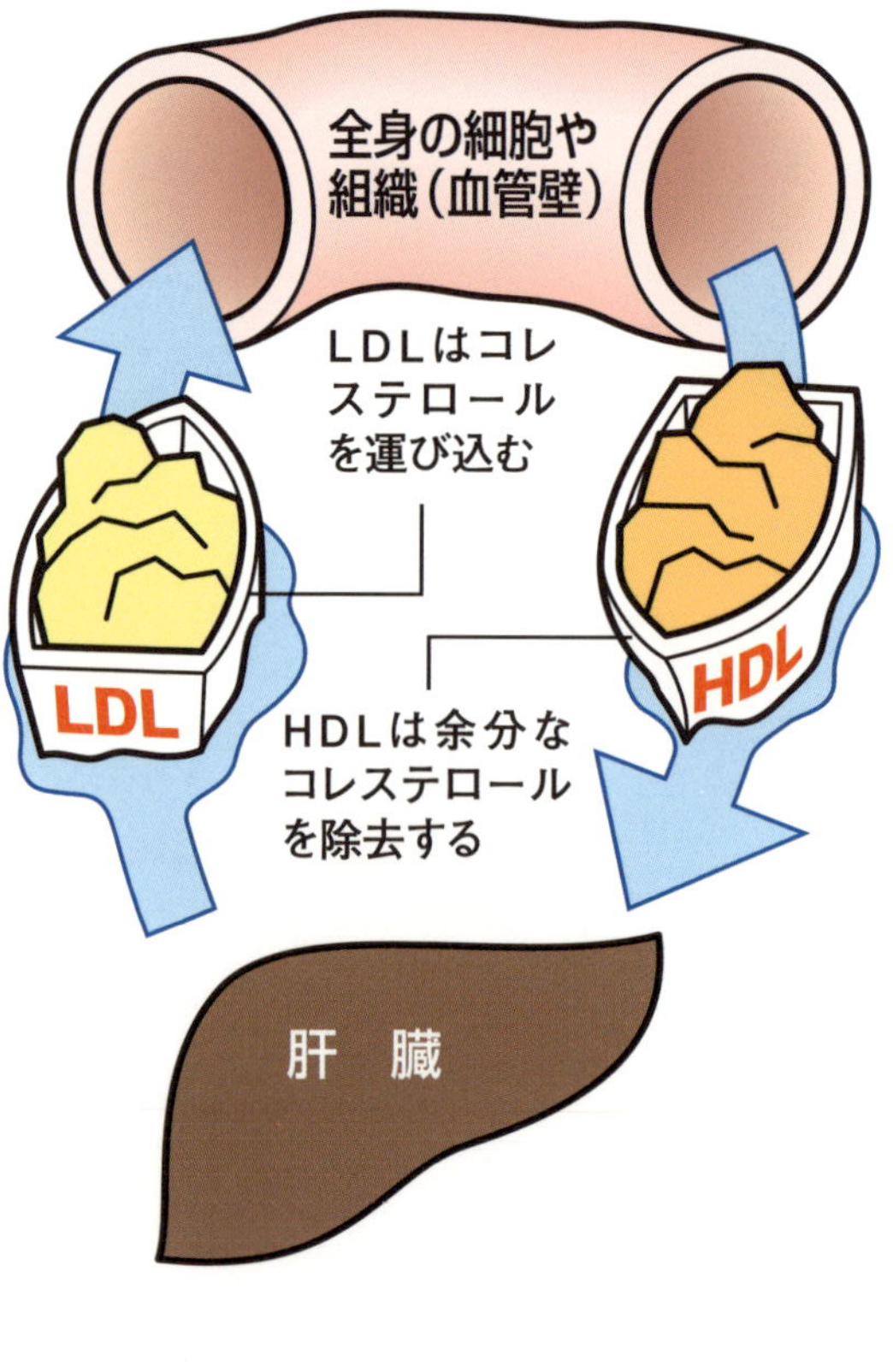

打ち消すために、体内では活性酸素を除去する**抗酸化酵素**（**SOD**）がつくられています。

問題は活性酸素が過剰に発生したり、老化で抗酸化酵素が減って活性酸素を除去しきれなくなった場合です。活性酸素で細胞が酸化され、傷つくと新たな活性酸素が発生し、次々に酸化が広がっていきます。

中でも活性酸素の攻撃を受けやすいのが、**LDL（悪玉）コレステロール**です。血液中でコレステロールを運ぶという大事な役割を担っているLDLは、活性酸素によって**酸化LDL**に変質すると、白血球の一種であるマクロファージが異物と認識し、マクロファージみずからの中に飲み込んで排除にかかります。しかし、酸化LDLが多いとマクロファージは飲み込みすぎて破裂し、その残骸が血管壁にたまって**プラーク**をつくり血液の流れを悪くします。これが動脈硬化の原因です。喫煙者、糖尿病や高血圧の人、閉経後の女性はLDLが活性酸素によって酸化されやすいといわれ、動脈硬化もふえる傾向にあります。

さらに活性酸素は血管の細胞そのものを傷つけます。傷つけた部分には止血のため血小板が集まって凝固し、**血栓**（血のかたまり）をつくりますが、血栓が動脈内で詰まると脳梗塞や心筋梗塞を引き起こすようになるのです。

（板倉弘重）

動脈硬化を起こすのは酸化したLDLコレステロール

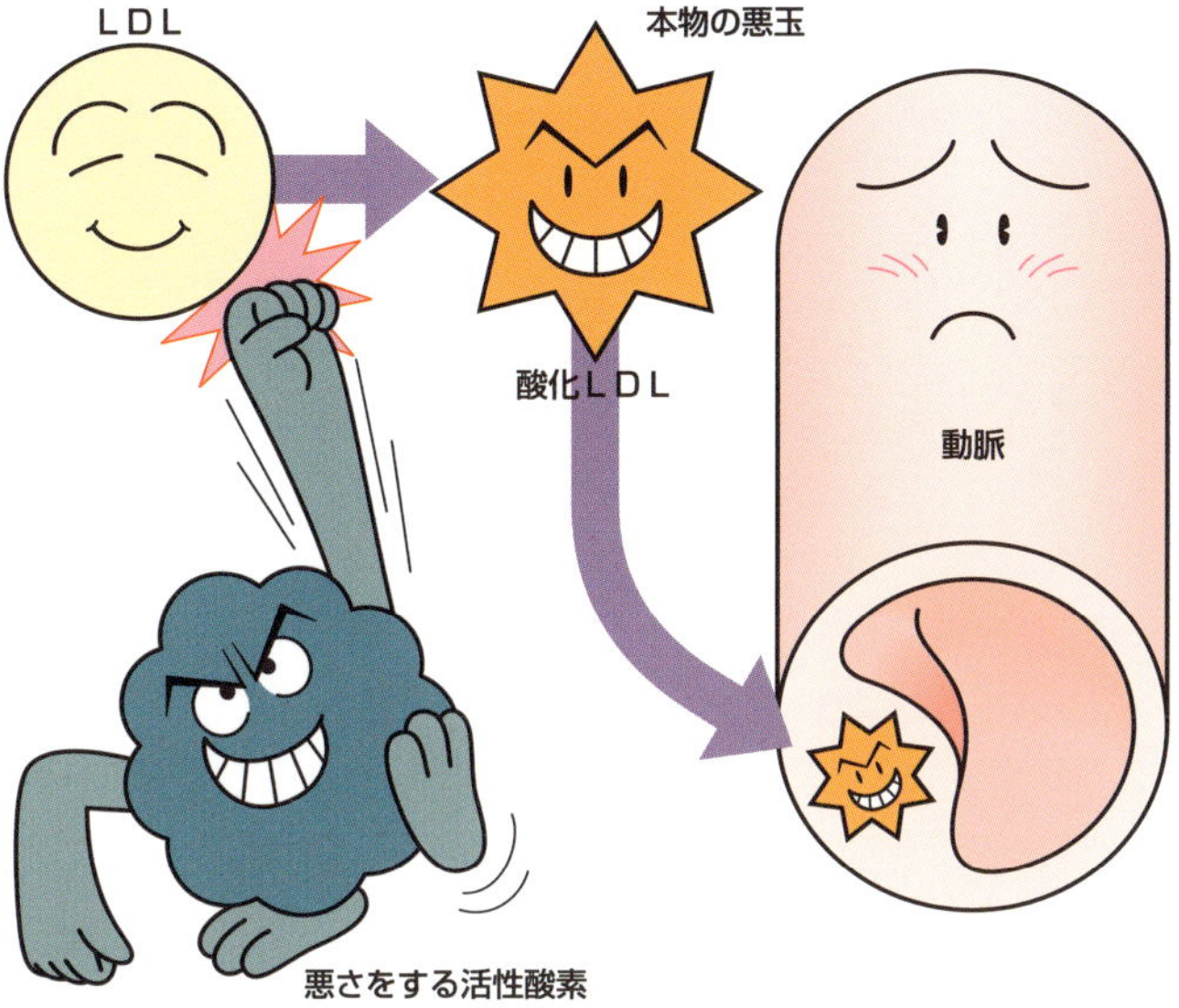

高コレステロールが原因で動脈硬化を起こすと血栓ができやすくなります

血栓とは、血が固まってできるかさぶたのようなものです。高コレステロールや高血圧が原因で動脈硬化を起こした血管は、内側が狭くなり詰まりやすくなっています。そんな血管に血栓ができて詰まると、そこから先へ血液が送られず、脳梗塞や心筋梗塞などの病気を引き起こします。

血栓は、健康な人の体内でも常につくられています。何かの原因で血管壁が傷ついたりすると、補修しようと血液中の血小板が集まってきて、それに含まれる原料から**フィブリン**という特殊なタンパク質のかたまりができ血栓となるのです。

一方、人間の体には、血栓などをとかす**プラスミン**という酵素が存在し、不要な血栓を分解、排泄して血液の循環をスムーズにしています。このプラスミンは通常**プラスミノーゲン**という物質の形で血液に含まれており、**t-PA**という酵素によってプラスミンとして働くようになります。t-PAは、血管の内皮細胞（血管内壁の表面の細胞）で常に分泌されています。

ところが、加齢やストレス、動脈硬化などで血管が弱ると、分泌されるt-PAの量が減ってプラスミンも減少し、血栓をとかしきれなくなります。

やがて血栓をつくる力のほうがプラスミンにまさるようになると、血栓はとけないまま血管内を流れて別の場所で新たな血栓をつくったり、動脈硬化を起こした血管を詰まらせたりして、脳梗塞や心筋梗塞を引き起こすのです。

（須見洋行）

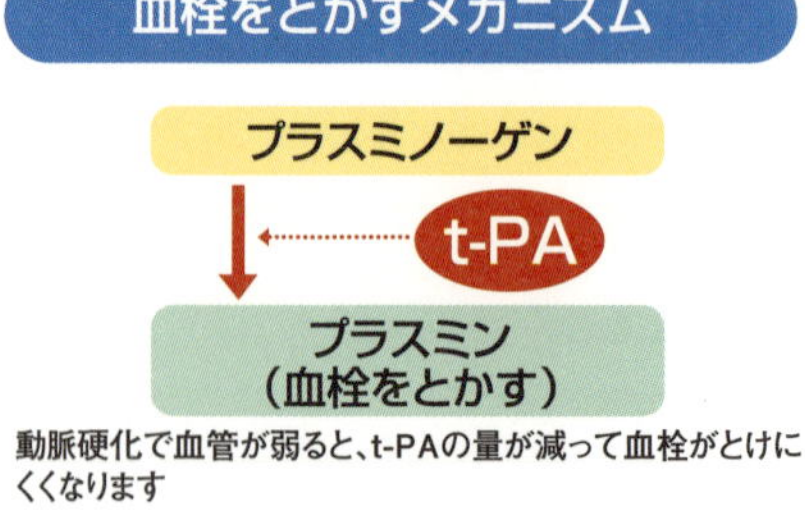

動脈硬化で血管が弱ると、t-PAの量が減って血栓がとけにくくなります

総コレステロール値は低すぎるとさまざまな問題が起こりやすくなります

コレステロール値は低すぎても高すぎてもいけません

コレステロール値は低ければ低いほど健康にいい、というのは大きなまちがいです。

日本動脈硬化学会による「動脈硬化性疾患予防ガイドライン 2007年版」が発表されて、**総コレステロール値**は脂質異常症の診断基準からははずされるようになりましたが、検査結果表には項目としてまだ記載があり、この数値を見る人も多いかと思います。

総コレステロール値は低すぎても、高すぎてもいけません。私はちょうどいい数値は200～240mg／dℓだと考えています。

総コレステロール値と死因の関係

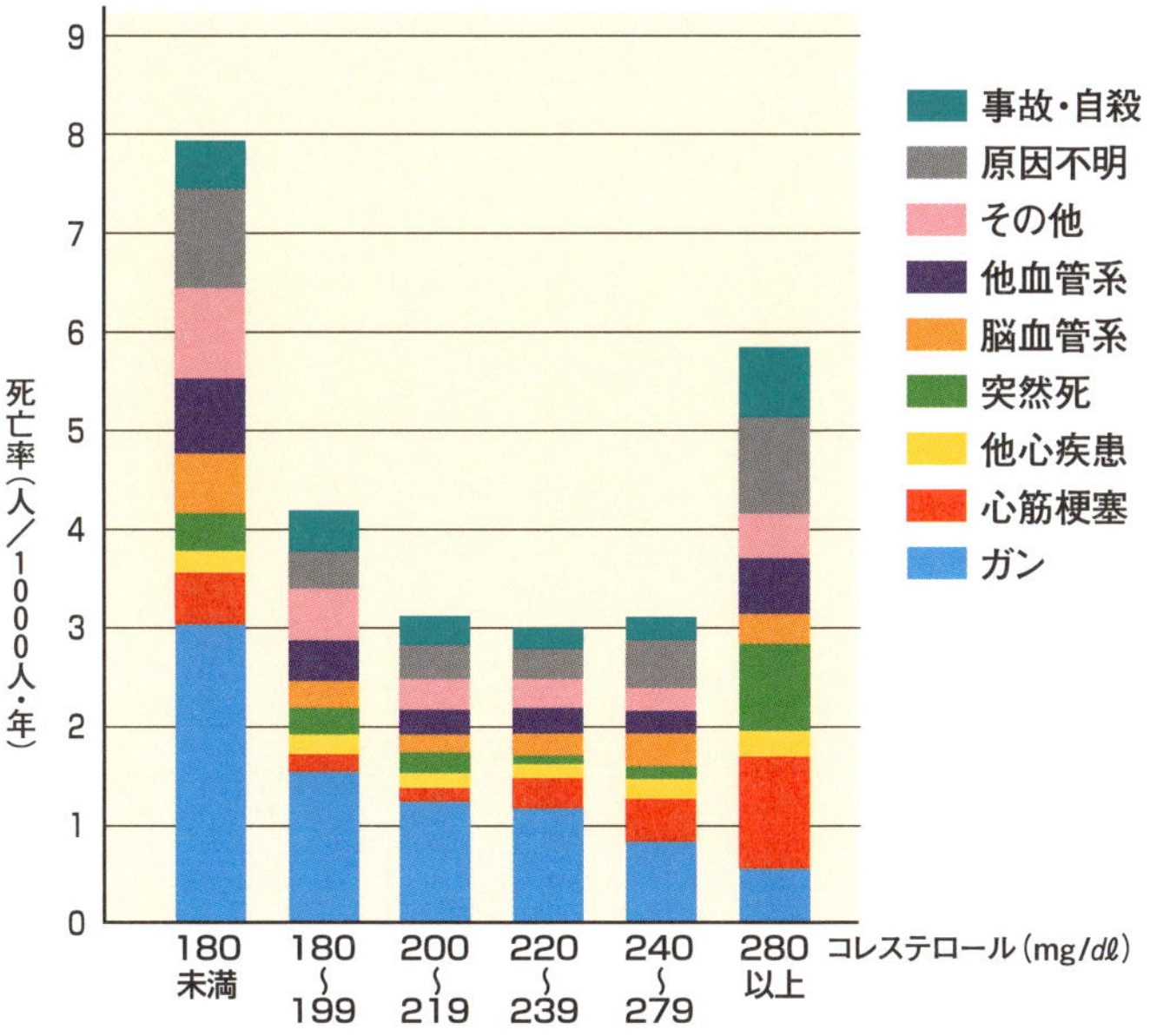

このグラフは総コレステロール値と死因の関係をあらわしたもの。総コレステロール値の低い人ほど、ガンの死亡率が高いこと、200～280mg/dℓ未満の人の死亡率が低いことがわかる（出典:J–LIT研究）

その理由は、前ページの総コレステロール値と死因との関係をあらわしたグラフを見ればわかります。死亡率が高いのはコレステロール値が280mg／dℓ以上のグループと180mg／dℓ未満の低い数値のグループなのです。長生きなのは、その中間のグループ、つまり180～279mg／dℓといった数値の人です。

総コレステロール値と死亡率の関係

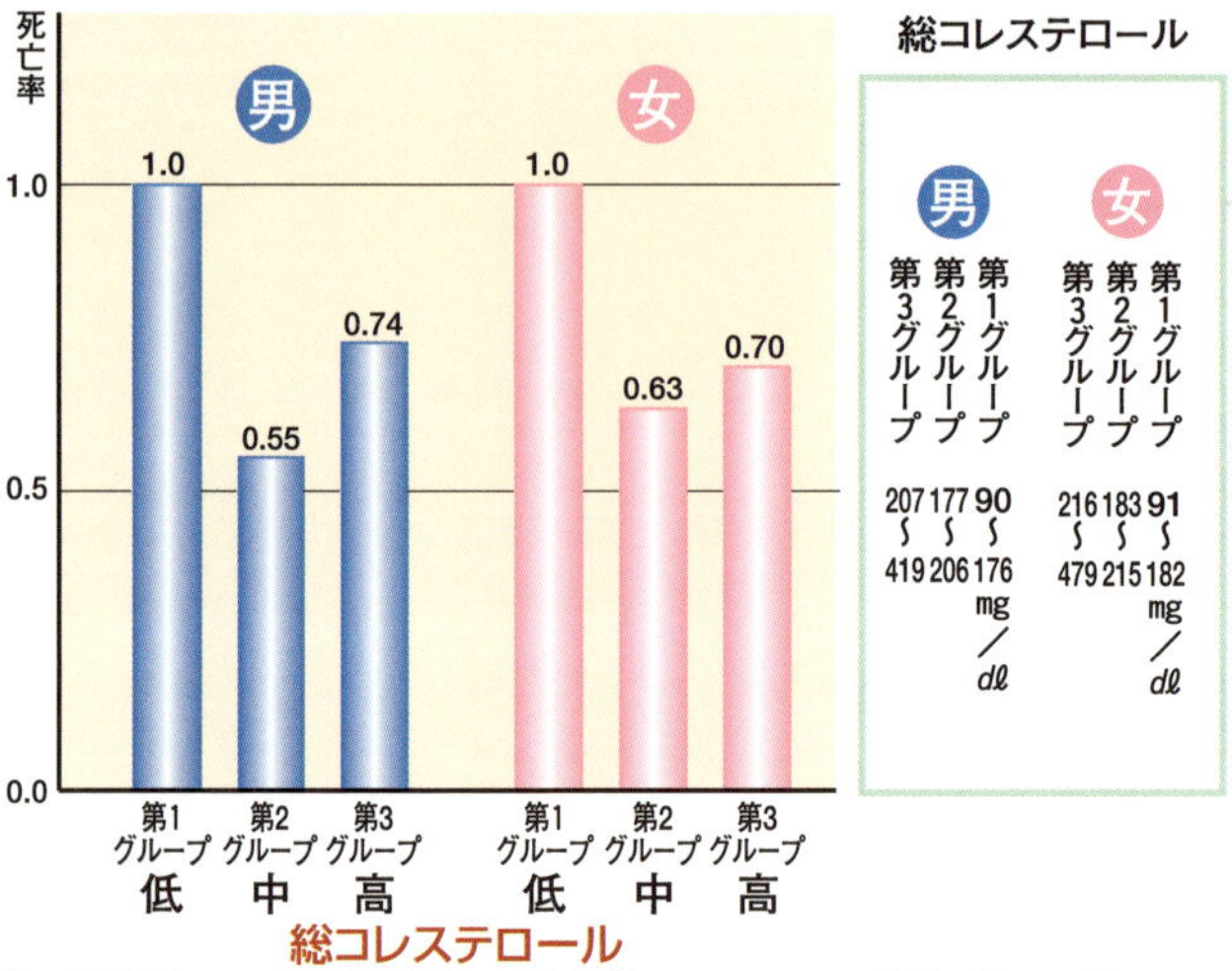

埼玉県戸田市の40～80才の住民3222名を、総コレステロールの数値でグループ分けし、10年間追跡調査して、その死亡率をみたもの

総コレステロール値が極端に高くなれば、動脈硬化が原因の心臓病が起こってきます。しかし、総コレステロール値が極端に低いとガンや肺炎、脳卒中などがふえてくるのです。

その理由は、コレステロールが人体にとって非常に重要な働きをするからです。

コレステロールは細胞膜の材料であり、男性ホルモンや女性ホルモンなどの性ホルモン、胆汁酸（胆汁の成分で脂肪の消化を助ける）、ビタミンDなどをつくるのに欠かせません。このため、コレステロールが不足すると、さまざまな不都合が起こってきます。

家族性高コレステロール血症の人は医師に相談しましょう

低コレステロールによってガンがふえるのは、免疫力が低下するためです。また、正常な細胞がつくられにくく、細胞が変異を起こしやすくなってガン細胞がふえることも理由として考えられます。

また、低コレステロールは、うつ状態や自殺を引き起こす原因にもなります。これは、細胞膜のコレステロールが少なくなると、**セロトニン**という神経伝達物質をとり込めなくなるからです。セロトニンは喜びの感情に関係しており、足りなくなるとうつを起こすことがわかっているのです。その結果、自殺につながるものと思われます。

私が行った研究で低コレステロールの危険性を示したのが、右ページのグラフです。これは、埼玉県戸田市の住民3222名（40〜80才）を10年間追跡調査し、総コレステロール値によって同じ人数にグループ分けして、その死亡率をくらべたものです。

結果は、総コレステロール値と、HDL（善玉）コレステロール値の低いグループ（上のグラフ参照）が最も死亡率が高いというものでした。

17ページのグラフで示したとおり、総コレステロール値は、280mg／dℓを超えなければ、薬を飲んでまで下げる必要はありません。

ただし、**家族性高コレステロール血症**といって遺伝的にコレステロール値が上がりやすい人、高血圧や糖尿病などの生活習慣病を複数あわせ持っている人は、医師と相談する必要があります。

一方、総コレステロール値が160mg／dℓ以下の人は、低栄養が考えられるため、栄養バランスのとれた食事を心がけてコレステロールをふやすようにしましょう。

（柴田 博）

HDLコレステロールの数値と死亡率の関係

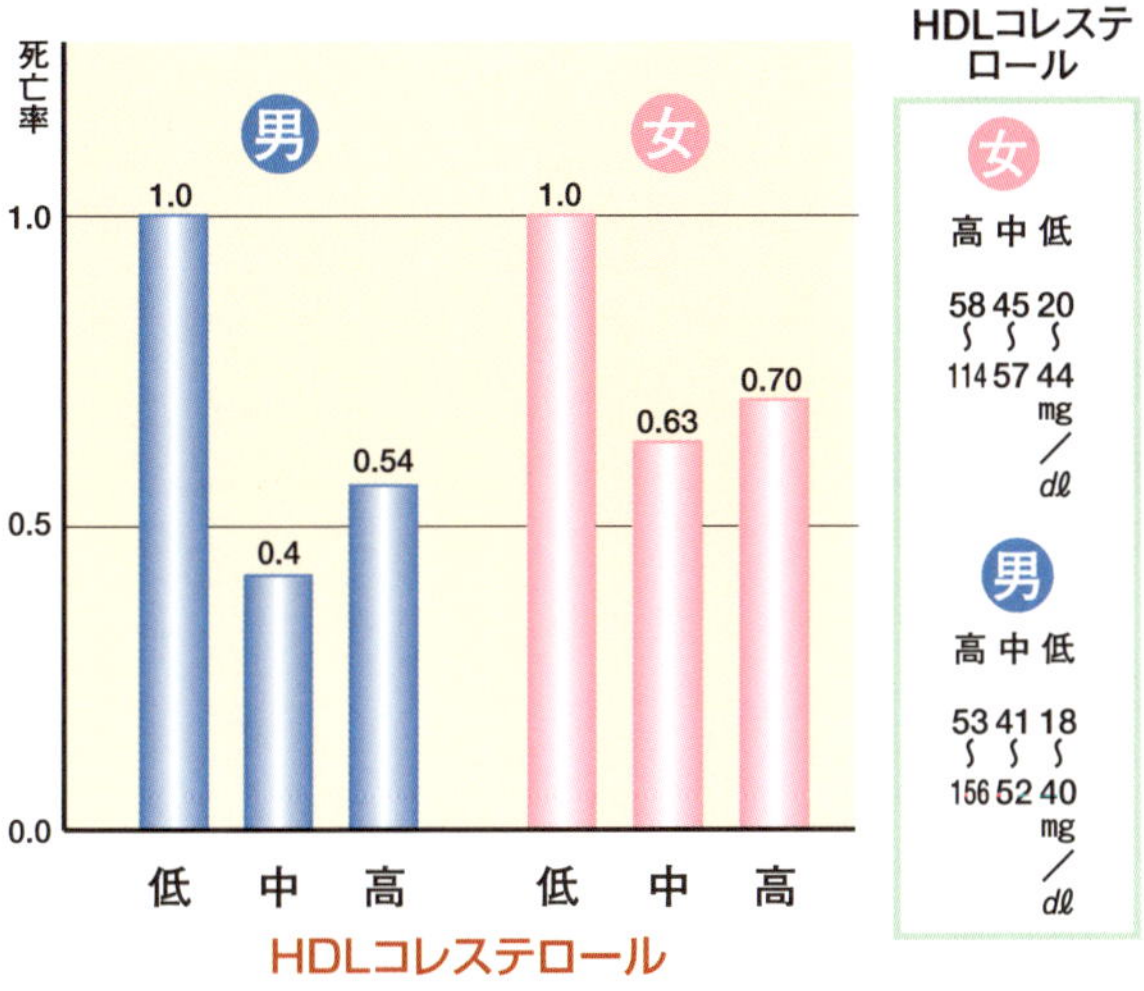

同じく戸田市の40〜80才以上の住民3222名を、HDLコレステロールの数値でグループ分けし、10年間追跡調査して、その死亡率をみたもの　（柴田博『中高年の健康常識を疑う』より）

脂質異常症かどうかなど、コレステロール値のとらえ方を確認しておきましょう

血液中には、コレステロール、リン脂質、中性脂肪、遊離脂肪酸などの脂質が存在していますが、コレステロール、リン脂質、中性脂肪は、タンパク質とくっついたリポタンパクという形で血液に溶け込み体内を移動します。そのうち、コレステロールまたは中性脂肪の量がふえすぎたり、減りすぎたりする状態を**脂質異常症**と呼びます。脂質異常症では、心筋梗塞や脳卒中などの動脈硬化性疾患が起こりやすくなります。

脂質異常症には、次の3つのタイプがあります。

❶LDL（悪玉）コレステロールが多すぎる場合
❷HDL（善玉）コレステロールが少なすぎる場合
❸中性脂肪（トリグリセライド）が多すぎる場合

脂質異常症かどうかは、血液検査を行って、血液の液体部分である血清1dℓ（100mℓ）中にコレステロールや中性脂肪が何mgあるかを測定し、左ページの表に示された基準値にあてはめて診断します。

どのタイプも動脈硬化を促進しますが、特に問題なのはLDL（悪玉）コレステロール値が高い場合です。実際はLDLコレステロール値と中性脂肪値の両方ともが高い患者さんもおり、その場合はさらに動脈硬化が早く進みます。

以前は、診断の基準に総コレステロール値も使われていました。しかし、総コレステロール値が基準値以下なのにLDL（悪玉）コレステロール値が高かったり、あるいは、HDL（善玉）コレステロール値だけが高いために総コレステロール値が基準値以上になったりと、動脈硬化の危険性について必ずしも正確な判断ができない面があったのです。そこで、日本動脈硬化学会による「動脈硬化性疾患予防ガイドライン2007年版」では、**診断の基準から総コレステロール値をはずし、動脈**

脂質異常症の診断基準

	※空腹時血清脂質値	
高LDL（悪玉）コレステロール血症	LDLコレステロール	140 mg/dℓ以上
低HDL（善玉）コレステロール血症	HDLコレステロール	40 mg/dℓ未満
高中性脂肪（トリグリセライド）血症	中性脂肪（トリグリセライド）	150 mg/dℓ以上

※空腹時に採血した血清中1dℓあたりに含まれる脂質の量

●この診断基準は、薬を使う治療の開始基準を示すものではありません。
●治療に薬を使うかどうかは、他の危険因子も勘案して決める必要があります。

LDL（悪玉）コレステロール値の求め方

LDLコレステロール値は、血液から直接測定するか、総コレステロール値を測定し、その値と、HDL（善玉）コレステロール値、中性脂肪値をあわせて使って下に示した計算式で算出します。

LDLコレステロール値 ＝ 総コレステロール値 － HDLコレステロール値 － 中性脂肪値 ×0.2

※ただし、この計算式は中性脂肪値が400mg/dℓ未満の場合に限ります。400mg/dℓ以上の場合は血液から直接測定します。
日本動脈硬化学会「動脈硬化性疾患予防ガイドライン 2007年版」

硬化性疾患により関連の強いLDLコレステロール値を基準にすることにしました。

病名も、従来使われてきた高脂血症から脂質異常症に変更されました。これは、低HDL（善玉）コレステロール血症を高脂血症と呼ぶのは適当でないことによります。ただし、診断名や薬が出るときは、高脂血症の名称も使われます。

脂質異常症の多くは、生活習慣の改善で治すことができます。診断された人は、ぜひ生活習慣の改善にとり組みましょう。（石川俊次）

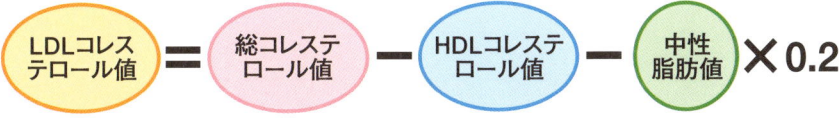

超悪玉の小型LDLコレステロールが多いと動脈硬化や心筋梗塞を起こしやすくなります

LDLコレステロールの中に粒子が小さい〝超悪玉〟があります

現在の医学界ではコレステロール値に対する考え方が変わってきています。以前は、総コレステロールの基準値である220㎎／dℓを超えたら高コレステロール血症と見なし、すぐに薬を飲んで下げようという考え方が主流でした。

しかし最近では、**総コレステロール値が240～250㎎／dℓと少々高めでも、糖尿病や心臓病などがなく、健康であれば治療をする必要はない**という方向に変わってきたのです。

現在は、**診断の際、総コレステロール値の測定をやめ、LDL（悪玉）コレステロール値をはかろう**という方向に変わりつつあります。

むしろ問題となっているのは、**超悪玉コレステロール**が多いかどうかという点です。

超悪玉コレステロールとは、簡単にいえば粒の小さいLDLコレステロールのことです。

近年の分析方法の進歩によって、LDLコレステロールには、❶粒が大きいもの、❷粒が小さいものの2種類があることがわかりました。粒が小さいものを**小型LDL**、あるいは**スモールデンスLDL**といい、これが超悪玉コレステロールです。

小型LDLが超悪玉であるのは、これが多いと動脈硬化を起こしやすくなるからです。

理由は、まず粒が小さいために血管の内壁に入り込みやすく、血管壁にたまりやすいこと。また、小粒なため、ビタミンEやβ-カロチンなどの抗酸化作用のある物質を少ししか含んでいないこともあげられます。抵抗力が弱く、酸化されやすく、動脈硬化を進める**酸化LDL**になりやすいのです。

超悪玉の小型LDLの特徴

①血管壁に入り込みやすい
普通のLDLコレステロールは粒子の直径が26～27nm（ナノメートル）※。それに対して小型LDLのサイズは25.5nm未満と小さい。そのため、血管壁に簡単に入り込むことができる
※nm（ナノメートル）は長さの単位。1nm＝10億分の1m

②活性酸素の害で酸化されやすい
小粒なために、中に含む抗酸化成分が少ない。そのため、活性酸素によって酸化されやすい

③血液中に長い期間とどまる
普通のLDLコレステロールが血液中にとどまっている時間は2日間であるのに対し、小型LDLの場合は5日間と長い

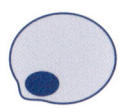

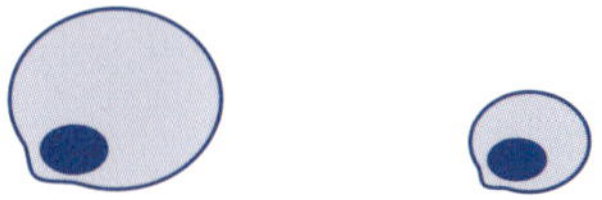
悪玉コレステロール（LDL）　超悪玉コレステロール（小型LDL）

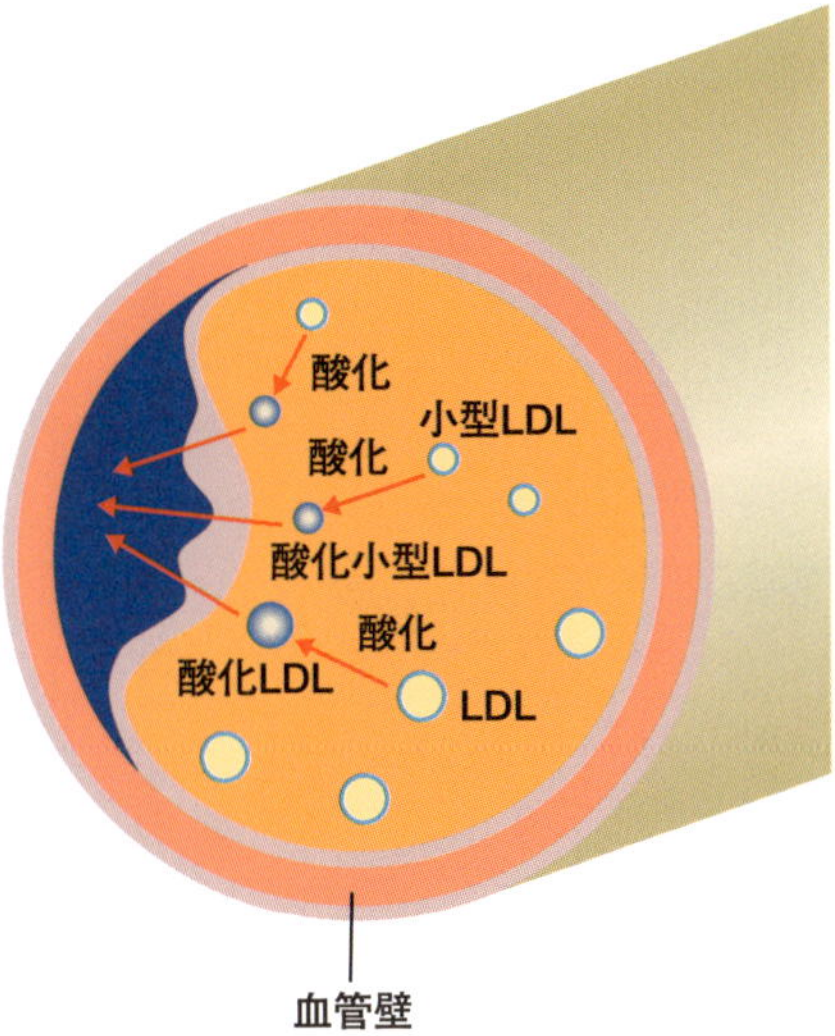

たとえ総コレステロール値が160〜180㎎／dℓ程度と低くても、小型ＬＤＬを多く持っている人のほうが、動脈硬化や心筋梗塞の危険性が高く、注意が必要なのです。

中性脂肪値が高くなると超悪玉がふえてきます

この小型ＬＤＬは、**メタボリックシンドローム**の人に多いことがわかっています。総コレステロール値は高くなくても、●中性脂肪値が高く、●ＨＤＬ（善玉）コレステロール値が低い状態のときに小型ＬＤＬはふえていきます。

小型ＬＤＬが多いかどうかが自分でわかる簡単なチェックテストを24ページに紹介しておきました。このテストは、本来は肝臓の働きを知る目安となるものです。肝臓はコレステロールや中性脂肪をつくり、調節する働きを持ちます。肝臓の働きが衰えると、脂質代謝の働きに異常が起こります。するとＬＤＬが小型ＬＤＬになるのです。

ただし、これはあくまでも自分で調べるための簡単なテストであり、厳密なものとはいえません。

実際に小型ＬＤＬを調べるには、病院の血液検査で「小型ＬＤＬ（あるいはスモールデンスＬＤＬ）の検査をお願いします」と依頼してください。

医療機関によって違いはありますが、数千円程度の費用で検査を受けることができます。

（板倉弘重）

自分でできる小型LDLが多いかどうかがわかる簡単テスト

1

いすにすわり、両手のひらをももの上に10秒間おく

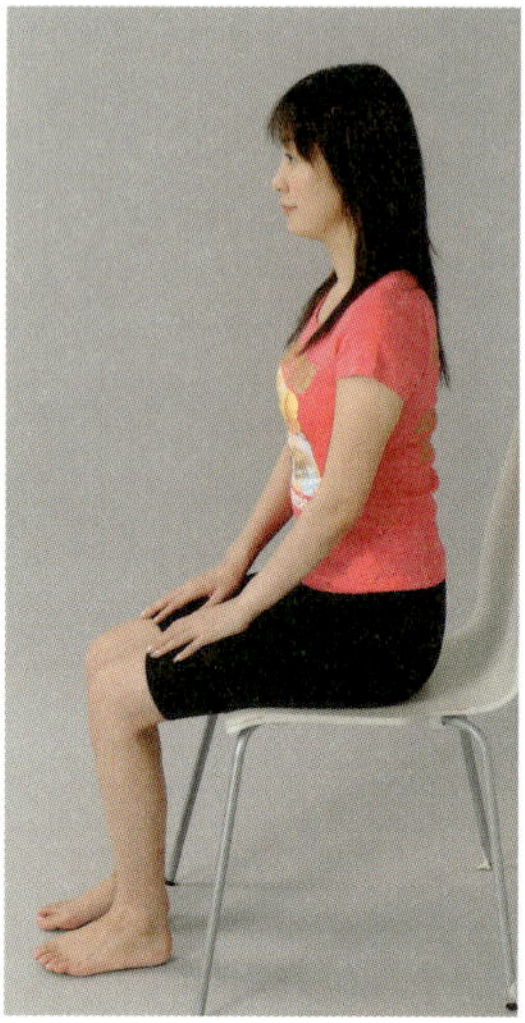

2

ひじから先を机の上に置き、手のひらを上に向ける。手くびと手のひらの盛り上がっている部分を見くらべる

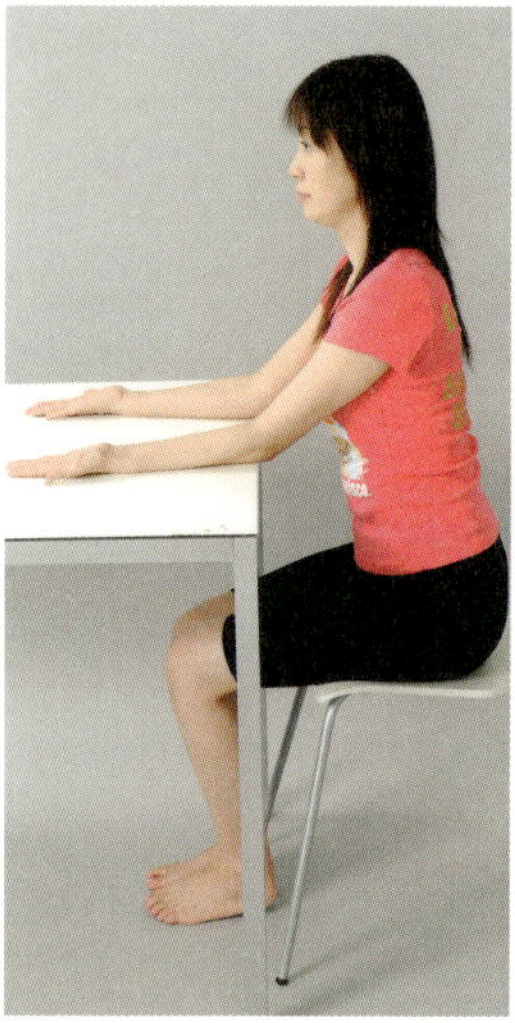

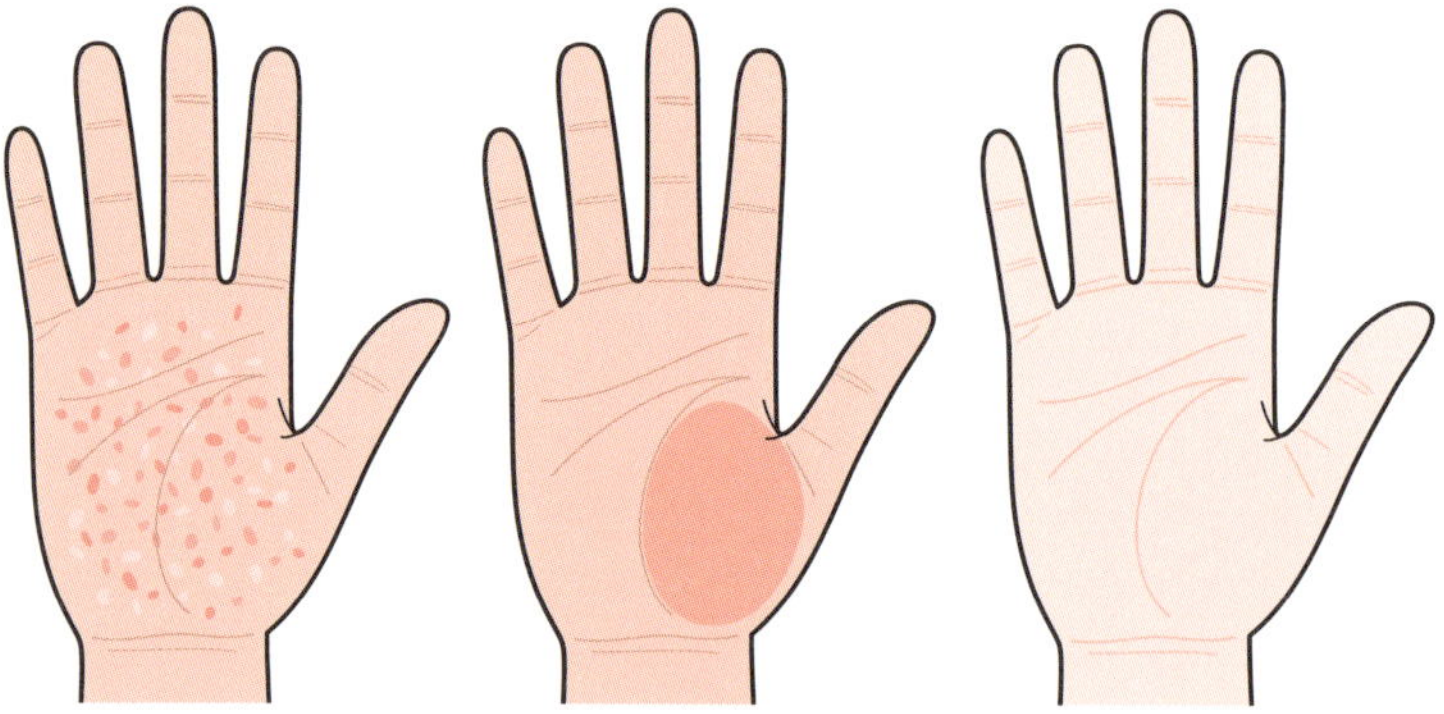

手のひら全体に霜降り状態の斑点がある人
↓
小型LDLを持っている可能性が高い

手くびにくらべて手のひらのほうが赤い人
↓
小型LDLがある危険がある。要注意の段階といえる

手くびと手のひらの色にほとんど違いがない人
↓
小型LDLを持っている危険性はほとんどない

冠動脈疾患を起こす危険因子の有無や数で治療で目指すコレステロール値は異なります

脂質異常症の治療目標は、コレステロールなどの脂質値を改善することにあります。しかし、目的はあくまでも動脈硬化を起こしたり進行したりするのを防ぐことです。

つまり、脂質異常症は動脈硬化の大きな危険因子なのです。ただ、その危険因子となるものは、実はほかにもいろいろあります（26ページの図参照）。

脂質異常症と並んで、重大な危険因子として証明されてきたものに、高血圧、喫煙、糖尿病があげられます。これらの危険因子が合併すると、動脈硬化の進行にいっそう拍車がかかってしまいます。

これら動脈硬化を進める危険因子を総合的に改善すれば、動脈硬化を予防し、その進行を遅らせることができます。

脂質異常症の患者さんが**治療で目標とする脂質値**は、医師が患者さんごとに、冠動脈疾患を起こす危険因子の数や程度を判断して決めます。その際の目安となるのが27ページの表です。主な危険因子の数で動脈硬化性疾患が起こる危険度を分け、その危険度に応じてLDLコレステロール値をはじめとする脂質の治療目標値が示してあります。

この表では、まず、患者さんが心筋梗塞や狭心症などの**冠動脈疾患を発症していない場合**（一次予防）と、**冠動脈疾患を発症したことがある場合**（二次予防）とに分けます。

一次予防では、LDLコレステロール値以外に、冠動脈疾患を起こす主な危険因子の数で患者さんを危険度の3つのグループ（リスク群）に分け、それぞれのリスク群ごとに治療目標値が示されています。

二次予防では、LDLコレステロール値については一次予防より低い100㎎／㎗未満を目標にする

動脈硬化と動脈硬化のせいで起きる病気の危険因子

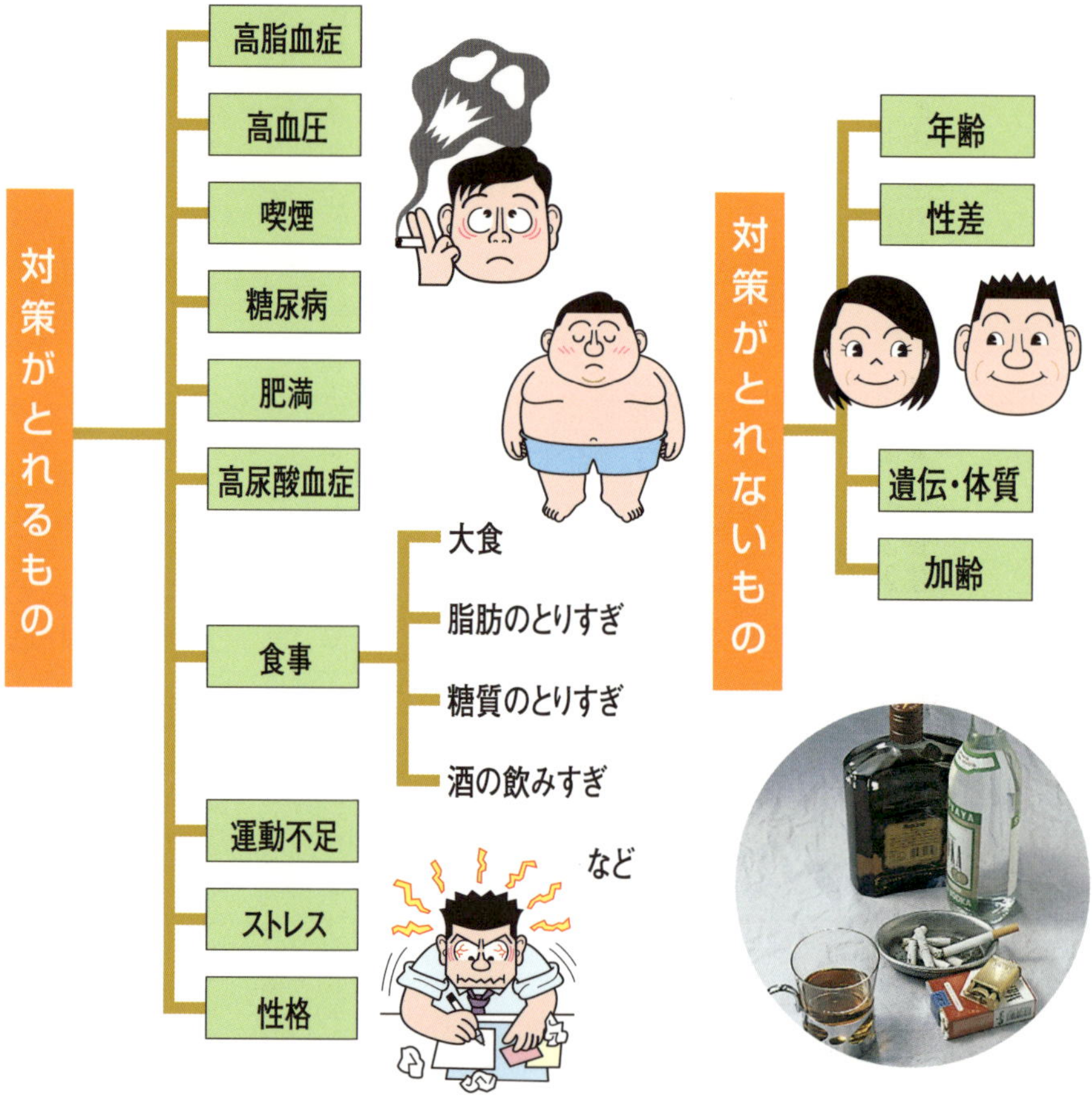

ことがすすめられています。

治療法については、一次予防、二次予防ともに食生活や運動などの生活習慣を改善することが重視されています。

一次予防では、患者さんが生活習慣を実際に改善してみて脂質値がどう変化したかを医師が考慮したうえで、患者さんの動脈硬化性疾患のリスクに応じて薬物治療をとり入れるかどうかを検討します。二次予防では生活習慣の改善とともに薬物療法を検討します。

（石川俊次）

リスク別脂質管理目標値

治療方針の原則	カテゴリー		脂質管理目標値		
	LDLコレステロール値以外の主要な危険因子の該当数		LDLコレステロール	HDLコレステロール	中性脂肪
◎一次予防 まず生活習慣の改善を行ったあと、薬物治療をとり入れるかどうか考慮する	I（低リスク群）	0	160 mg/dℓ未満	40 mg/dℓ以上	150 mg/dℓ未満
	II（中リスク群）	1～2	140 mg/dℓ未満		
	III（高リスク群）	3以上	120 mg/dℓ未満		
◎二次予防 生活習慣の改善とともに薬物治療を考慮する	冠動脈疾患を発症したことがある		100 mg/dℓ未満		

脂質管理と同時に他の危険因子（喫煙、高血圧や糖尿病の治療）を是正する必要がある

LDLコレステロール値以外の冠動脈疾患を起こす主な危険因子

①高血圧

②喫煙

③糖尿病（耐糖能異常を含む）

④男性で45才以上である、または女性で55才以上である

⑤心臓病を起こした家族がいる

⑥HDL（善玉）コレステロールが少ない（低HDLコレステロール血症）

●糖尿病、脳梗塞、閉塞性動脈硬化症の合併はカテゴリーIIIとする。
●家族性高コレステロール血症については別に考慮する。

日本動脈硬化学会「動脈硬化性疾患予防ガイドライン 2007年版」

コレステロールを下げるには、まず食べすぎを改め、適正な量のエネルギーをとるようにします

食事量が多いと総コレステロールも増加してしまいます

動脈硬化を防ぐ大きなポイントの一つは、LDL（悪玉）コレステロールをふやさないことです。そのためには、ただコレステロールが多く含まれている食べ物だけを控えればいいと思われがちです。しかし、それだけでは不十分です。なぜなら、コレステロールの大半は体内でつくられ、その原料は食物に含まれる脂肪や炭水化物、タンパク質からできてくる物質だからです。つまり、全体の食事量が多ければ、総コレステロールも増加してしまうのです。

ですから、**最も重要なのは食べすぎないこと、いいかえれば1日の食事の総エネルギーを適正な量に抑えること**です。

そのうえで、さらにコレステロールが多い食品や、コレステロールをふやしやすい脂肪などが多く含まれる食品を控えることが大事です。

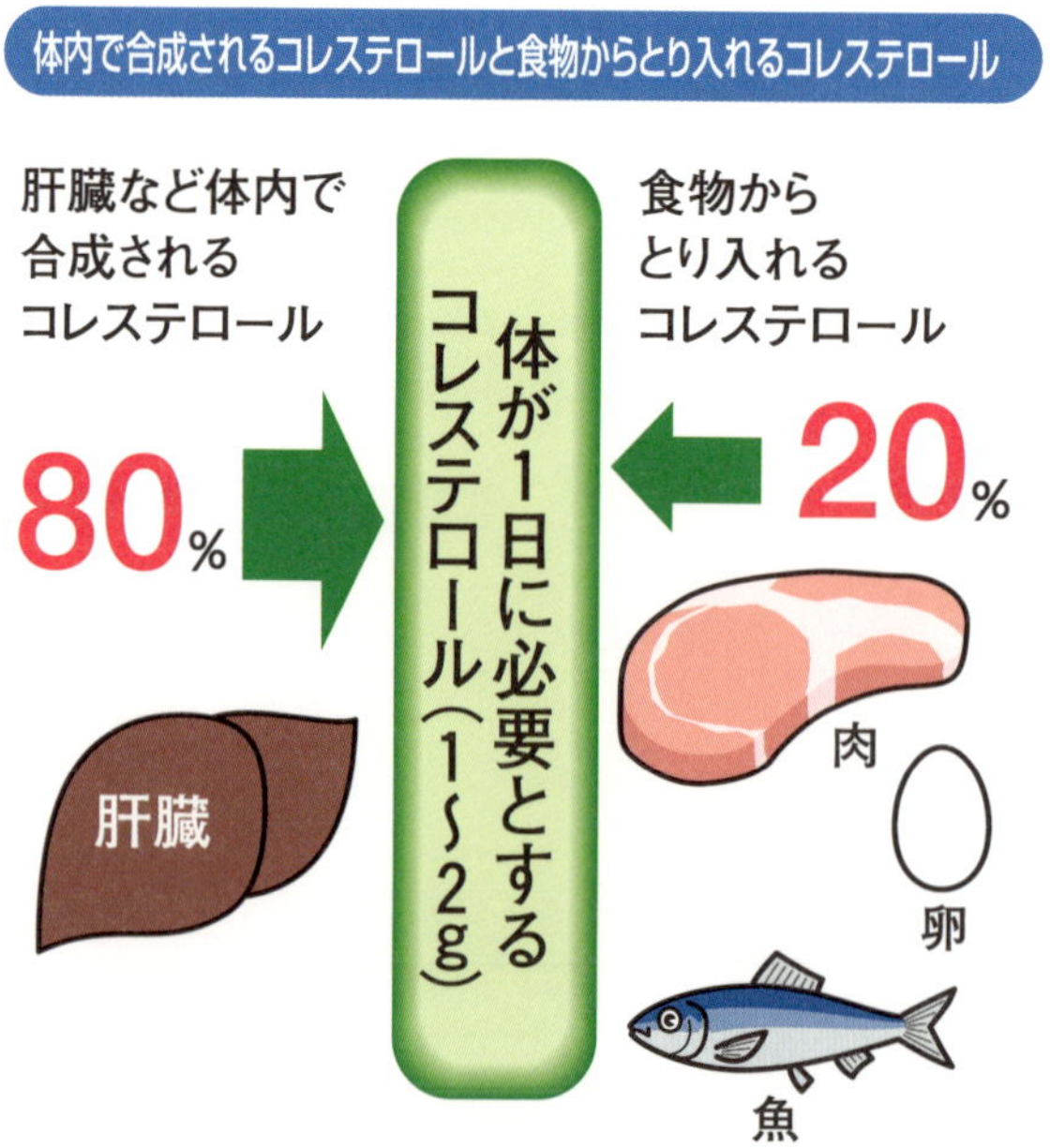

適正な食事量とは1日に必要なエネルギーです

適正な食事量とは**1日に必要なエネルギー**のことです。

1日に必要なエネルギーは、性差、年齢、身長、体重、活動量などによって違います。目安としては、下に示した計算法で算出できます。

標準体重は、国際的にも広く使われている指標であるBMI（ボディマスインデックス）による計算法が一般的です。

標準体重1kgあたりに必要なエネルギーは、活動量の程度によって違いますが、デスクワークなどの軽作業の場合は通常25～30kcalを目安にします。

たとえば、体重60kgの人なら、1日あたり1500～1800kcalの食事量に抑えるようにするわけです。

ただ、標準体重を維持できる量が適正なエネルギー量ともいえるので、体重や肥満度を見ながら、1日に必要なエネルギー量を加減します。（石川俊次）

適正な食事量を算出するための計算法

●1日に必要なエネルギーを算出するための計算法

1日に必要なエネルギー（kcal）＝標準体重（kg）×標準体重1kgあたりに必要なエネルギー（kcal）

●標準体重を算出するための計算法

標準体重（kg）＝身長（m）×身長（m）×22

【例】身長158 cmの人の標準体重＝1.58×1.58×22＝54.9kg

●標準体重1kgあたりに必要なエネルギー

安静にしている人、お年寄りなどの場合	20～25kcal
デスクワークの多い事務員、技術者、管理職などの場合	25～30kcal
外回りが多い営業マン、店員、工員などの場合	30～35kcal
農業・漁業従事者、建設作業員などの場合	35～40kcal

※数字に幅がありますが、やせ型や若い人は高いほうの数字をとります。逆に、肥満型や老人は低いほうをとります。

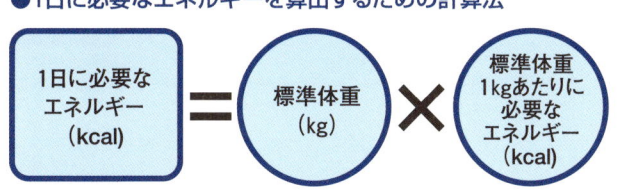

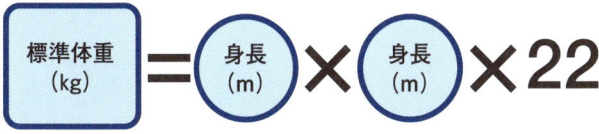

LDLコレステロールの酸化は、抗酸化作用のある食べ物が防いでくれます

活性酸素による動脈硬化を防ぐには、酸化因子と防御因子のバランスを保つことが必要です。酸化因子とは、具体的には14ページであげたストレスや大気汚染などのこと。現代人は、こうした酸化因子がきわめて多い環境で生活しています。そこで、体外から防御因子をとり入れるのです。

人間が紫外線に当たると活性酸素が生成され、炎症が起きますが、光合成を行う植物には活性酸素を除去する強力なメカニズムを備えているものがあります。こうした植物を食品としてとると、体内で抗酸化物質として働きます。ビタミンEやビタミンC、カロテン、赤ワインブームのきっかけとなったポリフェノール類などがその代表例です。ただし、抗酸化物質はそれぞれ役割が異なるので、いろいろな野菜や果物を少しずつ食べることが理想です。

そのようにして、働きの異なる抗酸化物質をバランスよくとれるように毎日の食生活に気を配ることが、LDLコレステロールの酸化や動脈硬化を予防することにつながるのです。

(板倉弘重)

スタート

あなたの年齢は?
男:45才以上
女:50才以上

活性酸素によって影響を受けやすい人と受けにくい人がいます。その違いは体質もありますが、食事や運動などふだんの生活習慣も重要なポイントです

血液と血管の酸化度チェックテスト

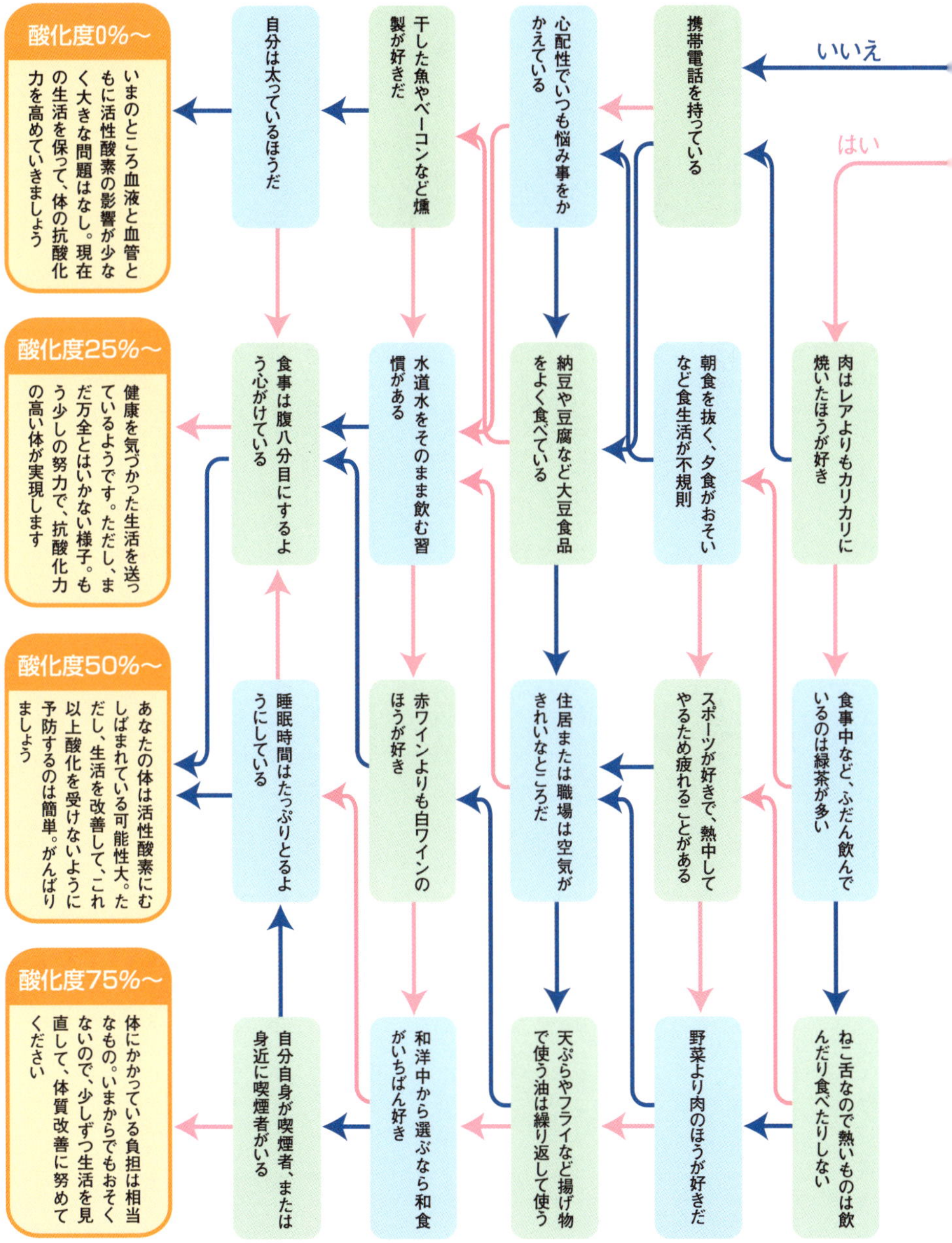

LDLコレステロールのふえすぎと酸化だけでなく、中性脂肪の増加による二次的弊害も動脈硬化を進めます

血液中のコレステロールや中性脂肪がふえすぎると、動脈硬化が進みます。特に注目すべきなのが、LDL（悪玉）コレステロールの量です。

LDLコレステロールは、血液中に発生する活性酸素によって**酸化LDL**に変えられると、血管の内側を傷つけて、動脈硬化や血栓のもとになるのです。

中性脂肪の増加も動脈硬化の原因になります。中性脂肪がふえすぎると、血液中に**レムナント**という物質が生じます。このレムナントは、血管の内壁に直接もぐり込んで動脈硬化や血栓のもとをつくるのです。

また、中性脂肪は**内臓脂肪**に変わりやすく、ふえすぎると**内臓脂肪型肥満**になりやすいという点で二次的な弊害を生み出します。

小腸を包んで支えている膜を腸間膜といいますが、主にこの腸間膜にくっついてたまった体脂肪が内臓脂肪です。中性脂肪は小腸で合成されるため、ふえすぎるとその周りに蓄積されやすいのです。この内臓脂肪がふえすぎた状態を、内臓脂肪型肥満と呼びます。

内臓脂肪型肥満になると、血糖値を調整するインスリンの働きが悪くなったり、血管が広がりにくくなって、下の血圧が上がったりします。

さらに、最近の研究では、内臓脂肪がたまってくると、その**脂肪細胞**から、さまざまな種類の**生理活性物質**が血液中に分泌されることがわかってきました。動脈硬化を進める**PAI－1**や、血圧を上げる**アンジオテンシノーゲン**、免疫機能に異常を引き起こす**アディプシン**などの物質が分泌されるのです。ただ、こうした有害な働きをするものがある一方、体に蓄えられた脂肪が適量であれ

血液中のコレステロールが多すぎると

LDL（悪玉）コレステロールがふえすぎると、動脈硬化が進み、血栓ができやすくなる

1 LDLコレステロールは、ふえすぎると血管壁の内側に入り込み、活性酸素によって酸化される。すると、それを退治する免疫細胞の一種のマクロファージが集まってくる。しかし、酸化したLDLがふえすぎてマクロファージの処理能力が追いつかなくなると、血管内壁にLDLや細胞の残骸がたまってプラークというかたまりになってしまう

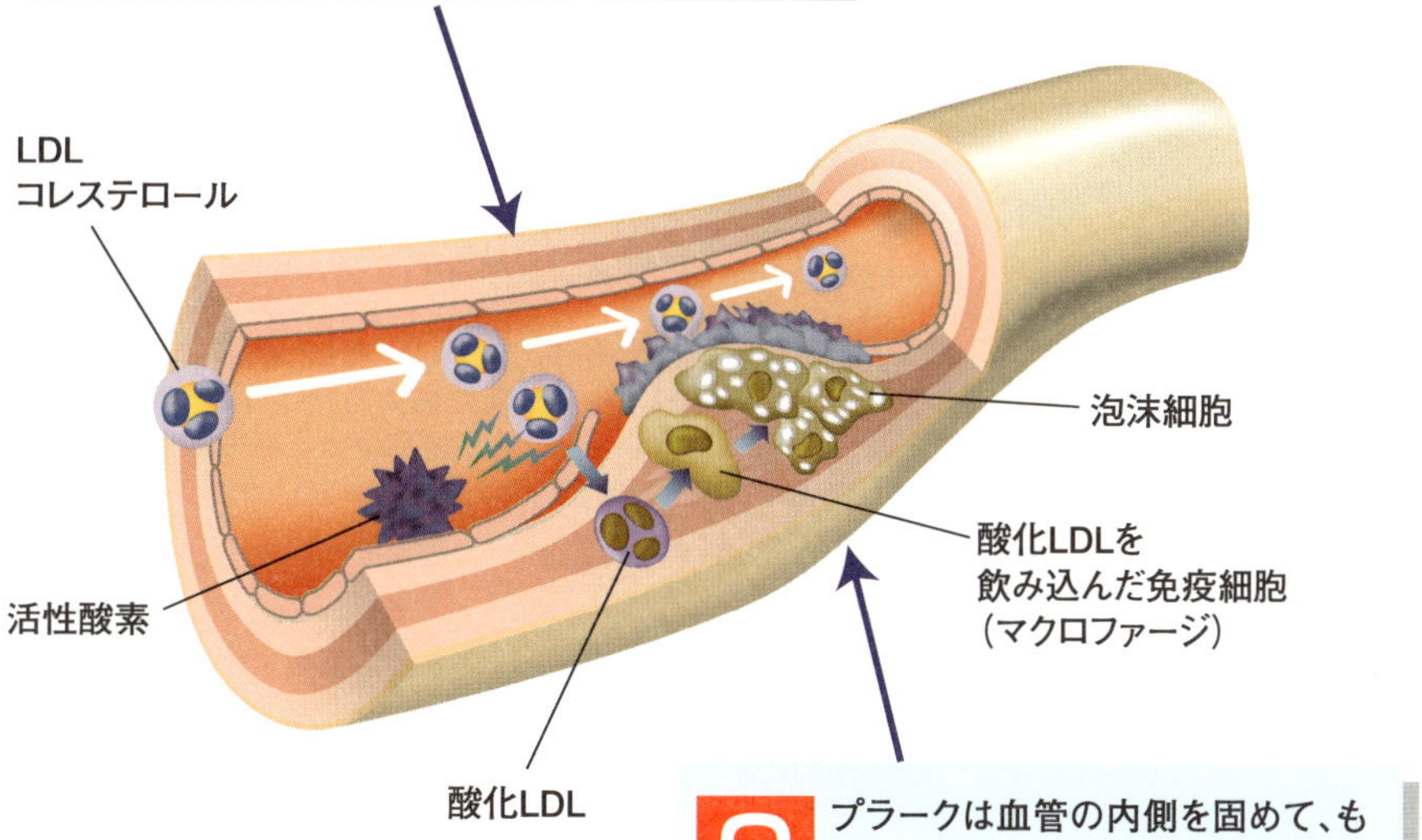

2 プラークは血管の内側を固めて、もろくさせる。これが、動脈硬化。また、プラークが割れた部分には血小板が集まって、血管をふさぐ血液のかたまりである血栓ができる

●動脈硬化が重大な原因のひとつになると考えられる病気には、狭心症や心筋梗塞などの虚血性心疾患（冠動脈疾患）、脳出血や脳梗塞などの、いわゆる脳卒中、腎臓病、高血圧、糖尿病などがある

●血栓が脳や心臓などの血管にできてしまうと、脳梗塞や心筋梗塞など、生死にかかわる発作の原因になる

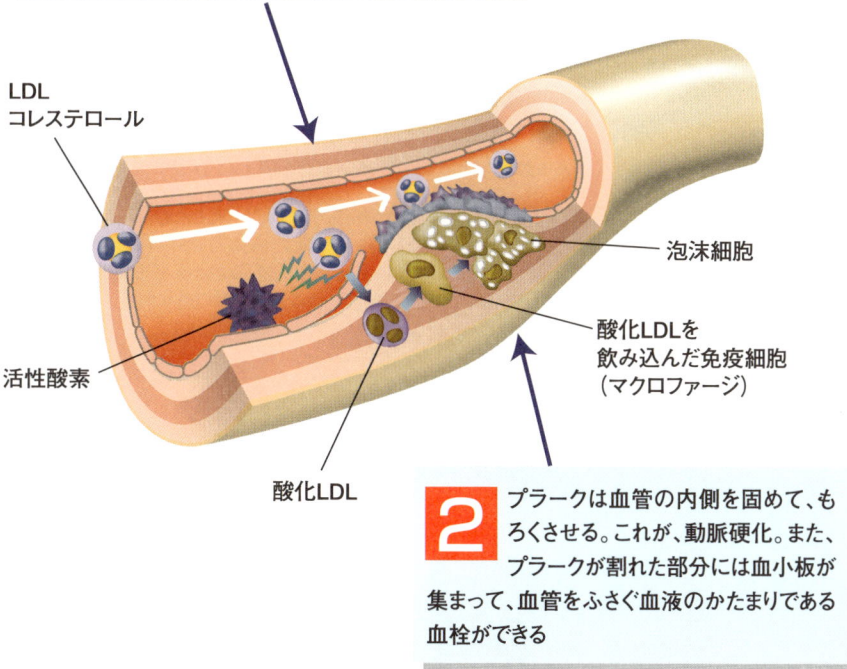

血液中の中性脂肪が多すぎると

中性脂肪は内臓脂肪に変わりやすく、さらに、その内臓脂肪からはさまざまな有害物質が排出される。お腹に脂肪がどうついているのかCTスキャンで見てみると、下の概念図のようになる

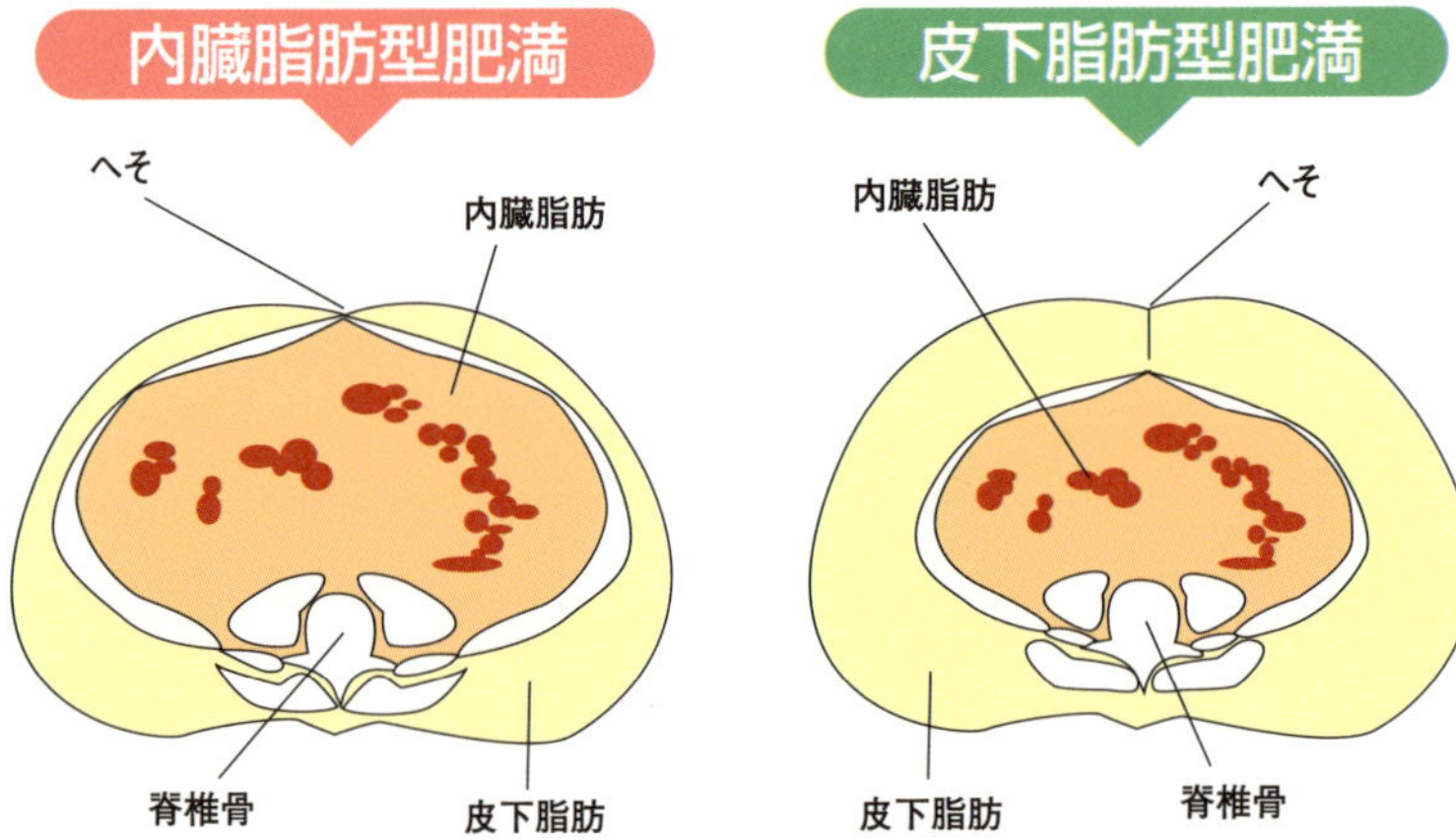

CTスキャンとは、いわば胴体の輪切りを撮影して行う検査方法のこと。たとえ胴回りのサイズが同じでも、輪切りの断面写真で見ると、人によって中身が違う。左は内臓脂肪型肥満の人の場合。小腸を支えている腸間膜や、肝臓や膵臓の周囲、その他の臓器と臓器のすき間、血管の周りなどに脂肪が蓄積している。右は、皮下脂肪型肥満の画像。腰の周りやおへその周辺に脂肪がついていることがわかる

さらに

ば、傷ついた血管の壁を修復するなどの働きを持つ**アディポネクチン**のような善玉の生理活性物質が分泌されます。

内臓脂肪型肥満であることに加えて、中性脂肪値が高めだとか、血圧が高め、血糖値が高めなどが重なると、**メタボリックシンドローム**（内臓脂肪症候群）と呼ばれる状態を招きます。ひとつひとつの症状は軽めでも、動脈硬化がぐんと進みやすく、心筋梗塞や脳梗塞などを引き起こす確率が高くなります。

遺伝的なものを除いて、脂質異常症の原因には、暴飲暴食や不規則な生活が関係していることが多いものです。また、内臓脂肪は軽い運動を継続して行うことで減らすことができます。ほとんどの場合、薬などを飲む前に、生活習慣の見直しをはかれば改善することができるのです。

（栗原 毅）

内臓脂肪からはさまざまな生理活性物質が分泌される。生理活性物質には、動脈硬化や高血圧を進行させたり、糖や脂質の代謝に異常を引き起こしたりといった作用があり、生活習慣病の発症と大きくかかわっている。また、その悪影響は性機能や、免疫機能にまで及ぶ。中性脂肪は、このようにさまざまな問題を引き起こす内臓脂肪に変わりやすい

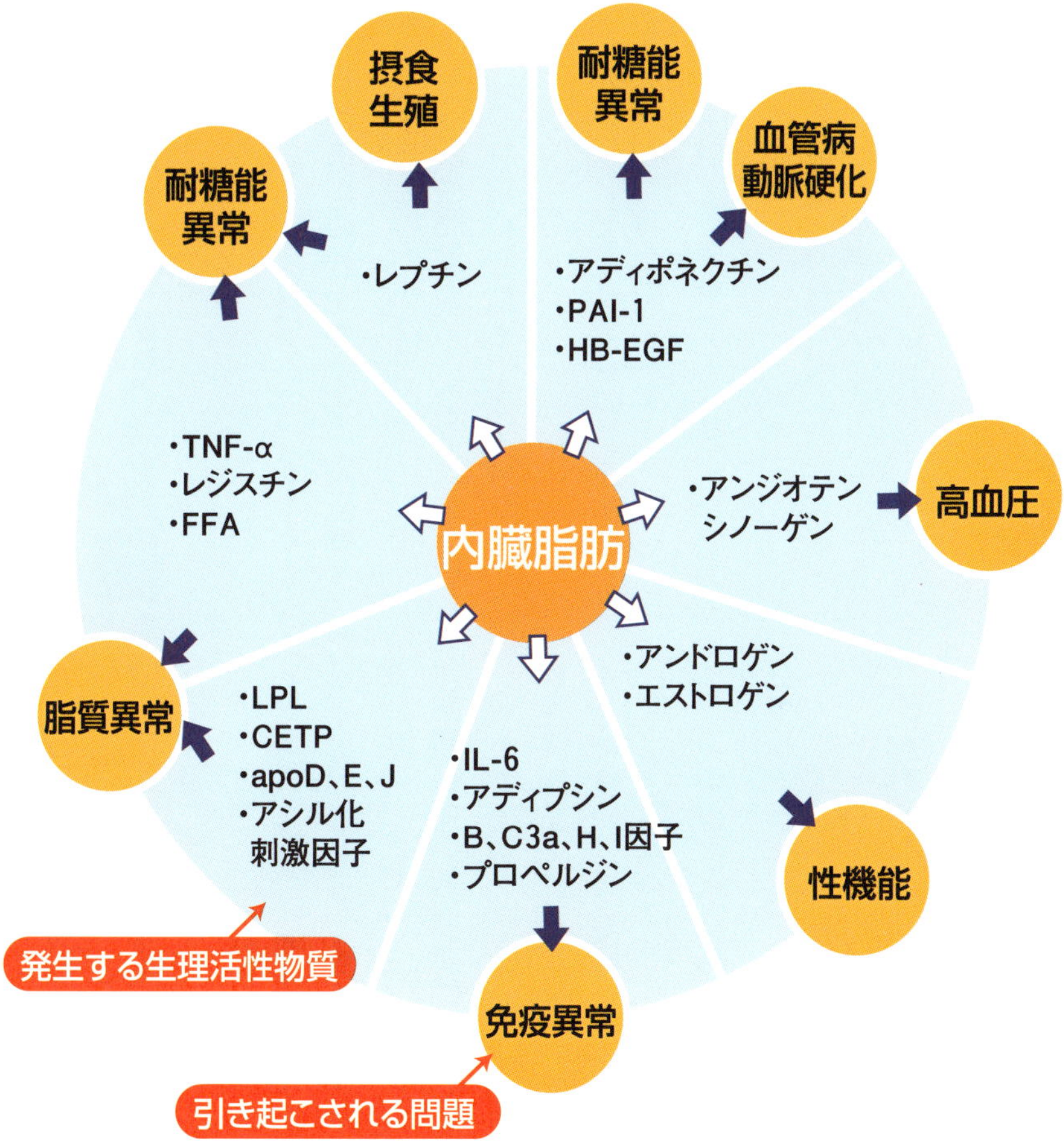

中性脂肪がふえすぎるとこんな弊害も!

❶善玉のHDLコレステロールを減らす、❷血液の粘性（粘りけ）を高めてドロドロにする、❸血管の内側に入り込んで動脈硬化を起こしたり、レムナントをふやしたり、などの問題を起こす。動脈硬化のリスクは高コレステロールよりも高いといわれている

メタボリックシンドロームの診断基準にLDLコレステロール値が入っていない理由

メタボリックシンドロームとは、いくつかの条件が重なって、動脈硬化が進行しやすく、動脈硬化性疾患の発症の危険性が高い状態のことです。その条件とは、**内臓脂肪型肥満**があることに加えて、血液中の脂質値の異常や血糖値、血圧値が上昇することです。

しかし、メタボリックシンドロームの診断基準には、ＬＤＬ(悪玉)コレステロール値の上昇が入っていません。その理由は、メタボリックシンドロームは、高ＬＤＬコレステロール血症とは独立した動脈硬化を進める危険性の高い病態だからです。メタボリックシンドロームに見られる脂質異常症は中性脂肪の増加やＨＤＬ(善玉)コレステロール値の低下です。

その他に、血糖値や血圧値の上昇も条件になりますが、糖尿病や高血圧の診断基準には該当しないものの、それより少し低めの血糖値や血圧値が基準値になっています。つまり、**脂質値**、**血糖値**、**血圧値のひとつひとつについて**、**少しずつ悪い状態が集積しているのが問題**なのです。

高ＬＤＬコレステロール血症が動脈硬化の主要な危険因子であることは明らかであり、それに対する治療の効果も確立されています。そして、高ＬＤＬコレステロール血症とメタボリックシンドロームが合併する場合には、狭心症や心筋梗塞などの冠動脈疾患がいっそう起こりやすくなるので、両方に対する治療を行うことが必要になってきます。

なお、メタボリックシンドロームの予防や治療には、食事・運動といった生活習慣を改善し、肥満を解消することが特に重要です。

（石川俊次）

あなたはメタボリックシンドローム？（メタボリックシンドロームの診断基準）

肥満チェック
腹囲（おへその高さではかる）が
●男性なら85cm以上　●女性なら90cm以上ある

↓

次のうち、2つ以上当てはまる項目がある

血清脂質チェック
中性脂肪値150mg/dℓ以上
またはHDLコレステロール値40mg/dℓ未満

血圧チェック
収縮期（最大）血圧130mmHg以上
または拡張期（最小）血圧85mmHg以上

血糖チェック
空腹時血糖値110mg/dℓ以上

2つ以上当てはまる → **あなたはメタボリックシンドロームです！**

1つ当てはまる → **メタボリック予備軍**
メタボリックシンドロームにならないための注意が必要です

当てはまらない → あなたはメタボリックシンドロームではありません

脂質値の改善にもつながる

内臓脂肪型肥満をじょうずに解消するコツ

メタボリックシンドロームの要因である内臓脂肪型肥満の解消にはコツがあります。実は、内臓脂肪には皮下脂肪にくらべて減らしやすいという特徴があるのです。

内臓脂肪型肥満であり、ダイエットしたほうがよいという患者さんに、私は「4カ月で、ほんの2kgやせれば治ります」とお話しします。元の体にもよりますが、よほどの肥満でない限り、2kgやせれば、中性脂肪値、血圧値、血糖値の問題も解決します。1カ月に500gずつ減らせばよいのです。

お腹の周りが、ベルトの穴2つ分細くなれば、しめたものです。ほんの2kgとはいえ、2ℓのペットボトル1本分の脂肪が、お腹の中から消えるのだと考えれば、その価値の大きさが想像できるでしょう。

体重を2kg減らすことができたら、次の目標として、その体重からさらに5%マイナスすることに努めます。60kgの人ならマイナス3kg、80kgの人ならマイナス4kgを目標にするのです。

ダイエットのコツは、食べすぎないこと、それから、脂っこいもの、甘いもの、主食、アルコールに注意することです。左ページの10のコツを参考にしてください。

まず、お酒やお菓子、果物、ごはんやパンを減らしましょう。これらは、内臓脂肪のもととなる中性脂肪に変わりやすいのです。その分、魚や大豆製品でタンパク質をきちんととり、野菜やきのこ、海藻などはたっぷりと食べてください。

運動も欠かせません。ウォーキングやダンベル体操などをすることをおすすめします。しかし、くれぐれも無理はしないこと。

元気で長生きというのは、だれもが目指す道です。お腹の内臓脂肪を減らすということはそのために必要な絶対条件ですから、楽しく、地道に改善にとり組んでいきましょう。

（栗原 毅）

体重をほんの2kg減らす10のコツ

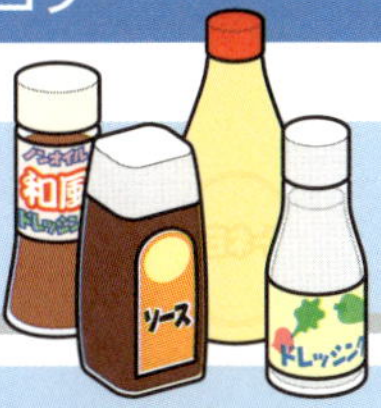

1 料理にソースやマヨネーズやドレッシングをかけすぎない

2 間食に果物やお菓子をとるのをやめて、チーズや卵、牛乳、豆乳などタンパク質食品をとる

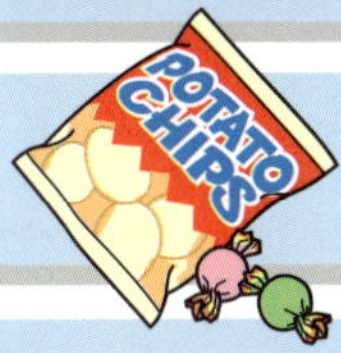

3 バッグの中にお菓子を常備しない。あめ玉をひっきりなしになめない

4 夕食には、米のご飯を食べない

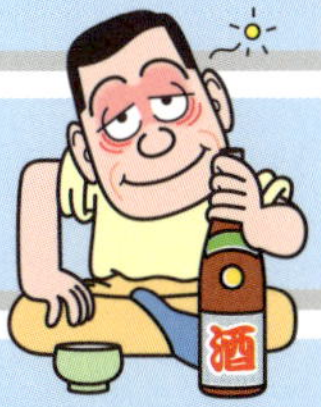

5 ジュースやお酒を飲みすぎない

6 「もったいない」を理由にして食べない

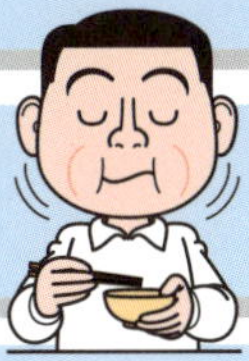

7 よく噛んで食べる（1口30回）。唾液がよく出ると免疫力も高まる

8 好きなものから先に食べて、食べすぎを防ぐ

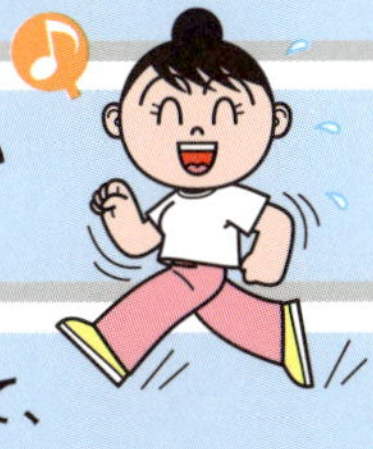

9 無理に慣れない運動をしない。はげしい運動は避け、軽い運動から始める

10 1カ月で500gだけやせればよいと考えて、神経質になりすぎない

食事と運動の簡単なコツで、超悪玉の小型LDLコレステロールは減らせます

こんな肥満体型の人に小型LDLが多い

× やはり危ない 内臓脂肪型肥満

お腹の部分だけがぽっこりと出ている内臓脂肪蓄積型の肥満体型は小型LDLが多い

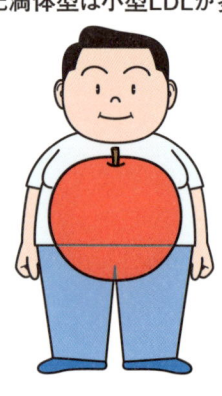

○ 意外に問題ない 洋梨型肥満

皮下脂肪が多く、女性によくみられるタイプの肥満体型。小型LDLは意外と少ない

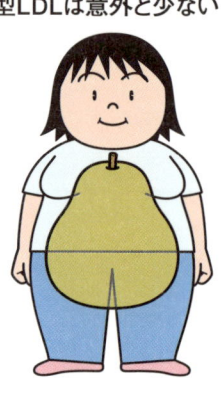

22～24ページでふれたように、中性脂肪値が高い人は**小型ＬＤＬ**が多い可能性があります。血液中に中性脂肪がふえると、ＬＤＬが小型ＬＤＬに変わりやすくなるのです。

中性脂肪値が高い人は、ご飯やパン、めん類などの炭水化物性の食品を多くとり、甘いお菓子やジュース類を好む傾向があります。とりすぎた糖質をエネルギーとして使い切れず、余った糖質が中性脂肪に変わってしまうのです。

食生活のリズムも関係があります。夜おそく食事をすることが多かったり、夜食をよくとったりすると、中性脂肪値が上がりやすくなるのです。

また、小型ＬＤＬが多い人は、体つきでもある程度わかります。腰回りにあまり脂肪がついておらず、男性に多いお腹だけがぽっこり出た体型なのです。これは、いわゆる**りんご型肥満**と呼ばれ

小型LDLがふえやすい食生活と食事

1 夜おそく食事をすることが多い。夜食をよくとる

2 昼食はラーメンやカツ丼など単品ですませることが多い

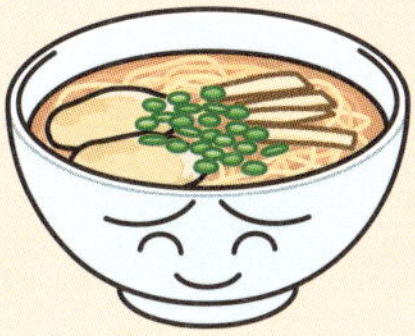

3 清涼飲料水や缶コーヒーをよく飲む

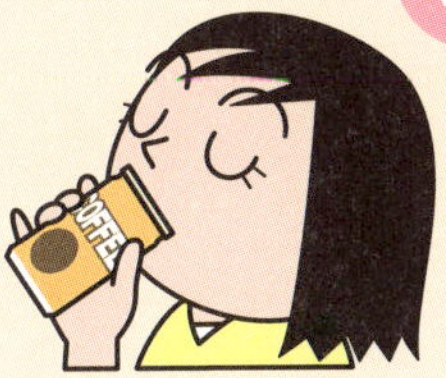

4 甘いものが好きでよく食べる

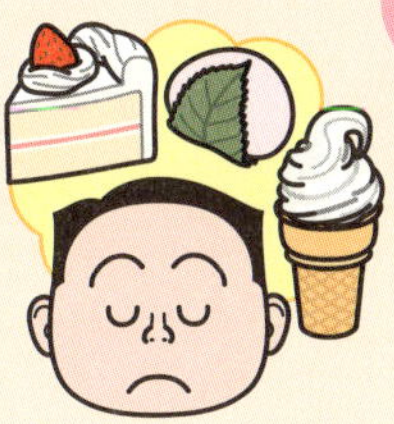

る**内臓脂肪型肥満**です。

女性に多い**洋梨型肥満**タイプは、皮下脂肪は多いものの、内臓脂肪はそれほど多くないので、意外に小型ＬＤＬは少ないものです。

小型ＬＤＬを減らすには、まず血液中の中性脂肪を減らすことがたいせつです。

食事の注意点としては、三度の食事をきちんととって、間食や夜食は控えるようにし、お菓子やアルコールのとりすぎを避けます。

中性脂肪が多い人は野菜をとる量が少なく、栄養のバランスが偏っています。野菜やきのこ、海藻をよく食べて、食物繊維を多くとることです。

また、青背の魚に多く含まれるＤＨＡやＥＰＡなどの脂肪成分は、小型ＬＤＬを減らす効果があるので、青背魚を積極的に食べましょう。

大豆食品を多く食べることもおすすめです。大豆に含まれる大豆タンパクには、血液中の余分なコレステロールを減らしたり、余分な中性脂肪を排出する働きがあります。小型ＬＤＬを減らすうえでもたいへん役立ちます。

食事の改善だけでなく、体を動かすこともたい

せつ。運動というとおっくうがる人も多いのですが、日常生活の中でよく歩くだけでいいのです。

私は患者さんに「1日1回でいいので、5〜10分程度歩くことを心がけましょう」と指導しています。そのくらいなら苦労なくできるはずです。

慣れてきたら、時間や回数を少しずつふやしていけばいいのです。また、駅などではエスカレーターなどを避け、極力階段を使って歩くよう心がけることです。階段を上がり下りするだけでもかなりの運動量になります。

（板倉弘重）

小型LDLを減らす6つのコツ

1 よく体を動かす

いちばん簡単にできるのが歩くこと。駅などではエスカレーターではなく階段を使おう

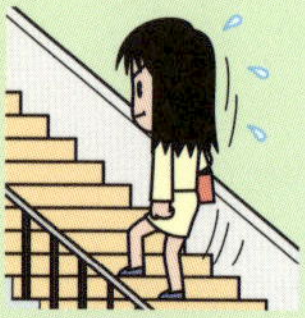

2 炭水化物や糖分を減らす

外食では丼物やめん類などの単品ものは避けて、野菜類が多くとれる定食メニューを選ぶ。お菓子をとる量も減らす

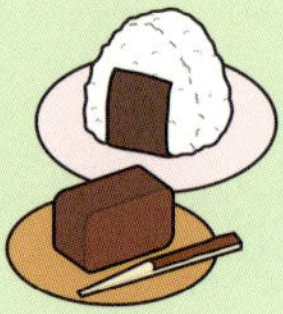

3 食物繊維の多い野菜やきのこ、海藻などをよくとる

食物繊維には余分なコレステロールを体外に排出する働きがある。また、特に野菜には、抗酸化作用を期待できる

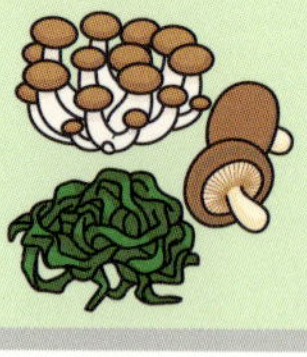

4 大豆食品をとる

大豆タンパクには、余分なコレステロールや中性脂肪を排出する効果がある

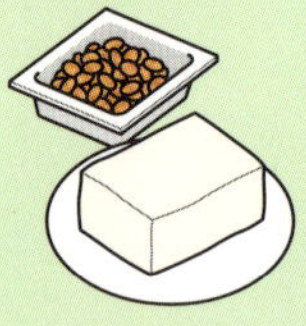

5 青背の魚をとる

青背の魚に多く含まれる脂肪成分には、普通のLDLを小型LDLに変えるのを防ぐ働きがある

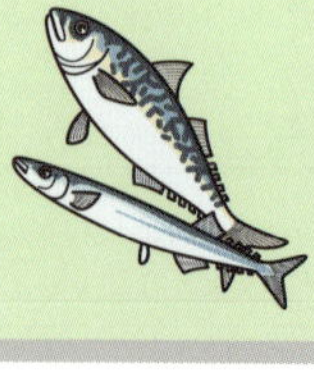

6 ナッツ類をとる

ナッツ類に豊富なビタミンEは、LDLコレステロールの酸化を防ぎ、小型化を防ぐ

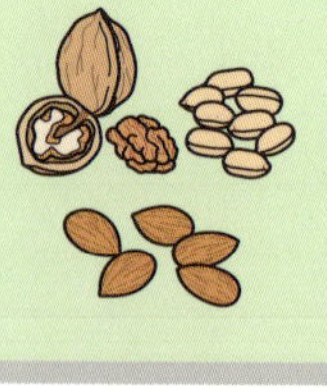

Part 2

簡単な運動で下げる

こんな手軽な方法でも
運動不足を解消できて
コレステロールは
下がる

●指導（掲載順）

西崎 統
西崎クリニック院長
聖路加国際病院内科名誉医長

寄本 明
滋賀県立大学教授・医学博士

加藤治秀
加藤内科医院院長

湯浅景元
中京大学体育学部長・医学博士

古藤高良
筑波大学名誉教授・医学博士

村上 透
女子栄養大学教授

コレステロールを下げるには適度な運動をつづける必要があります

1日に150kcal消費するくらいの運動量が適当です

コレステロールや中性脂肪を減らすためには、食生活の改善のほかに、適度な運動をする必要があります。

なぜなら、運動不足が肥満を招くと同時に、脂質の代謝に異常を招き、それが血液中のコレステロールや中性脂肪をふやす一因になるからです。

ただし、だからといって、これまで大して運動をしてこなかった人が、急に運動を始めるのは、とても危険です。

体力や筋肉は当然のことながら低下していますし、そのうえコレステロールや中性脂肪が多いとなれば、運動をすること自体が突然死を招くおそれがあるのです。

まずは、運動を始める前にホームドクターや「運動指導士」の資格を持つ人に相談し、現在の自分の体力に見合った運動メニューを作ってもらうのがよいでしょう。

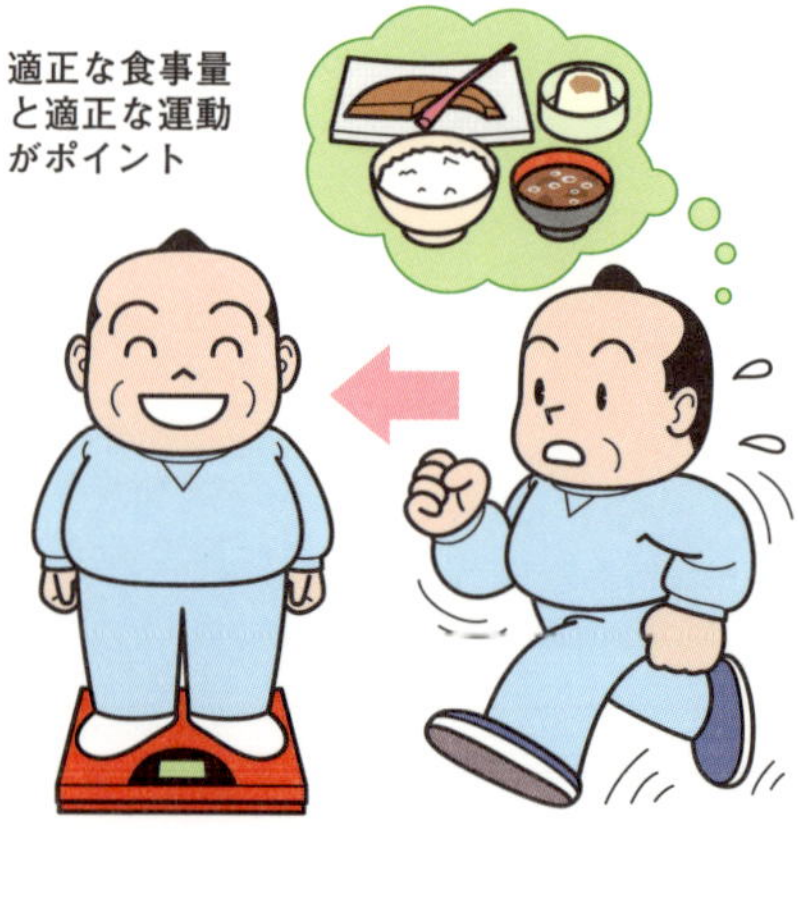

ちなみに、運動によって消費する1日のエネルギーは、150kcalが目安です。体重60kgの人なら、1分間に80m以上の速さで5km歩けば、150kcalのエネルギーを消費することになります。

こまめに体を動かすことも りっぱな運動です

スポーツが苦手な人や毎日忙しい人には、運動や運動療法は非常にめんどうというイメージがあるかもしれません。

しかし、誤解しないでほしいのは、**運動あるいは運動療法とはいっても、必ずしもスポーツをする必要**

運動を避けるとき、中止するとき

運動前、運動中の体調・自覚症状チェック

運動前の体調・自覚症状

- 少し熱がある
- 下痢をしている
- 頭痛がする

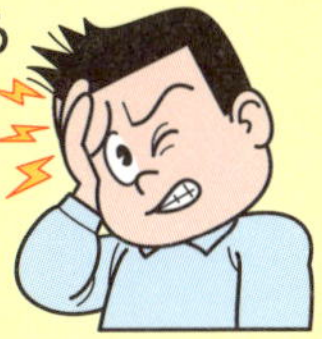

- 吐きけがする

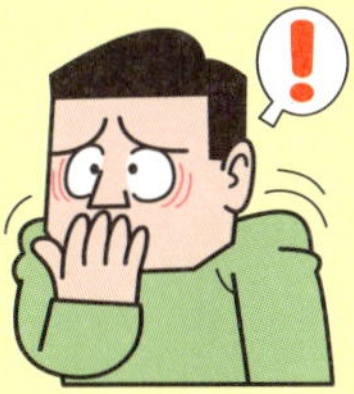

- 二日酔いである
- 安静時の脈拍数が1分間に90以上ある
- 動悸がしたり胸が痛む
- 全身がだるい

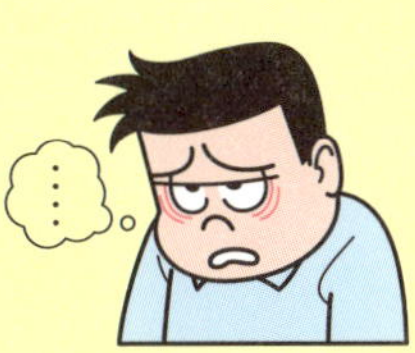

処置

その日の運動を中止するか、運動を弱める

運動中の体調・自覚症状

- 冷や汗が出る

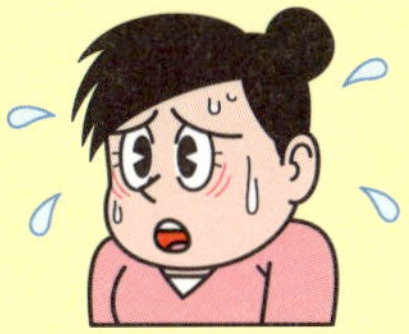

- 胸が苦しい

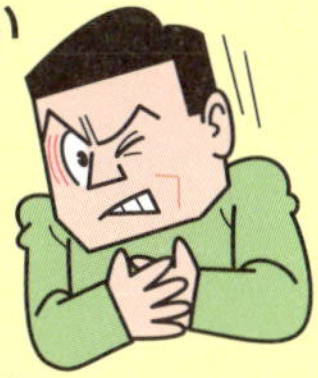

- 頭痛がする
- 顔色が蒼白になる
- 足がもつれる
- 手がしびれる
- めまいがする
- いつもより疲れたような気がする

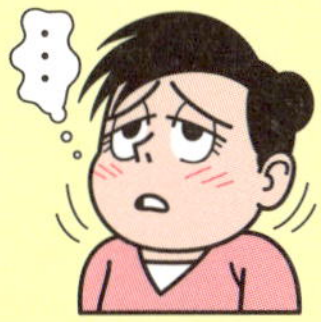

処置

とても危険な状態。すぐに運動をやめ、できるだけ早く医師の診察を受ける

はありませんし、あえて時間を割いて行うものでもないということです。

また、無理は禁物です。無理をして行うと、かえってストレスがたまって体調をくずしかねません。無理をせずに、できる範囲で体を動かす工夫をすればよいのです。

たとえば、

- ●買い物に行くときには自動車や自転車を使わないで歩く
- ●エレベーターやエスカレーターを使わないで階段を使う
- ●ダラダラ歩かないで、速足歩きをする
- ●布団の上げ下げはすばやく行う

など、日常生活の中でも、十分に運動を行うことができます。

運動療法を長つづきさせるコツ

運動療法を行うにあたって最も大事なことは、長くつづけることです。

運動療法は、少なくとも始めてから2～3カ月たたないと効果があらわれません。食生活や年齢、運動の方法によっても個人差があるので、マイペースで細く長くつづけたいものです。

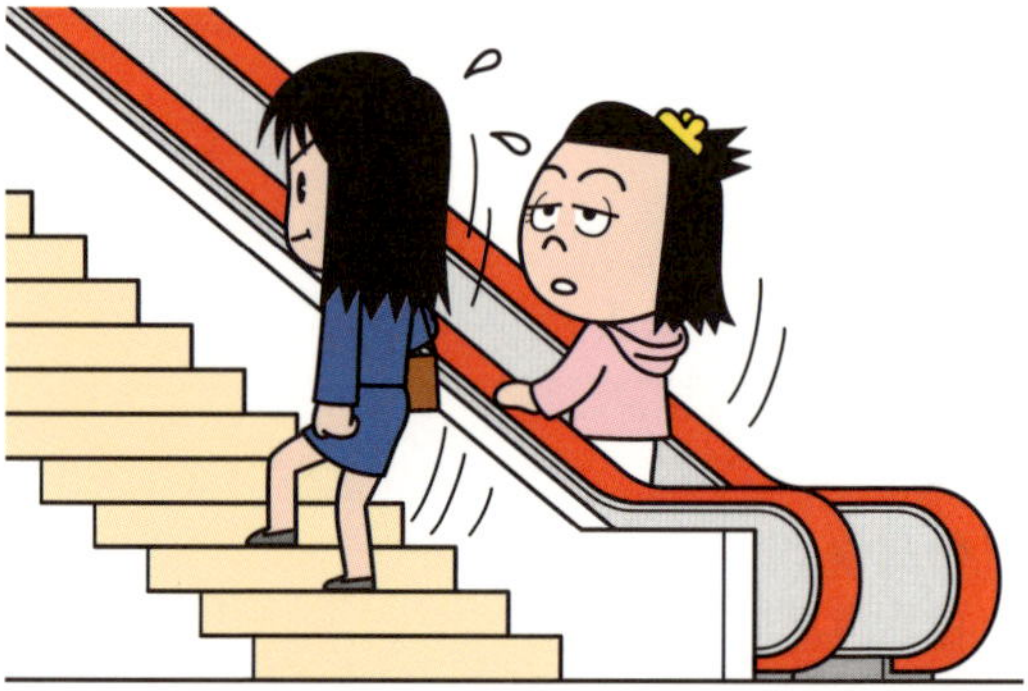

エスカレーターを使わないで階段を使うのも運動です

そこで、運動療法を長くつづけるための秘訣を以下にあげてみましょう。

❶ひとりでできる
❷お金がかからない
❸いつでも、どこででもできる
❹勝ち負けを競わない
❺手間や時間がかからない

ただし、いくらつづけることが大事でも、天気の悪い日や体調のすぐれない日に、無理して行う必要はありません。

1日や2日休んだところで、それまでの努力がムダになるわけではないのです。

臨機応変な対処も、運動療法を長つづきさせるコツなのです。

（西崎 統）

今すぐできる運動療法

忙しくて運動する暇がないという人は、起床時や就寝前にちょっと体を動かしてみましょう。体を伸ばしたり、腕を上げ下げするだけでも毎日つづければりっぱな運動療法です。

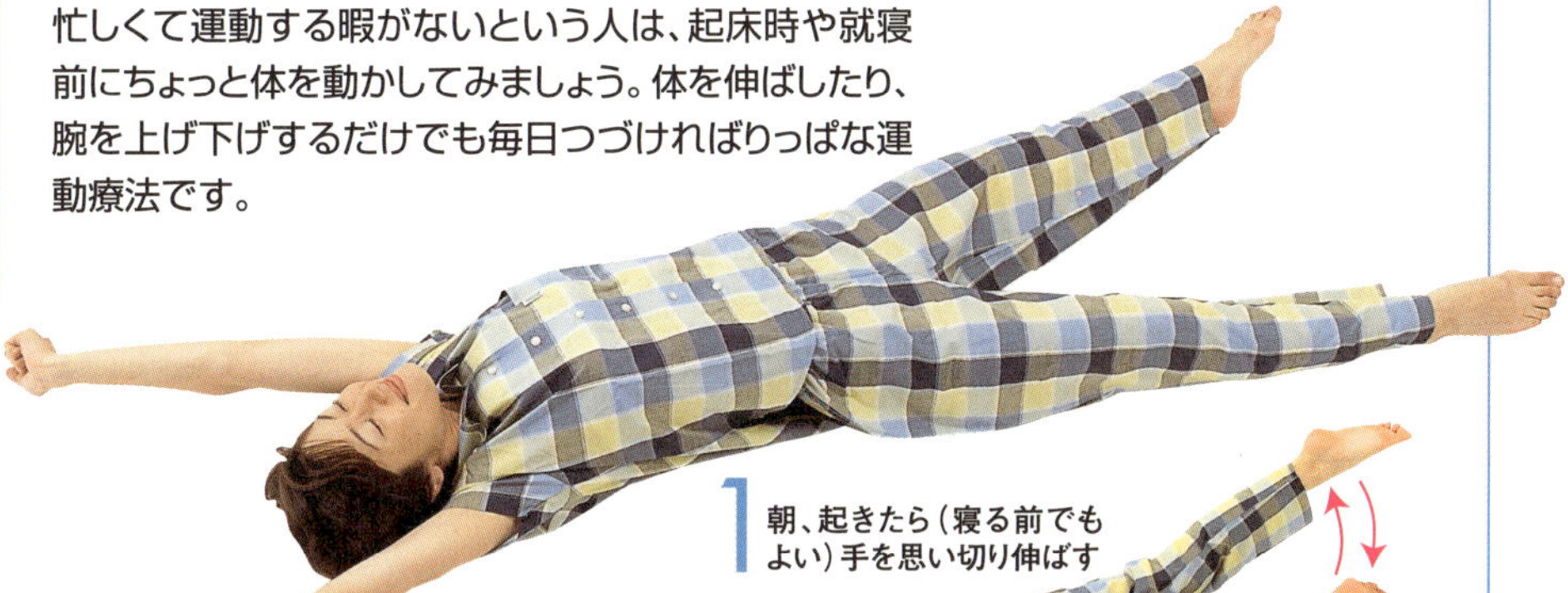

1 朝、起きたら（寝る前でもよい）手を思い切り伸ばす

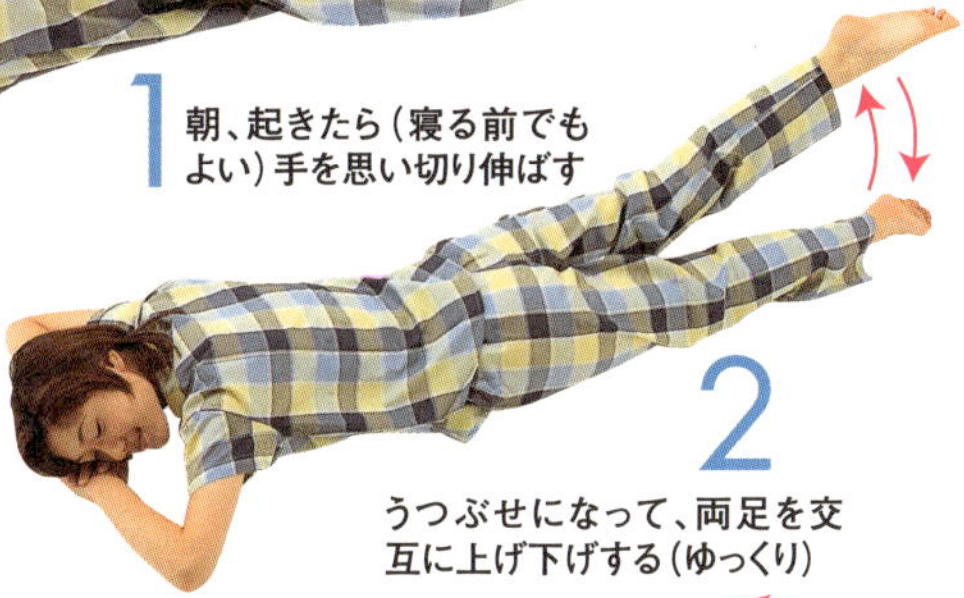

2 うつぶせになって、両足を交互に上げ下げする（ゆっくり）

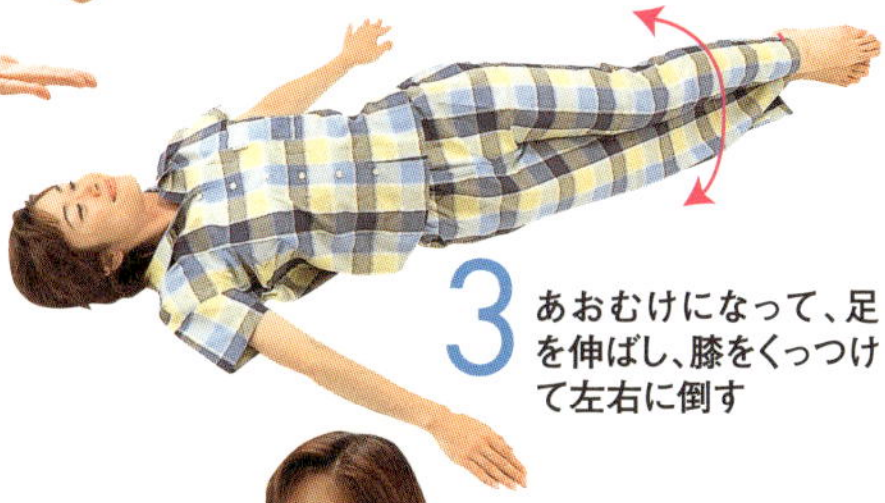

3 あおむけになって、足を伸ばし、膝をくっつけて左右に倒す

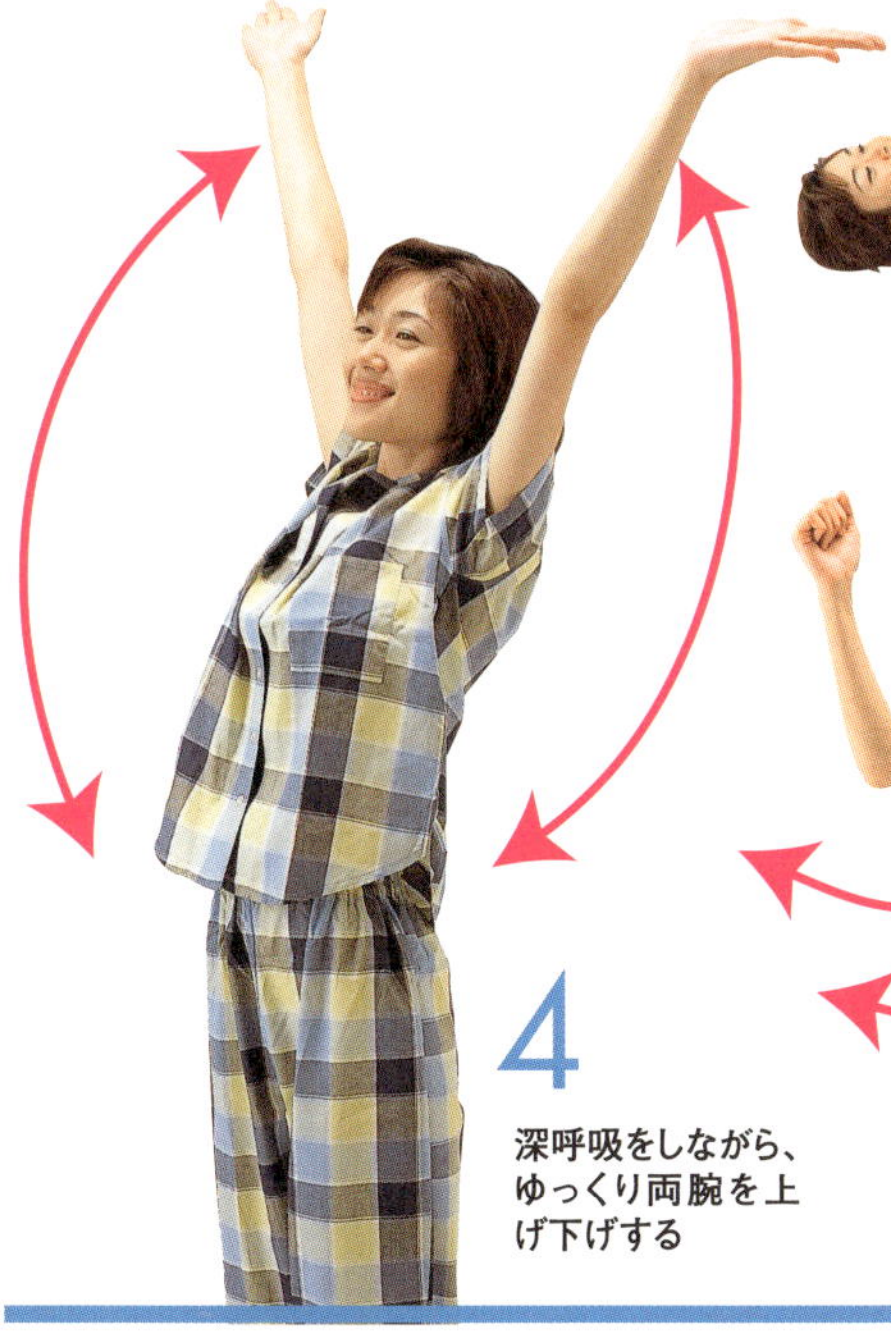

4 深呼吸をしながら、ゆっくり両腕を上げ下げする

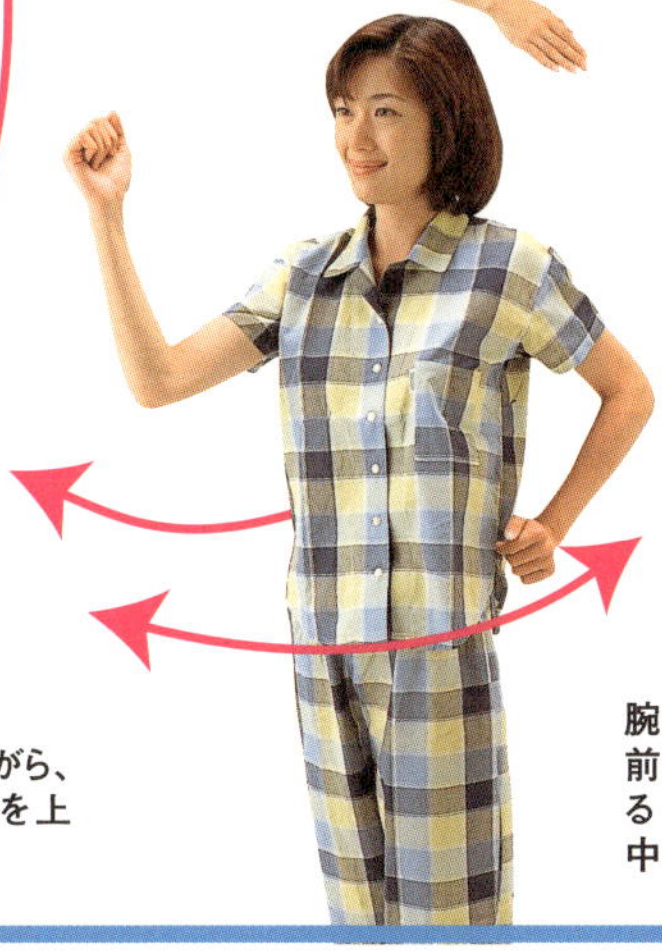

5 腕を90度に曲げ、前後に勢いよく振る（入浴中や休憩中に）

コレステロールが下がり、血管も強くしなやかになる歩き方はこれです

50%の運動強度の歩きが体内の脂肪を効率よく燃やします

さまざまな運動の中で最も手軽にできる運動療法の原点は**ウォーキング**、つまり歩くことです。中でも、コレステロールや中性脂肪を最も効果的に減らす歩き方があります。**全身の持久力の50%の運動強度で歩く**というのがそれです。この歩き方が体内の脂肪を効率よく燃焼してくれるのです。

私たちの研究室では、214人の中高年の女性に、1日に20分以上、週3日以上の頻度で、運動強度50%で歩いてもらいました。そして、100日後の血液中の

運動強度50%の歩きがコレステロールを減らし、血管をやわらかくする

総コレステロール（TC）

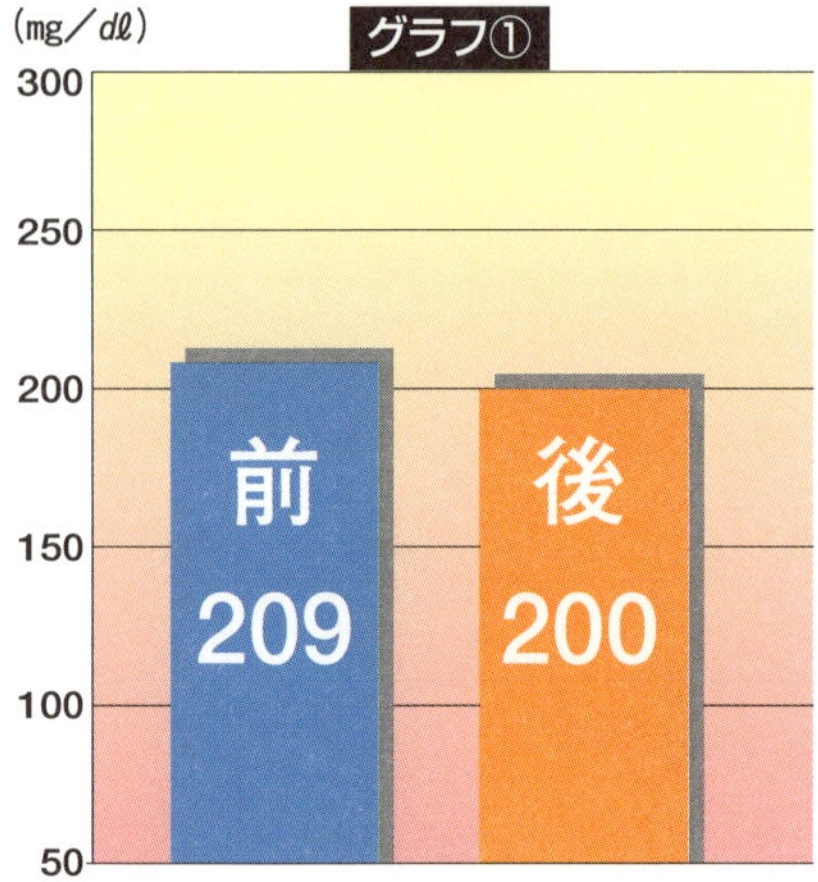

総コレステロールが
209mg／dℓから200mg／dℓに低下

動脈硬化指数（AI）

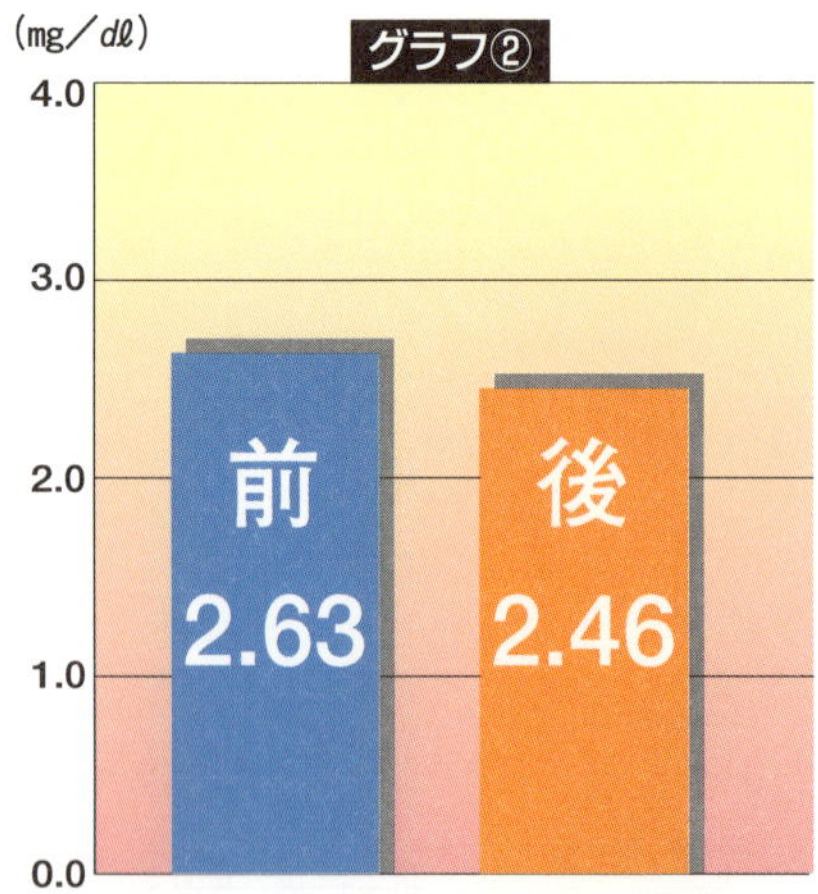

動脈硬化は数値が大きいほど危険度が増す。2.63から2.46に減り、発作が起きにくい動脈になった

脂質の量を調べてみました。

すると、血中の総コレステロール値は平均で9mg／dℓ減少し（グラフ①参照）、中性脂肪は平均で6.4mg／dℓも低下していたのです。さらに、動脈硬化指数（動脈硬化の進みぐあいを示す指数）も、平均で2・63から2・46まで低下していました（グラフ②参照）。

つまり、運動強度50％の歩行で、コレステロールが下がるだけでなく、動脈がやわらかくなり、血管が詰まったり切れたりするような発作を起こしにくくしてくれるということがわかったのです。

1日20分、週3日以上つづけると効果が増します

では、全身の持久力の50％の強度で歩くとは、具体的にはどうすればよいのでしょうか。実は脈拍数を目安にして歩けばよいのです。その脈拍数は次の式で求めることができます。

50％強度の脈拍＝（最高脈拍－安静脈拍）×0.5＋安静脈拍

なお、最高脈拍は（220－年齢）で求め、安静脈拍は安静状態で1分間の脈拍を計測します。

計算式にあてはめると、**「50％強度」の運動は、40～60才では、およそ1分間に105～125拍くらいに脈を打つ運動になる**と思います。

歩き方は、両腕を前後に大きく振り、歩幅は身長の半分よりやや小さめにします。〝さっさ、さっさ〟とテンポよく5分ほど歩いたら、立ち止まって10秒間、脈をとってみてください。

その脈拍数を6倍した数を、目標の50％強度の

脈拍の測り方

人さし指、中指、薬指の3本を親指のつけ根側にある脈に当てて10秒間測り、その数を6倍する

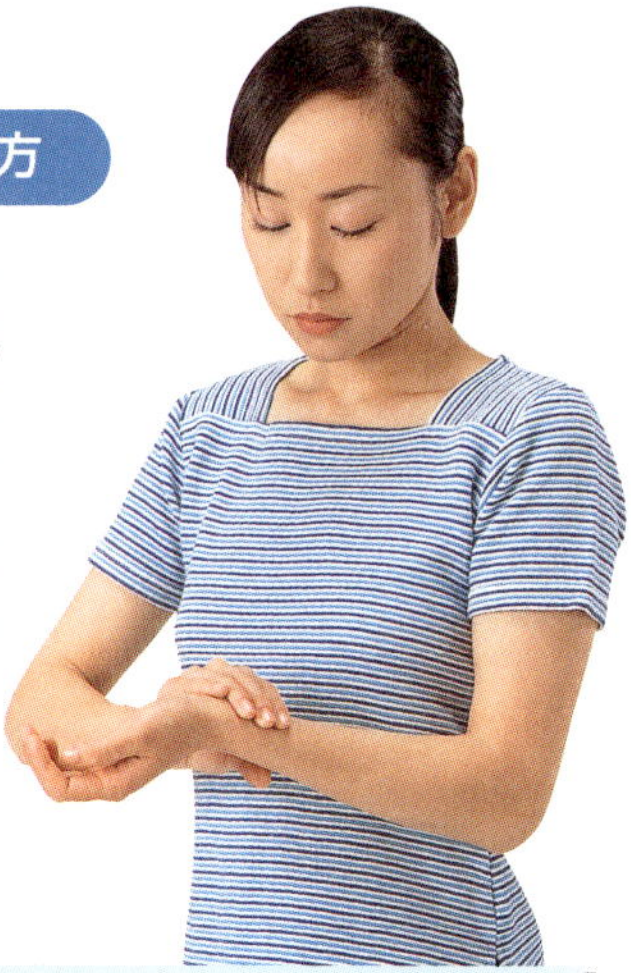

■50％強度の脈拍は

（最高脈拍－安静脈拍）×0.5＋安静脈拍

【例】60才で安静脈拍70の人なら

｛（220－60）－70｝×0.5＋70＝115拍／分

となる

脈拍とくらべ、歩くペースを調整します。脈拍数が少なければ少し速く歩き、多ければゆっくり歩くようにします。

歩く時間は、1回あたり20分以上を目安にし、30〜40分が理想です。ふだん運動していない人は10分程度から始めて少しずつふやしていきましょう。

これを**週に3〜4日**、つづけてみてください。少なくとも週に1日歩くようにすれば運動効果を下げずにすみます。たいせつなのは継続することです。

歩く時間帯はいつでもOK。ただし、早朝に行う場合には、ストレッチなどの準備運動をしてから歩くようにしてください。

（寄本明）

正しい歩き方

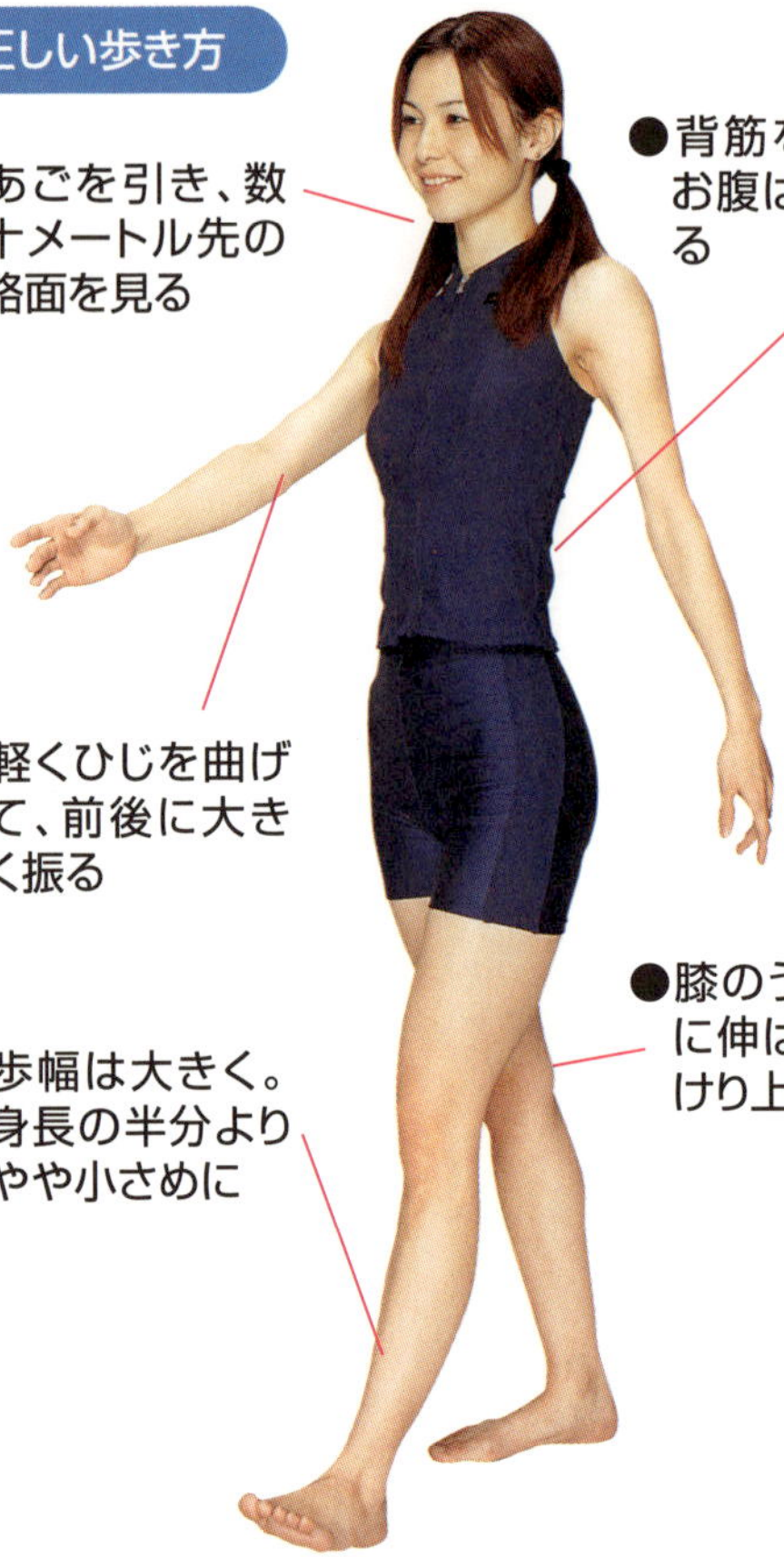

足の正しい運び方

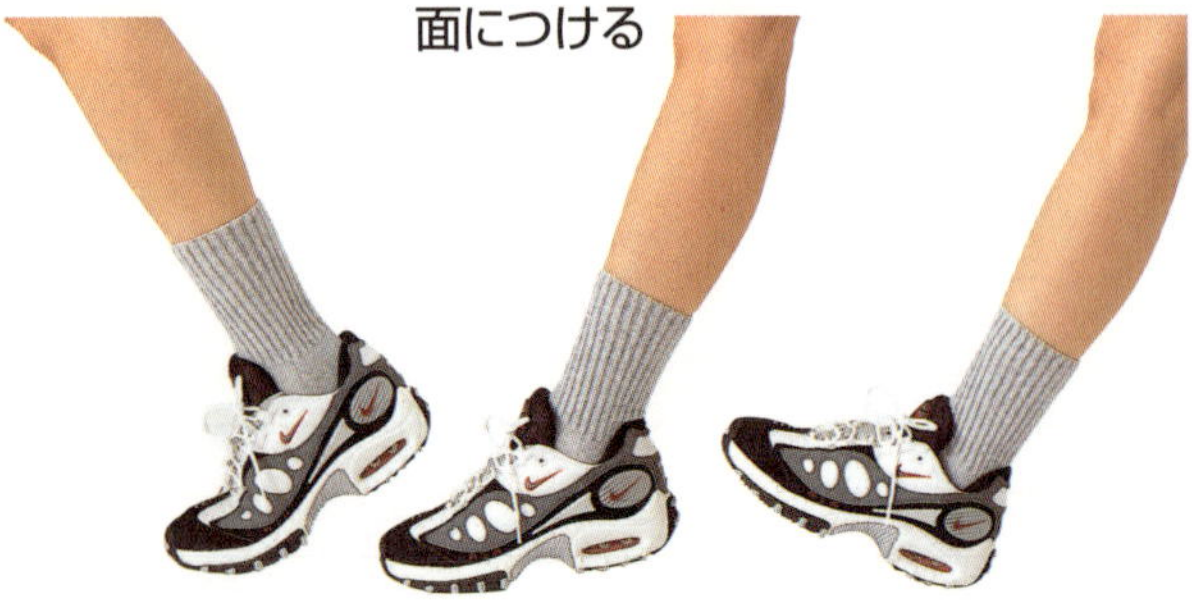
③つま先を勢いよくけり出す
②足のうらの小指側から親指側へと地面につける
①かかとから着地する

コレステロールが高い人をはじめ、生活習慣病の人には病気も改善できるその場足踏みがおすすめ

太ももを高く上げる足踏み運動がコレステロールを下げてくれます

コレステロールを減らすのに運動が必要といっても、年齢や体力、体調によって事情は変わります。

そこで、高脂血症をはじめ、高血圧や糖尿病などの生活習慣病をかかえている人でも、年齢を問わずに手軽にできるのが、太ももを床と平行になるまで高く上げる**その場足踏み**です。

この運動で重要なのは、太ももを床と平行になる高さにまで上げることです。**行う時間は1日にたったの3～4分。**体への負担がそれほどかからず、それでいてウォーキングよりも消費カロリーが多く、太ももをはじめ全身の筋肉を効率よく強化できます。

この運動をすると、体脂肪を減らすと同時に、脂質異常症や高血圧、糖尿病、心臓病(狭心症や不整脈)などの改善に大きな効果があります。また、軽度の腰痛や膝痛、胃腸障害(便秘、下痢)などにも有効であることがわかっています。

全身の血行をよくすることが最大のメリットです

その場足踏みが、こうした効果をあげる理由は、太ももを腰の位置まで高く上げることにあります。

太ももを水平に持ち上げるためには、太ももの前部にある大腿直筋、お腹の内臓のさらに後ろにある大腰筋、腰骨の内側にある腸骨筋などの筋肉を中心に、下半身の筋肉をダイナミックに使います。すると、これらの筋肉に多量の血液が流れ、心臓にも多くの血液が流れ込みます。

安静時には、心臓から出る血液の50%は胃や腸

など、内臓を流れています。ところが、その場足踏みをすると、筋肉を動かすために血液のほとんどが心臓をはじめ、活動している筋肉へと移行するのです。心臓にはふだんの5倍もの血液が流れ込み、それとともに全身の血行がよくなります。全身の血行が活発になることがその場足踏みの最大のポイントなのです。

その場足踏みのじょうずなやり方と効果的に行うコツ

その場足踏みのやり方は次のようにします。

①背筋を伸ばし、体をまっすぐにして立つ
②左膝が腰骨の高さまで上がるように、つまり太ももと床が平行になるまで足をすっと上げ、静かにつま先からおろす。このとき腕は伸ばして、前後に大きく振る
③同じように、右足を太ももと床が平行になるまで上げておろす。腕は伸ばして、前後に大きく振る
④片足の上げ下げを1回と数えて、左足と右足を交互に繰り返して、その場で足踏みする

たったこれだけのことです。ただし、

●太ももを床と平行になるまで高く上げること
●毎日実行すること

の2点だけは必ず守ってください。

その場足踏みは、室内で場所をとらず簡単にできるため、楽に習慣づけて毎日行うことができるでしょう。高齢の人や腰痛のある人は、いすや壁につかまって行ってもかまいません。

足踏みのスピードや回数は、自分のペースでかまいません。行う回数の目安は、最初のうちは1日に10～20回から始めます。そして、1カ月後には30～50回、3カ月後には100回、そして1年後には300回というぐあいに徐々にふやしていきましょう。**最終的には、3～4分間で300回というスピードと回数が目安**です。スピードはさておき、回数を200回前後できるようになるころから徐々に、病気や不快症状の改善効果がはっきりとあらわれてきます。

1日のうち、いつ行ってもいいのですが、食べ物の消化・吸収を妨げてしまう食後1時間と、血圧が高くなっている入浴の直後に行うのは避けましょう。

なお、この運動をさらに効果的にするコツがあります。それは次に紹介する呼吸法を行いながら実行

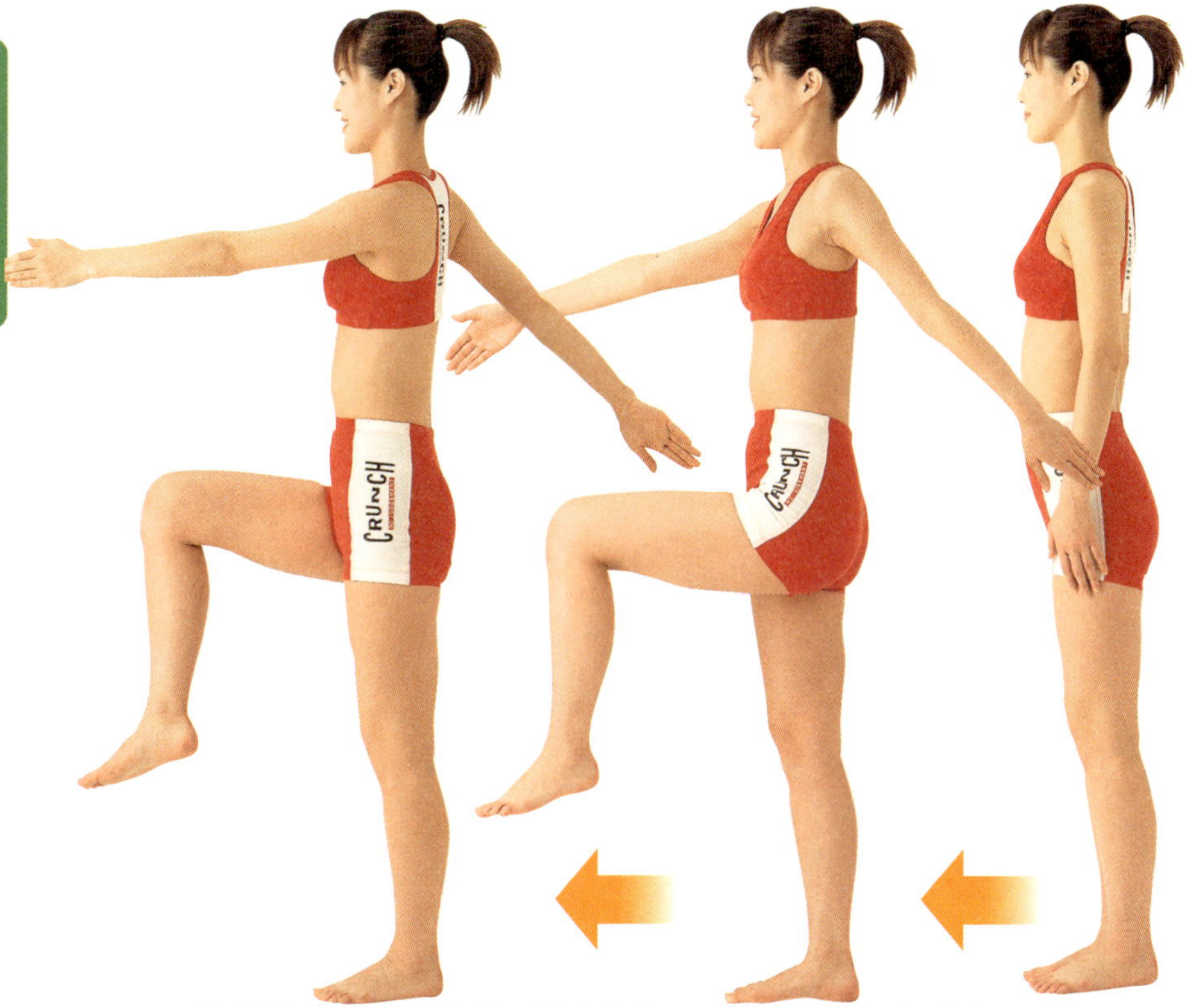

膝が腰骨の高さまで上がるように足を上げ、静かにつま先からおろす。腕は伸ばして、前後に大きく振る。片足の上げ下げを1回と数え、左足と右足を交互に繰り返して、その場で足踏みする

することです。基本は腹式呼吸ですが、口から「フッフッフッフッフッフッ」と息を小刻みに6回吐き出し、鼻から「スッスッ」と2回吸い込むようにします。足踏みのリズムに合わせて数を数えながら行うようにしましょう。

この呼吸法は座禅の呼吸法をもとに考え出したもので、自律神経を調節して、心臓や胃腸など多くの臓器の働きを安定させ、心身ともに調和のとれた状態をつくってくれます。

私の患者さんで、1年間くらいその場足踏みをつづけているのに、どうしても150回しかできないという人がいました。ところが、この呼吸法を行ったところ、3カ月ほどで300回できるようになったというケースがあります。回数がこなせるようになるためにも、呼吸法がたいせつなのです。

（加藤治秀）

意外に運動量が多い台の上り下りは脂質異常症などの生活習慣病の改善に最適です

足を一因とした脂質異常症などの生活習慣病が激増しているのも当然といえば当然です。

　そうした生活習慣病の予防や改善のためには、日常的に体をこまめに動かすことが必要です。そういった観点からウォーキングの効果が提唱されていますが、なかなかつづかないといった声もよく耳にします。

5分間の踏み台昇降運動は30分間のウォーキングに匹敵

　現代生活では、車やエレベーター、パソコンなどの便利な道具のおかげで、私たちが体を動かす機会は減る一方です。ほとんどの人が慢性的な運動不足といっても過言ではありません。これでは運動不足といっても過言ではありません。

「踏み台昇降」のやり方

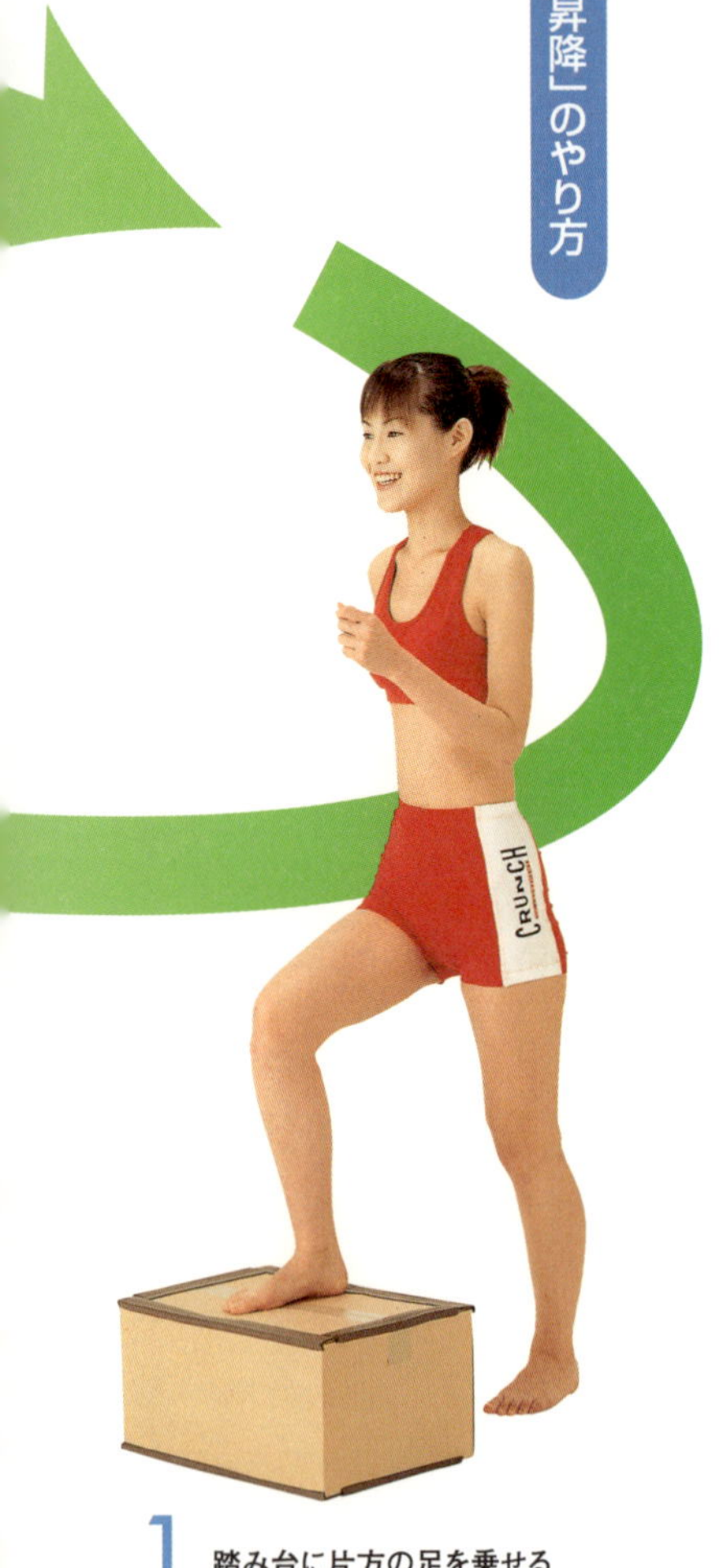

1 踏み台に片方の足を乗せる

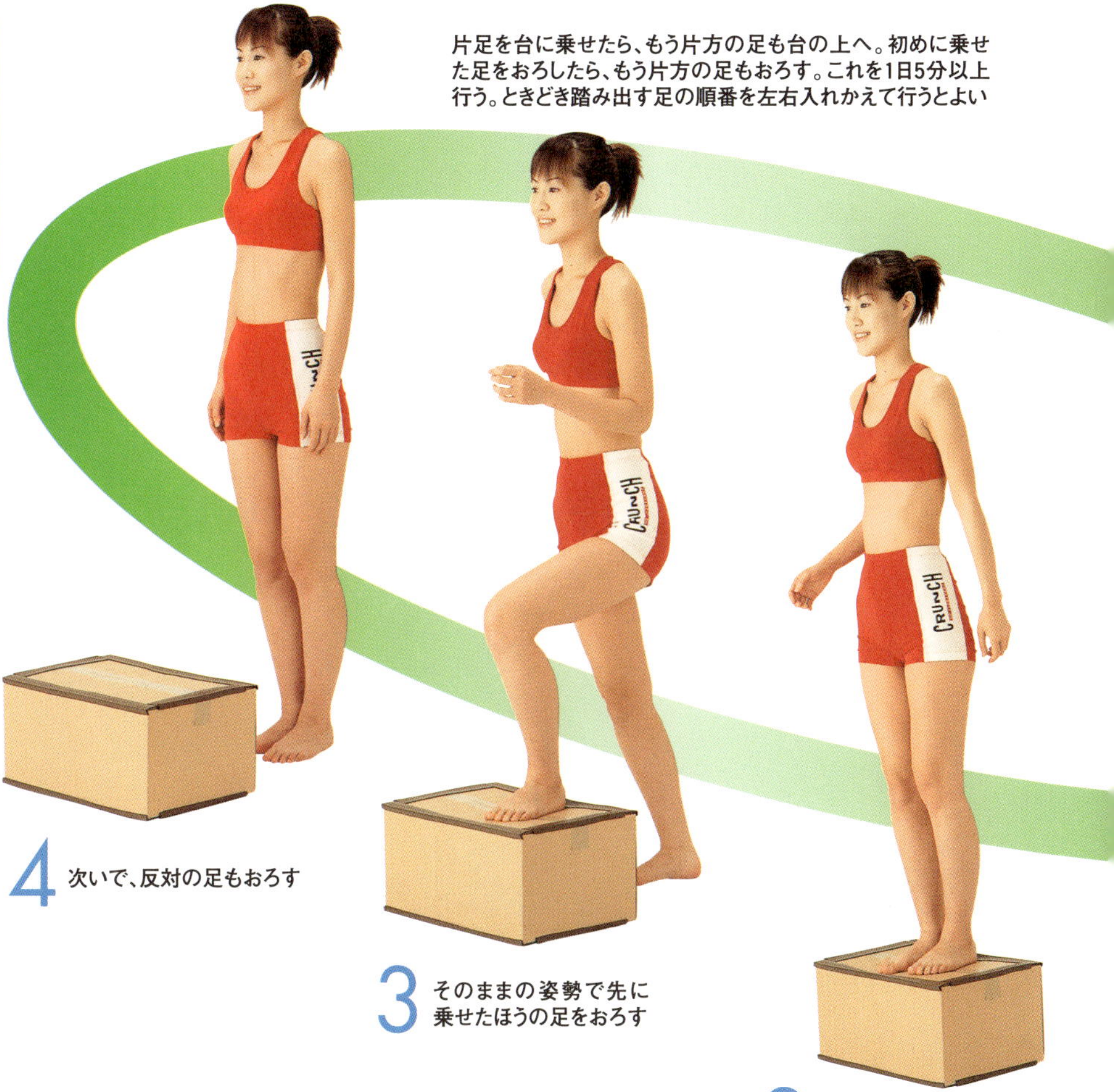

2 もう一方の足も乗せて、踏み台の上に立つ

3 そのままの姿勢で先に乗せたほうの足をおろす

4 次いで、反対の足もおろす

片足を台に乗せたら、もう片方の足も台の上へ。初めに乗せた足をおろしたら、もう片方の足もおろす。これを1日5分以上行う。ときどき踏み出す足の順番を左右入れかえて行うとよい

踏み台の作り方

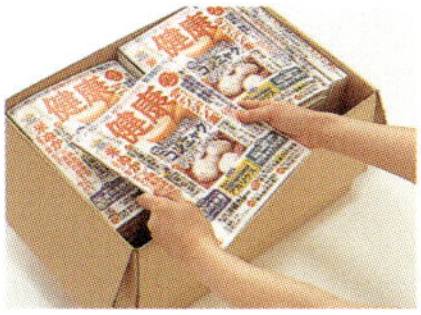

1 高さ20cmほどで、幅は両足を乗せても少し余裕のある大きさの段ボール箱に古雑誌を、すき間がないくらいぎっしりと詰め込む

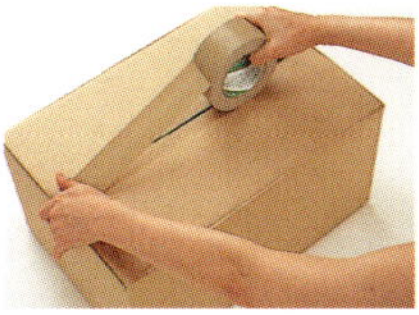

2 人が乗ってもつぶれないくらい、ぎゅうぎゅうに詰め込んだら、蓋を粘着テープでしっかり止める

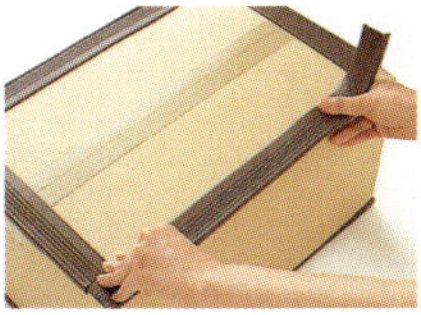

3 足を乗せる面と、底面のへりに、階段用滑り止めテープをはる。滑り止めテープは、ホームセンターなどで販売されている

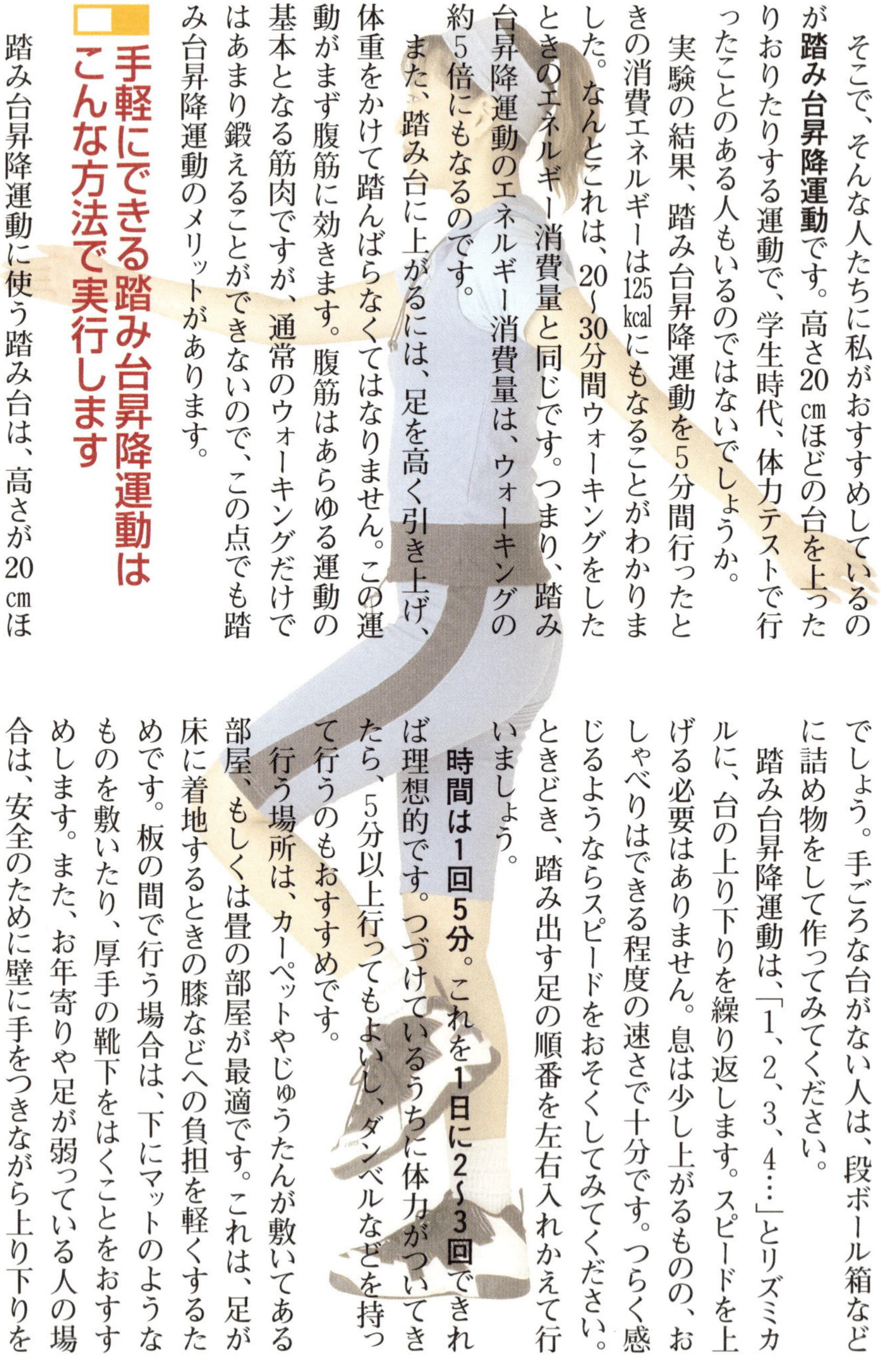

そこで、そんな人たちに私がおすすめしているのが**踏み台昇降運動**です。高さ20㎝ほどの台を上ったりおりたりする運動で、学生時代、体力テストで行ったことのある人もいるのではないでしょうか。

実験の結果、踏み台昇降運動を5分間行ったときの消費エネルギーは125kcalにもなることがわかりました。なんとこれは、20～30分間ウォーキングをしたときのエネルギー消費量と同じです。つまり、踏み台昇降運動のエネルギー消費量は、ウォーキングの約5倍にもなるのです。

また、踏み台に上がるには、足を高く引き上げ、体重をかけて踏んばらなくてはなりません。この運動がまず腹筋に効きます。腹筋はあらゆる運動の基本となる筋肉ですが、通常のウォーキングだけではあまり鍛えることができないので、この点でも踏み台昇降運動のメリットがあります。

手軽にできる踏み台昇降運動はこんな方法で実行します

踏み台昇降運動に使う踏み台は、高さが20㎝ほどで、両足で乗って余裕のある大きさのものがよいでしょう。手ごろな台がない人は、段ボール箱などに詰め物をして作ってみてください。

踏み台昇降運動は、「1、2、3、4…」とリズミカルに、台の上り下りを繰り返します。スピードを上げる必要はありません。息は少し上がるものの、おしゃべりはできる程度の速さで十分です。つらく感じるようならスピードをおそくしてみてください。ときどき、踏み出す足の順番を左右入れかえて行いましょう。

時間は1回5分。これを**1日に2～3回**できれば理想的です。つづけているうちに体力がついてきたら、5分以上行ってもよいし、ダンベルなどを持って行うのもおすすめです。

行う場所は、カーペットやじゅうたんが敷いてある部屋、もしくは畳の部屋が最適です。これは、足が床に着地するときの膝などへの負担を軽くするためです。板の間で行う場合は、下にマットのようなものを敷いたり、厚手の靴下をはくことをおすすめします。また、お年寄りや足が弱っている人の場合は、安全のために壁に手をつきながら上り下りをするようにしてください。

（湯浅景元）

簡単運動「腕だけ走り」は血行を促進してコレステロール値を下げてくれます

コレステロール値を低下させ、内臓脂肪を落として、動脈硬化などのリスクを減らすには、**適度な運動**を毎日つづけることが欠かせません。とはいえ、ふだんから体を動かすことに慣れていない人には、軽いジョギングやウォーキングであっても、心臓や肺にかかる負担や、転倒などによるケガの心配もあります。

そこで考えた簡単な運動が、**腕だけ走り**です。だれにでも覚えられ、足腰の弱ったお年寄りでもすわったままで行える、即効性の高い運動です。

腕だけ走りをすると、血液循環をスムーズにし、肥満や脂質異常症を予防、改善するだけでなく、肩こりや冷え症、むくみといった血行不良に起因する体の不調もよくなります。

やり方は、まっすぐに立って（あるいはいすにすわって）その場で腕だけをジョギングするように前後に振ります。これだけでも十分に効果がありますが、さらに腕を横に広げて肩の位置まで持ち上げる動作や、腕を縦に振ってバンザイをする動作も加えると、いっそう効果的です。

この運動のポイントは腕の重さを利用することにあります。成人の両腕の重さは、体重の約1/8といわれます。片腕分の重量は、50kgの人では約3kg、65kgの人なら約4kgです。日常生活では、いわば、このおもりに引っぱられて、肩の筋肉は緊張状態がつづき、血管は収縮して血液の流れが悪くなっています。

そこで、腕だけ走りを行って筋肉の緊張をほぐすと、血管の収縮と弛緩が活発になって、指先のような末端の血液交換も促進されます。すると、細い血管壁に血液中の脂質が付着するのを妨げて、動脈硬化の予防につながるのです。

また、腕を振ることがウエートトレーニングになるという利点もあります。肩の周りは、三角筋や上腕二頭筋など比較的大きな筋肉が集まっている部位です。これらの筋肉を鍛えることで基礎代謝力をアップし、脂肪を消費しやすい体に変えてくれます。

　腕だけ走りを行うコツは、**腕振りを各20回、休憩を入れながら1日3セット行う**こと。すわって行う場合は、少し足を床から持ち上げ、腰のひねりを意識すると、内臓の働きが活性化され、腹筋も引き締めて、下腹がふくらんだ洋梨型肥満の解消に有効です。

　自分のペースに合わせて回数を調節しても、スピードをゆるめてもかまいません。（古藤高良）

基本の動作セット

1

動きやすい格好で、背中をまっすぐに伸ばし、体をリラックスさせて立つ

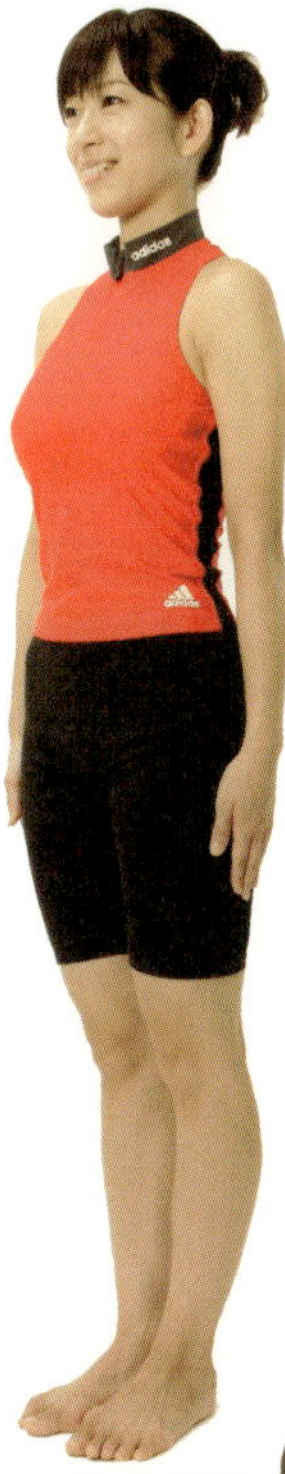

すわったままで行うときのコツ

膝の痛みがある人やオフィスで行うときは、いすにすわったまま行ってもいい

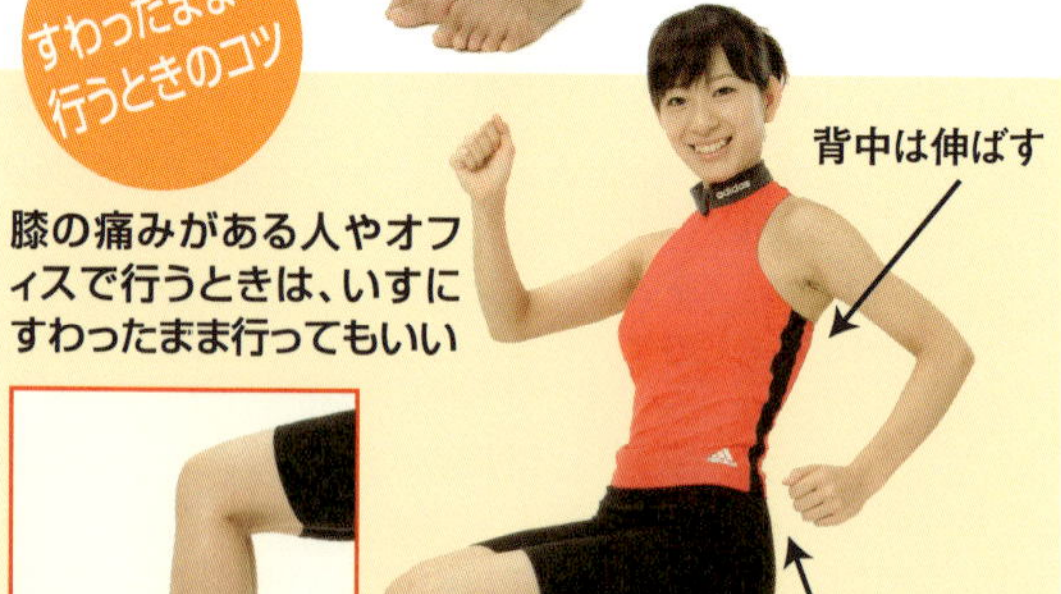
背中は伸ばす
腕の振りに合わせて腰を軽くひねる
足は床から少し上げて

腕だけ走りのやり方

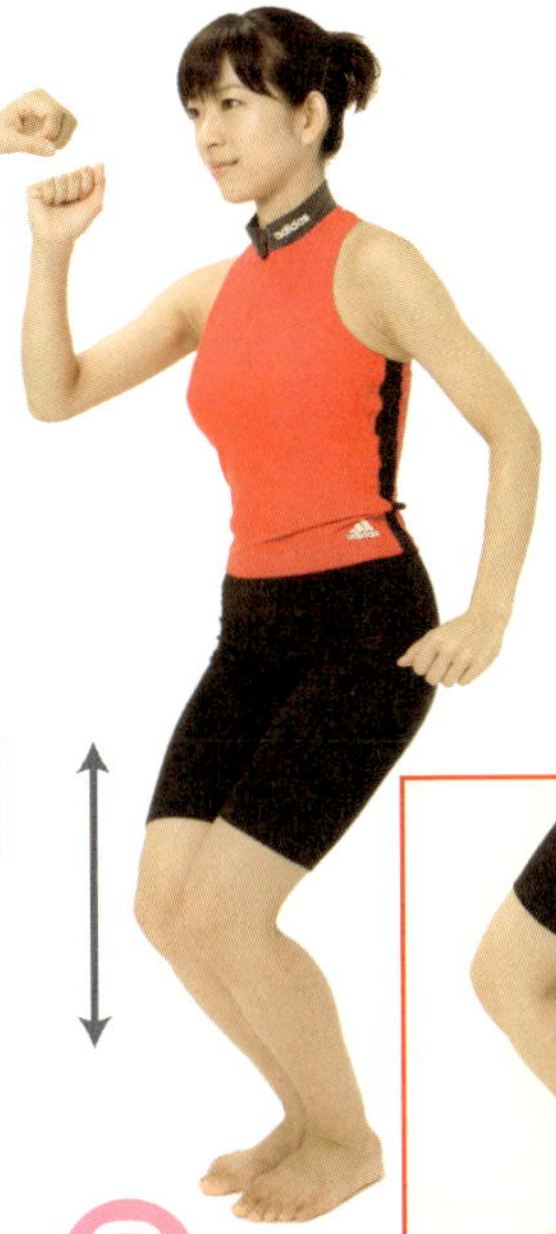

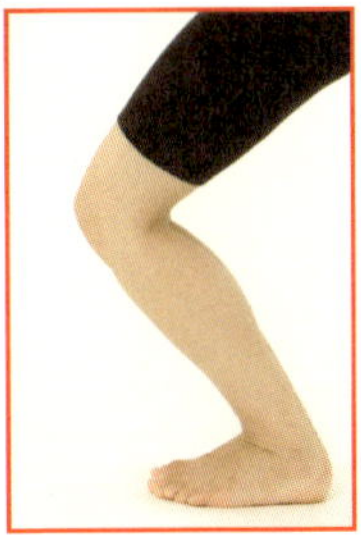

2

おへそに意識を集中し、呼吸をしながら、軽くこぶしを握って腕だけでジョギング。腕を振る速さは自分が気持ちいいと感じる程度で。膝はリズムをとるように軽く曲げ伸ばしをする。20回行う

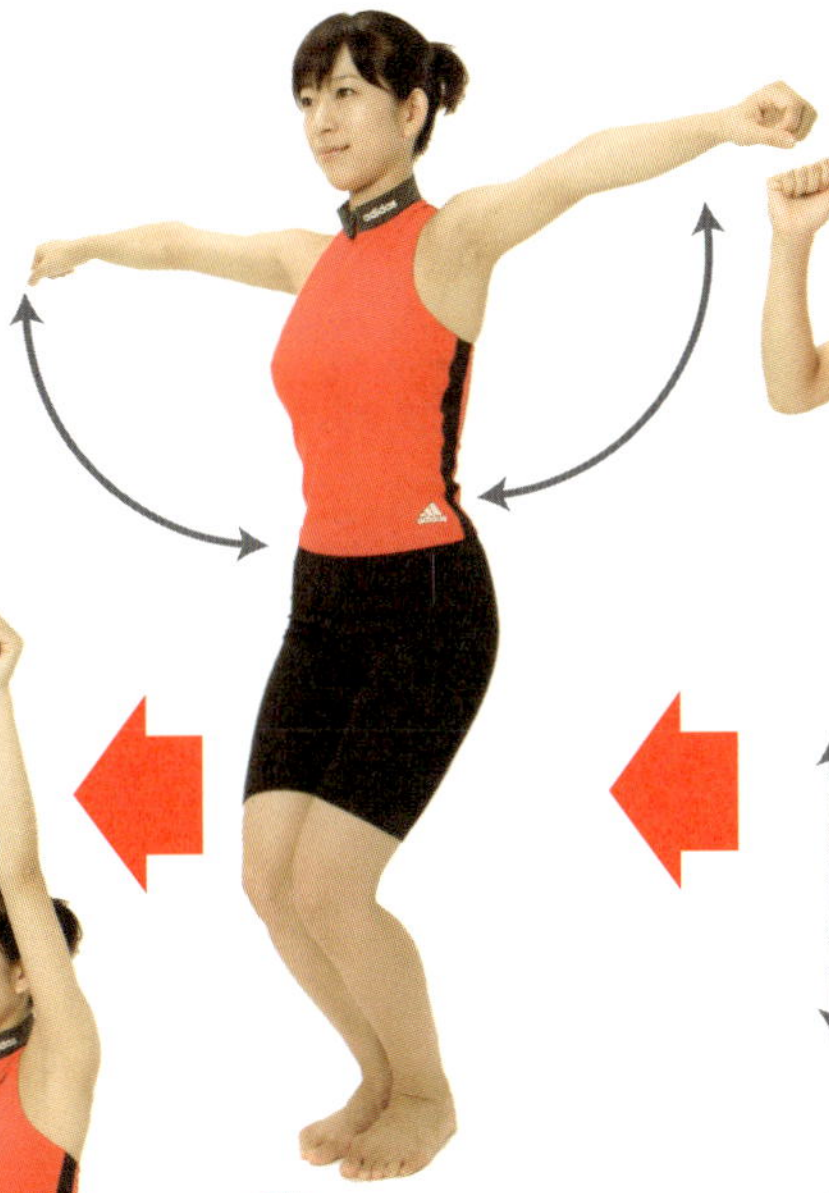

3

ひじを伸ばして、腕を肩の高さまで上げ下げする。2のときと同じように、リズムをとりながら膝を曲げ伸ばしする。20回行う

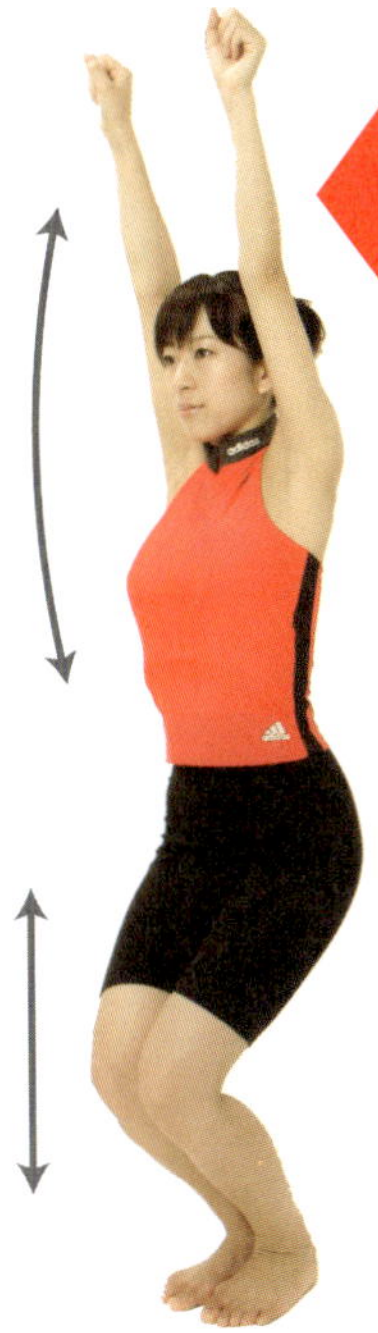

4

最後はバンザイをするように、腕を縦に持ち上げる。目標は耳につくくらい。以上の2～4の一連の動きを1セットとして、1日3セットを目標に行う

腕だけ走りのポイント

①1セットを終えるごとに1分間の休憩を入れる
②呼吸をしながら筋肉をゆっくり動かすことを意識する
③すわってやるときは腰を軽くひねってリズムをとる
④膝の曲げ伸ばしは軽く、気持ちがいいと感じる程度に
⑤起床時や、お昼休みなど昼間の活動時間に行う

悪玉コレステロールや動脈硬化を抑えるにはストレスを解消するように努めます

悪玉コレステロールをふやし動脈硬化を促進するストレス

狭心症や心筋梗塞などのように、心臓の筋肉に血液が行かなくなって起こる病気のことを、**虚血性心疾患**と呼びます。この虚血性心疾患を引き起こす危険因子には、高コレステロールなどの脂質異常症、高血圧、喫煙、糖尿病、肥満などがありますが、それらと並んであげられるあなどれない危険因子が**ストレス**です。

ストレスを受けると虚血性心疾患を起こしやすくなるのは、ストレスが体に次のような影響を及ぼすからです。

体がなんらかのストレスを受けると、脳の交感神経が刺激されると同時に、下垂体も刺激を受けてACTH（副腎皮質刺激ホルモン）を分泌します。すると、このACTHは腎臓の上にある副腎という臓器に働きかけて、**カテコールアミン**というホルモンを分泌させます。

このカテコールアミンには心拍（心臓の拍動）を増加させると同時に、血管を収縮させて血圧を上昇させる作用があります。つまりストレスは心臓の発作を引き起こす条件を二つも三つも用意してしまうのです。

ストレスはまた、脂質代謝の異常を引き起こし、悪玉のLDLコレステロールを増加させます。加えて、ストレスが蓄積されると、自律神経が乱れて食欲をコントロールできなくなり、肥満を招くことがあります。この肥満もまた、LDLコレステロールをふやす一因になります。

さらに、ストレスは血栓をつくりやすくするともいわれています。

動脈硬化や心筋梗塞を起こしやすいA型人間チェック表

以下にあげた項目に、あてはまる数が多いほどA型人間の傾向が強くなります。

- □ いつも時間が気になり、時間には正確
- □ 何事にも几帳面
- □ 向上心が強い
- □ 責任感が強い
- □ 完璧主義である
- □ 仕事にすぐ熱中する
- □ 休日でも仕事のことが気がかり
- □ 競争心が強い
- □ 攻撃的である
- □ 何にでも挑戦する
- □ 人と自分をくらべることが多い
- □ 人に負けることがきらい
- □ 他人に対して小さなことでもイライラする
- □ 目標を立てると、わき目もふらず一直線
- □ 全力投球していないとあせったような気分になる
- □ 仕事仲間以外とはあまりつきあわない
- □ これといった趣味がない

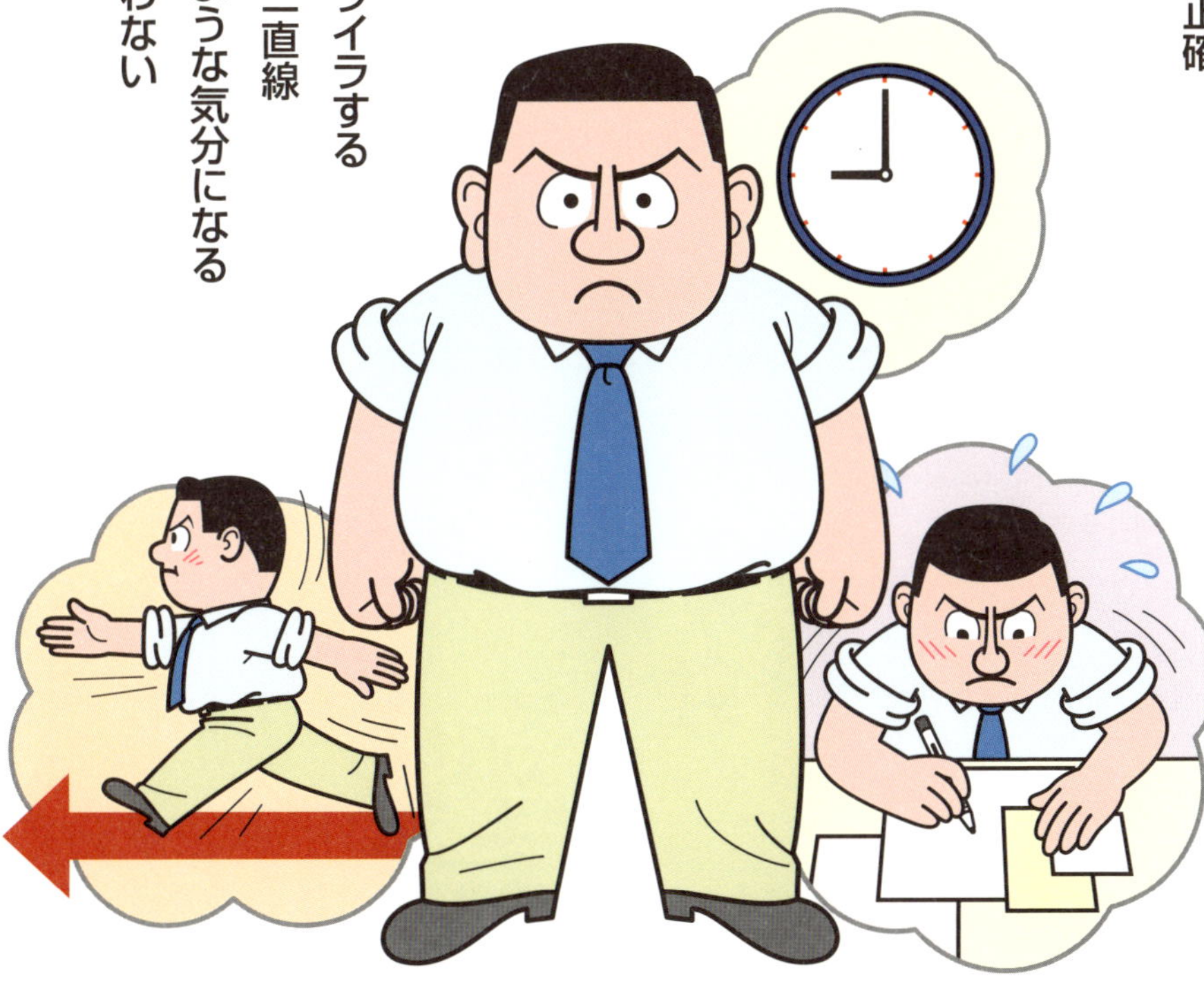

ストレスの影響を受けやすいA型の人は心臓病や動脈硬化を起こしやすくなります

このように、心臓発作や動脈硬化と深い関係があるストレスですが、人によってそれに対する反応はさまざまです。アメリカの精神科医の、虚血性心疾患の患者を対象にした、性格や行動パターンと病気の関連性の研究によると、ストレスにどう反応するかで、人間はA型とB型の2つのタイプに分かれます。ストレスをうまく解消できるB型と、ストレスをすべてかかえ込んでしまうA型です（前ページのチェック表参照）。

いわば、おっとりしていてマイペース、リラックスしていて楽天的なB型の人にくらべ、A型の人のほうが心筋梗塞や狭心症を起こしやすく、また重症化しやすいことがわかっています。

また、心臓の筋肉に血液を送っている冠状動脈の硬化の進みぐあいは、B型の人にくらべるとA型の人のほうが進んでいるという調査もあります。

さて、あなたは、A型とB型のどちらでしょう。前ページの表でチェックしてみてください。

もしA型なら、こうした危険をよく自覚しておくことです。そして、自分に合ったストレス解消法を見つけて実行するようにしましょう。行動パターンや性格をすぐに変えるのはむずかしいかもしれませんが、それを意識的に改めることによって、心筋梗塞が減ったという報告もあるのです。

（村上　透）

ストレスをとり除く7つのコツ

①規則正しい生活を送る
②打ち込める趣味を持つ
③スポーツで汗を流す
④気分の切りかえを早くする
⑤疲れを感じたらすぐに休養する
⑥家族や友人と話す機会を持つ
⑦自然と接する機会を持つ

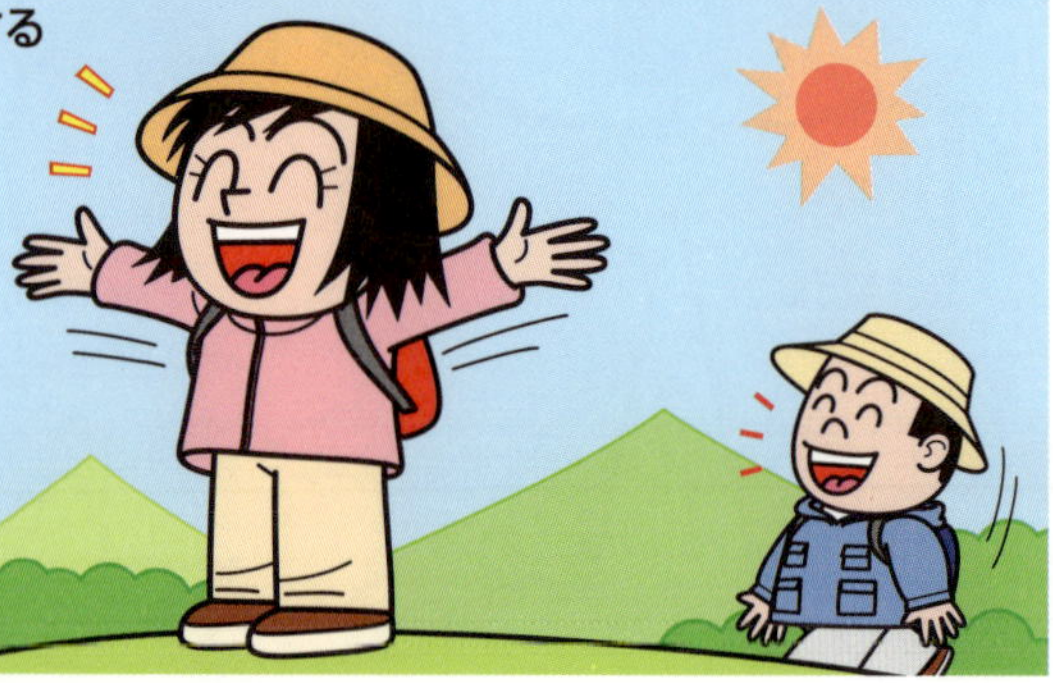

Part 3

油のとり方で下げる

油をじょうずにとることも
コレステロールを
下げるための
欠かせない知恵

●指導（掲載順）

板倉弘重
医学博士
品川イーストワンメディカルクリニック理事長

吉田美香
管理栄養士

足立香代子
せんぽ東京高輪病院栄養管理室長
管理栄養士

宗光博文
宗光診療所院長

山口武津雄
山口クリニック院長
元大阪市立大学部講師

油脂は摂取エネルギーの25％以下に抑えて、バランスよくとればコレステロールはふえません

油脂はある程度の量をとらないと健康を維持できません

「脂質（油脂）はコレステロールをふやし、動脈硬化を促進させる悪者」と認識している人がいますが、これは誤りです。

おおまかな指針として、1日にとる油脂のカロリーは総エネルギーの20～25％が望ましいとされています。成人の1日に必要なエネルギー量を、およそ2000kcalとすれば、20～25％の400～500kcal（油脂のカロリーはどの種類でも1g9kcalなので、油脂の分量でいえば40～50g）は脂質でとらなくては健康を維持できません。この量が不足すると、血管や筋肉を健康に保つことができなくなりますし、炭水化物などほかの栄養素を燃やすことができず糖尿病になりやすくなるのです。

ただし、脂質をとりすぎると確かに血液中のコレステロールが余って、血管の内側の壁にしみ込み、こびりついて動脈硬化を起こします。

油脂の内容を見きわめてバランスよくとることがたいせつです

また、量だけでなく摂取する脂質の内容も動脈硬化の原因にかかわっています。

脂質は、次の3種類に大別できます。

①飽和脂肪酸

牛や豚の脂（ヘット、ラード）、バターなど、動物性の脂肪に多く含まれている。

②一価不飽和脂肪酸

オレイン酸などがこれ。主に植物性の油に含まれる。

③多価不飽和脂肪酸

リノール酸やリノレン酸、ＥＰＡ、ＤＨＡなどがこの脂肪酸。人体内では合成できない。植物油や魚油に多く含まれる。

これまで、食用油といえば、一般的にはサラダ油でした。サラダ油でいちばん多い成分はリノール酸です。リノール酸はコレステロールを下げる働きがあるのですが、悪玉のＬＤＬコレステロールを減らすだけでなく、善玉のＨＤＬコレステロールも同時に減らしてしまうという欠点があります。

これに対し、オリーブ油などに多く含まれているオレイン酸などは、ＨＤＬコレステロールを減らすことなく、ＬＤＬコレステロールを減らす働きを持っています。

こうしてみると、「飽和脂肪酸の多い動物性脂肪は体によくなさそうだから、とらないようにしよう」とか「リノール酸は善玉コレステロールも減らすから、一価不飽和脂肪酸の多い植物油だけにしよう」と考える人もいると思います。しかし、油のとり方はバランスがたいせつです。「～だけをとる」や「～はとらない」ではいけません。

この3種類の脂質を、

①飽和脂肪酸／30％
②一価不飽和脂肪酸／40％
③多価不飽和脂肪酸／30％

のバランスでとることが望ましいとされるので、一つの目安にするとよいでしょう。

（板倉弘重）

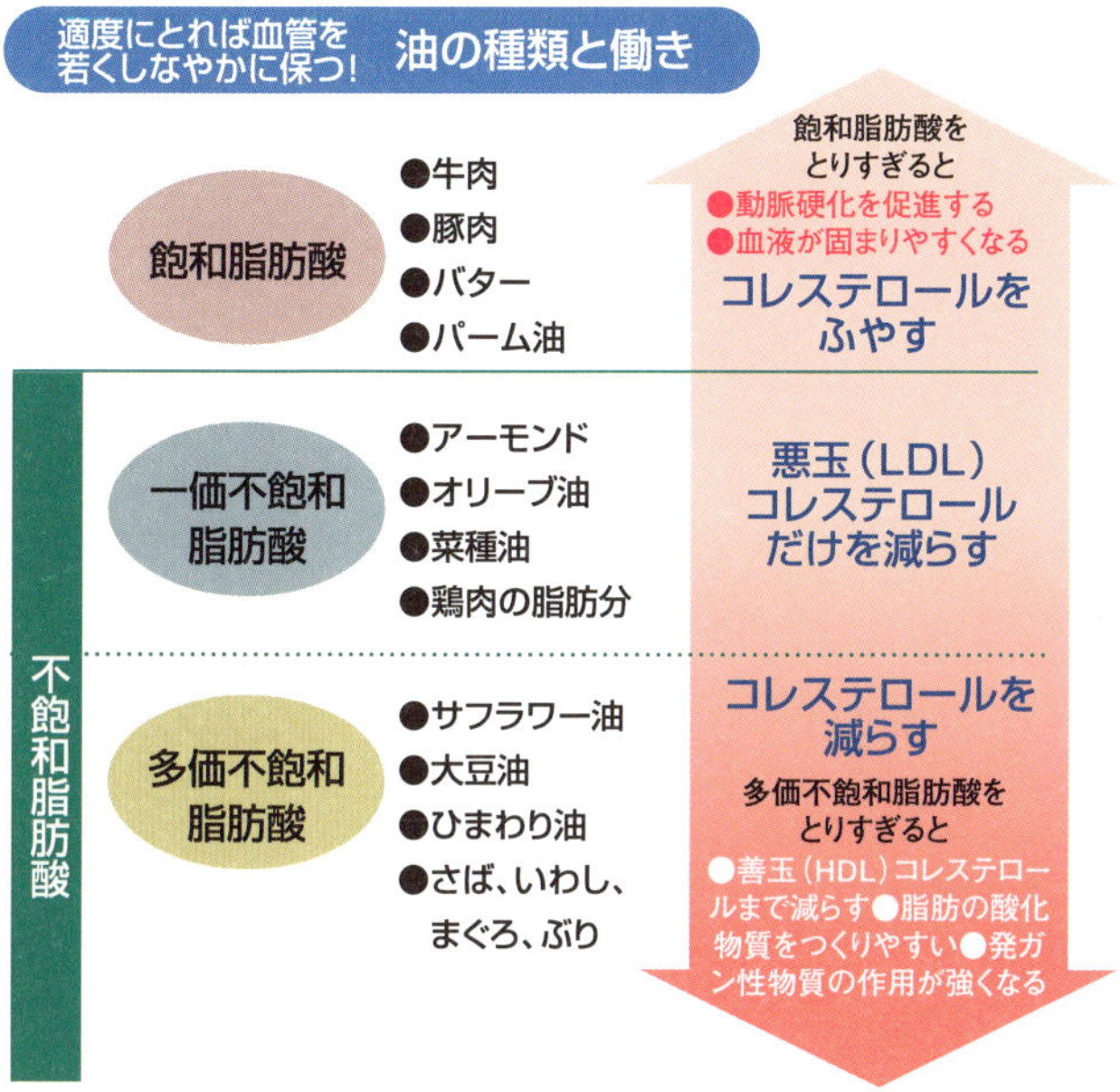

食用油はさまざまな種類の植物油をとるようにし、話題の健康油は期待しすぎずに利用するのが賢明です

脂質は、私たちの生命を維持するのに欠かせませんが、中でも体内では合成されず、食物からしかとれない脂肪酸を**必須脂肪酸**といい、代表的なものにα–リノレン酸とリノール酸があります。

α–リノレン酸は、n–3系と呼ばれる多価不飽和脂肪酸のグループを代表する脂肪酸です。必要に応じて体内でEPA、さらにはDHAにつくり変えられます。**えごま油**や**しそ油**に豊富に含まれますが、これらは値段も高く、販売量はまだ限られています。身近な供給源は菜種油や大豆油です。

一方の**リノール酸**は、n–6系と呼ばれる多価不飽和脂肪酸のグループを代表する脂肪酸です。体内で代謝されると、一時的にγ–リノレン酸に合成され、さらにジホモ・γ–リノレン酸に変換されてアラキドン酸になります。

まず、リノール酸にはLDL(悪玉)コレステロール値を下げる働きがありますが、とりすぎるとHDL(善玉)コレステロール値まで下げてしまいます。家庭で一般的に使われている食用油は、このリノール酸が多く含まれるサラダ油です。

γ–リノレン酸は、LDLコレステロールを減らし、血圧を低下させるといった特徴があります。月見草油などの特別な植物油には比較的多く含まれてはいるものの、一般に販売されている食用油でこれを含んでいるものはほとんどなく、また、直接食物からとることもほぼできません。

アラキドン酸は、レバーやあわび、卵白などに多く含まれます。血圧や免疫機能を調節する働きをする一方、とりすぎると動脈硬化を進行させやすくするといわれます。

厚生労働省による2005年の「日本人の食事摂取基準」では、n–6系の脂肪酸はとりすぎを避

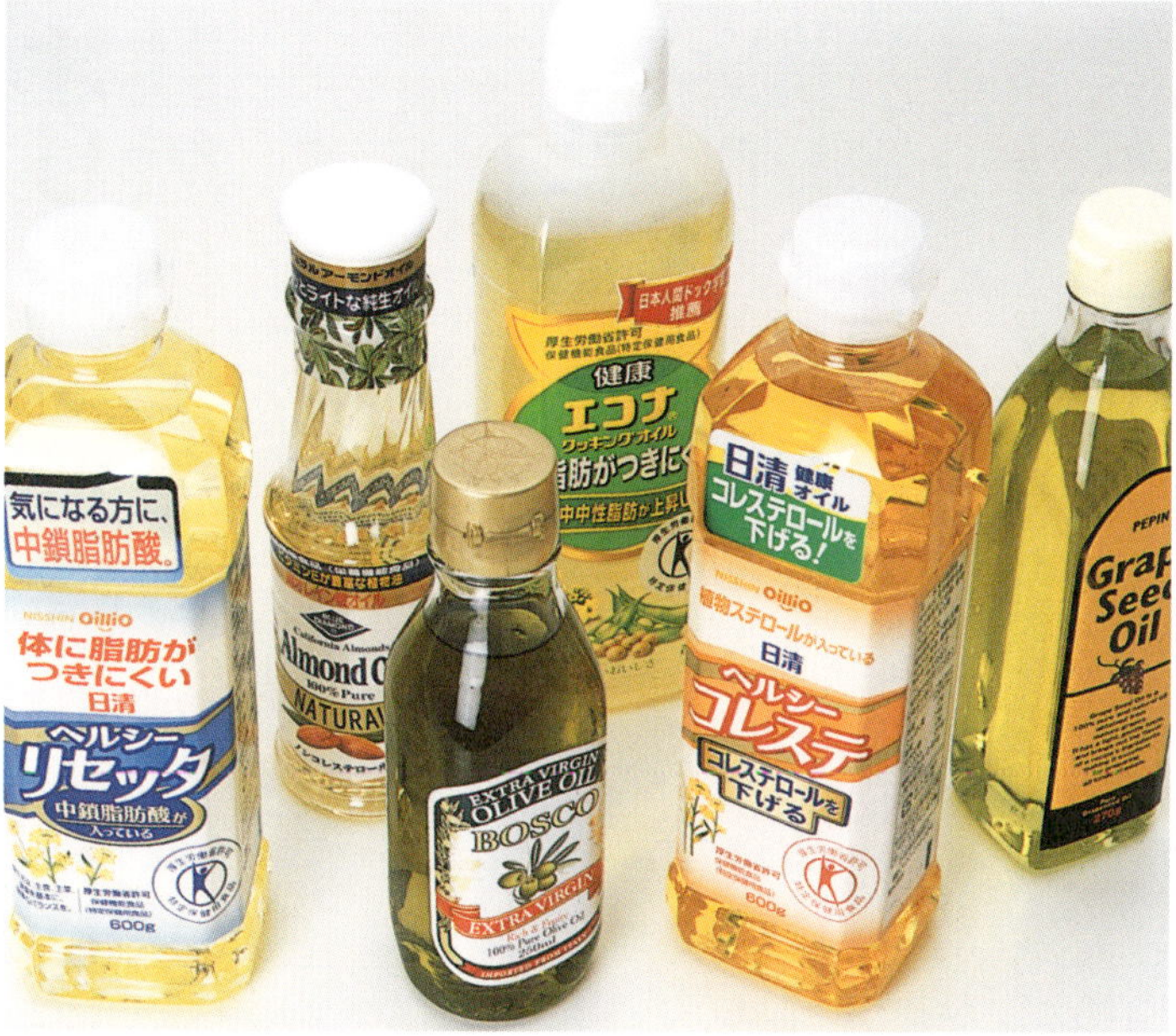

けるために摂取目標量の上限を設ける一方、n－3系の脂肪酸は不足しないように摂取目標量の下限を設けています。

日常生活の中では、さまざまな種類の植物油を意識的にとるように心がけることが現実的です。

最近では、**トランス脂肪酸**も注目されています。これは、液体の植物油を固体に変える水素添加という工程で生じるもので、マーガリンやショートニングといった食用加工油脂に多く含まれます。とりすぎると、HDLコレステロール値を低下させ、LDLコレステロール値を上昇させるといわれます。普通に食べる分には体に悪影響はないと思われますが、とりすぎには注意が必要です。

近年、コレステロール値や中性脂肪値を下げる効果があると銘打った健康志向の**機能性食用油**が登場しています。それらは、さまざまな有効成分をふやしたものと、脂肪酸の含有バランスを調整したものに大別できます。

これらの健康油は、科学的な裏づけはあるものの、1gあたり9kcalのエネルギー量を持つ点では普通の食用油と変わらず、とればとるほど血中脂質値が改善されるわけではありません。毎日の食生活にとり入れるにしても、「普通の油よりはまし」ぐらいの期待で利用するのが賢明です。

（吉田美香）

オリーブ油は悪玉コレステロールを減らし動脈硬化をしっかり予防してくれます

悪玉を減らし善玉をふやすオレイン酸がたっぷりのオリーブ油

コレステロール値が気になる人は、**オレイン酸**という成分が含まれる油をとる必要があります。

このオレイン酸には、動脈硬化を促進させる悪玉のLDLコレステロールを減らす一方で、動脈硬化を抑える善玉のHDLコレステロールをふやす働きがあるという大きな特長があります。しかも、肝臓に脂肪が蓄積するのを防いでくれます。

こうしたすぐれた働きがあるオレイン酸を70％以上も含む油があります。**オリーブ油**です。

高コレステロールを改善するには、悪玉を減らし善玉をふやす〝作業〟を行うのが最も効果的です。この〝作業〟を可能にするのがオリーブ油なのです。

これに対し、一般によく使われる植物油、つまり大豆油やサファワー油をはじめ、ほとんどの食品に含まれる油の成分はリノール酸という系統です。このリノール酸は、とりすぎると悪玉と善玉の両方のコレステロールを下げるうえに、免疫力を低下させるという2つの大きな欠点があります。

酸化しにくく過酸化脂質の発生を抑えるオリーブ油

オリーブ油のもう一つの特長は、ほかの植物油とくらべて酸化しにくい点です。これは、オレイン酸が酸化しにくいことに加え、抗酸化性の強いビタミンEを含んでいるからです。

酸化しやすい油をとると、体内で過酸化脂質という有害物資がたくさん発生します。動脈硬化やガン、糖尿病などの生活習慣病を促進するのが、この過酸化脂質です。ですから、オリーブ油のように

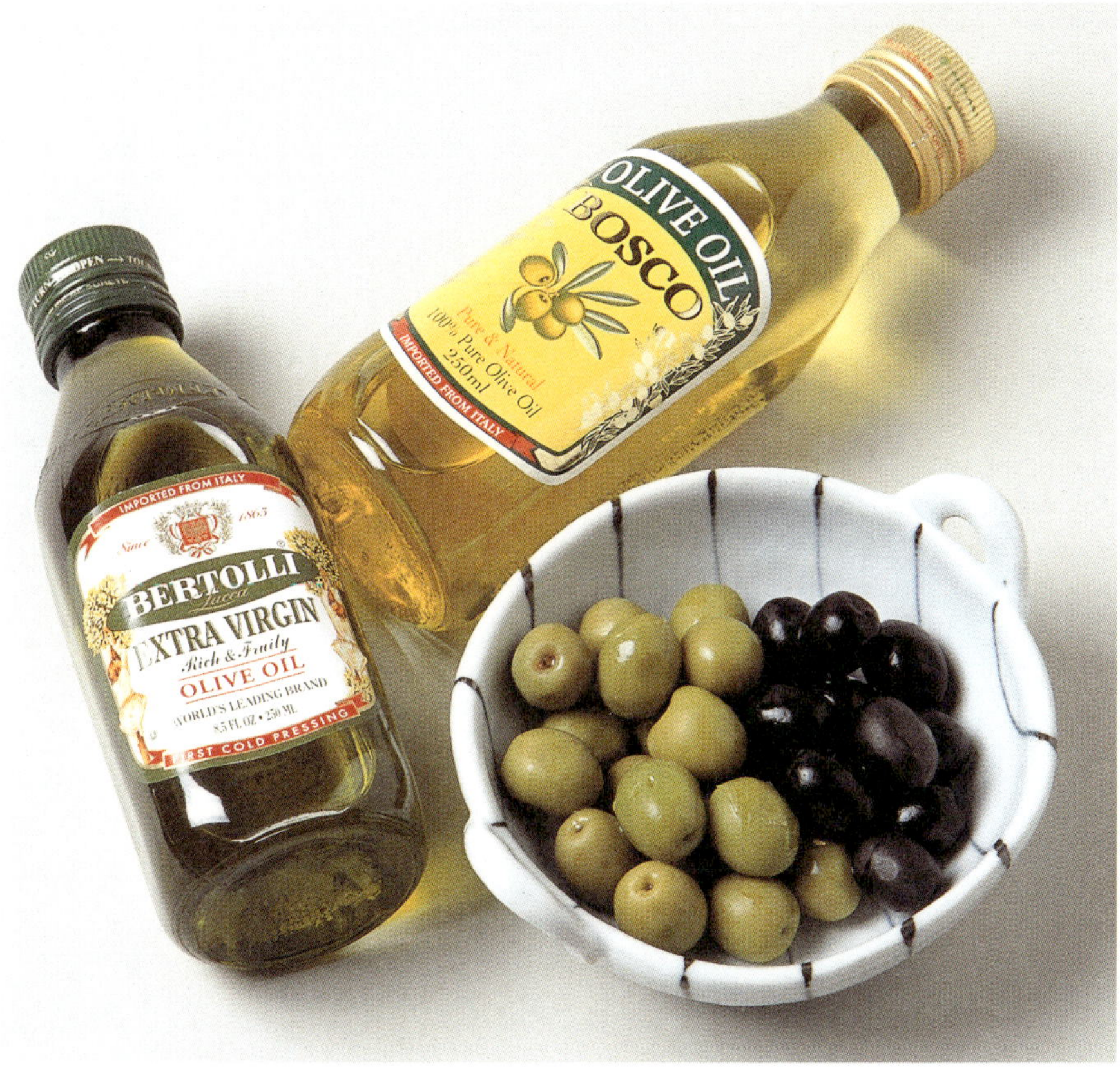

酸化しにくい油をとって、過酸化脂質の発生を抑えることも、動脈硬化予防の重要なポイントです。

このように、オリーブ油にはすぐれた作用があり、実際、オリーブ油をたくさんとる地中海沿岸地域の人は、その他の動物性油脂を使う北欧とくらべて、心臓血管系の障害が非常に少ないことがわかっています。

コレステロール値を下げるには、オリーブ油をとるだけでも効果があるとまでいわれているので、日常の食生活に積極的にとり入れていきましょう。

なお、摂取量については、あまり神経質にならないで、油を使う調理にできるだけオリーブ油を使うようにすると同時に、1日最低2品はオリーブ油を使った料理を食べるように努めましょう。

（足立香代子）

アーモンドに含まれる脂質成分がコレステロールを下げ、血管をしなやかに蘇らせます

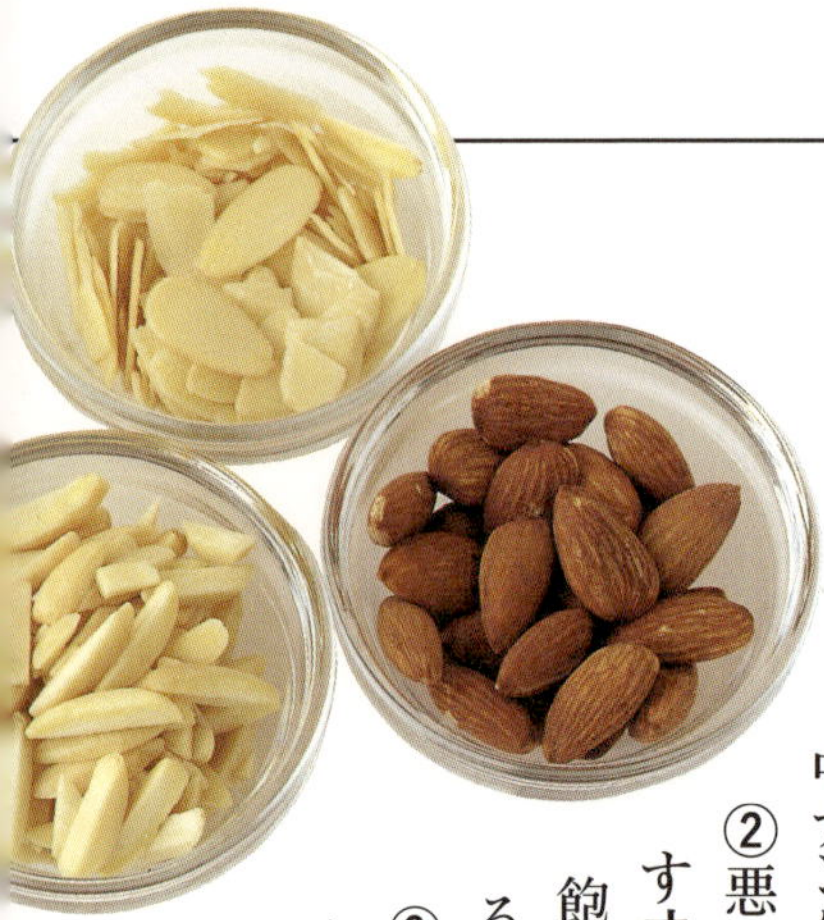

アメリカで実証されたアーモンドのコレステロール低下作用

ナッツは体によい食べ物ですが、中でも高コレステロールの改善に最もおすすめしたいのが**アーモンド**です。理由は次の3つの条件を備えているからです。

①高い抗酸化作用を持つ**ビタミンE**の含有量が食品中ナンバーワンであること

②悪玉コレステロールを減らす**オレイン酸**という一価不飽和脂肪酸が含まれていること

③脂質の吸収を抑える食物繊維や、カルシウム、鉄分、カリウム、マグネシウムなどの**ミネラル**が豊富であること

実際に、米国での臨床実験（人間を対象とした医学的な実験）でも、アーモンドの効果が立証されています。

最も大規模な実験は、総勢140人以上を対象に7種類も行われました。それらの結果を分析し、統合した報告によると、「脂質異常症の人がアーモンドを1日に37g摂取すると、悪玉コレステロールが最低でも3％は減少する」ということです。

アーモンドには余分な脂肪を排出させ肥満を改善する効果もあります

アーモンドというと脂質が多そう、カロリーが高そう、というイメージをいだく人も多いでしょう。しかし、これらの実験の対象となった人々に体重の増加はありませんでした。

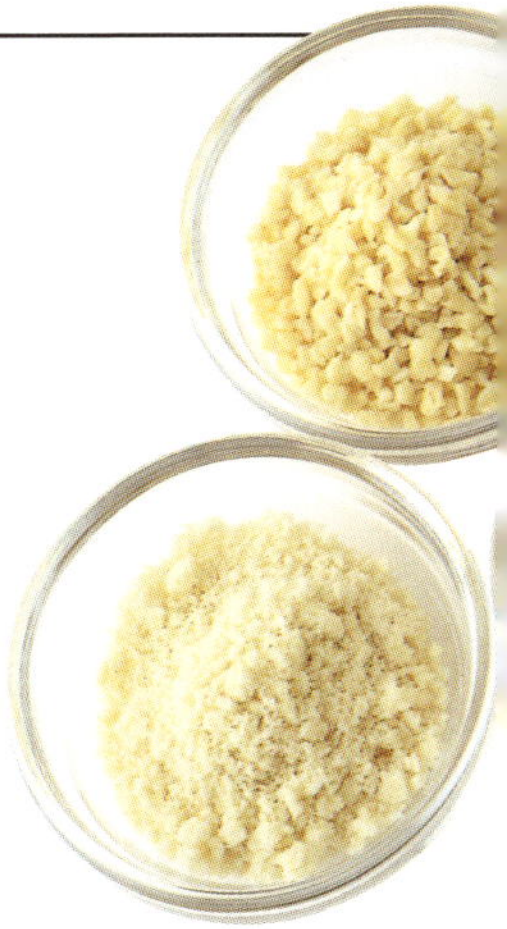

それどころか、アーモンドのカロリーはそのすべてが体に吸収されるわけではなく、常食することで、体重を減少させる効果があるとみられているのです。

これは、アーモンドの**食物繊維**が便通をよくすることと、オレイン酸が余分な脂質を排出することによると考えられます。私が食事指導を行った方の中にも、アーモンドをじょうずに食事にとり入れて、20kgの減量に成功された例がありました。

アーモンドには、コレステロールを低下させて心臓病や脳卒中を予防する、余分な脂肪を排出させて肥満を改善するなどの効果だけでなく、①オレイン酸が胃液の分泌をコントロールして結腸ガンを予防する、②天然のビタミンEなどの抗酸化物質が肺ガンを予防する、③脳の記憶をつかさどる亜鉛などのミネラルが痴呆やボケを予防するなど、ほかにも数々の作用があるとみられ、現在詳細な研究がつづけられています。

このようにすばらしい食効を持つアーモンドを、おやつやおつまみとして食べるだけでなく、料理などにも利用していただきたいものです。ちなみに**高コレステロールなど脂質異常症の改善には、1日に20粒（24～30g）ほど食べるといいでしょう。**

（宗光博文）

さまざまな栄養成分と食効を持つアーモンド

一価不飽和脂肪酸

脂質の70%は一価不飽和脂肪酸で占める。悪玉のLDLコレステロールだけを減らす

ビタミンE

活性酸素を抑えて動脈硬化を予防。血管を若返らせて血流をよくする

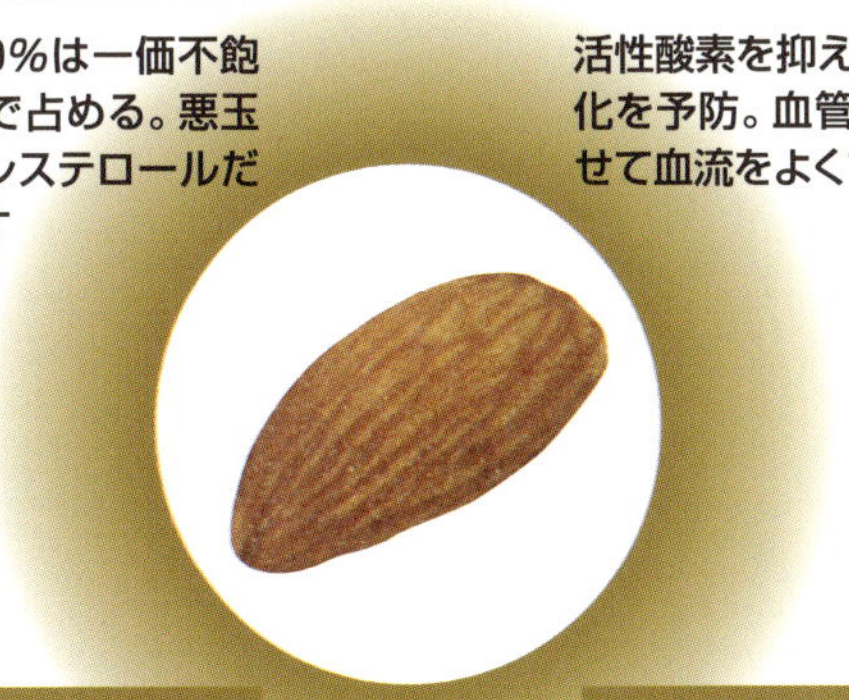

食物繊維

便秘を解消し、脂肪やコレステロールの吸収を防ぐ

ミネラル

不足しがちなカルシウム、リン、鉄分、マグネシウムなどが豊富

魚の油には血液を固まりにくくし、コレステロールを下げる脂肪酸が含まれています

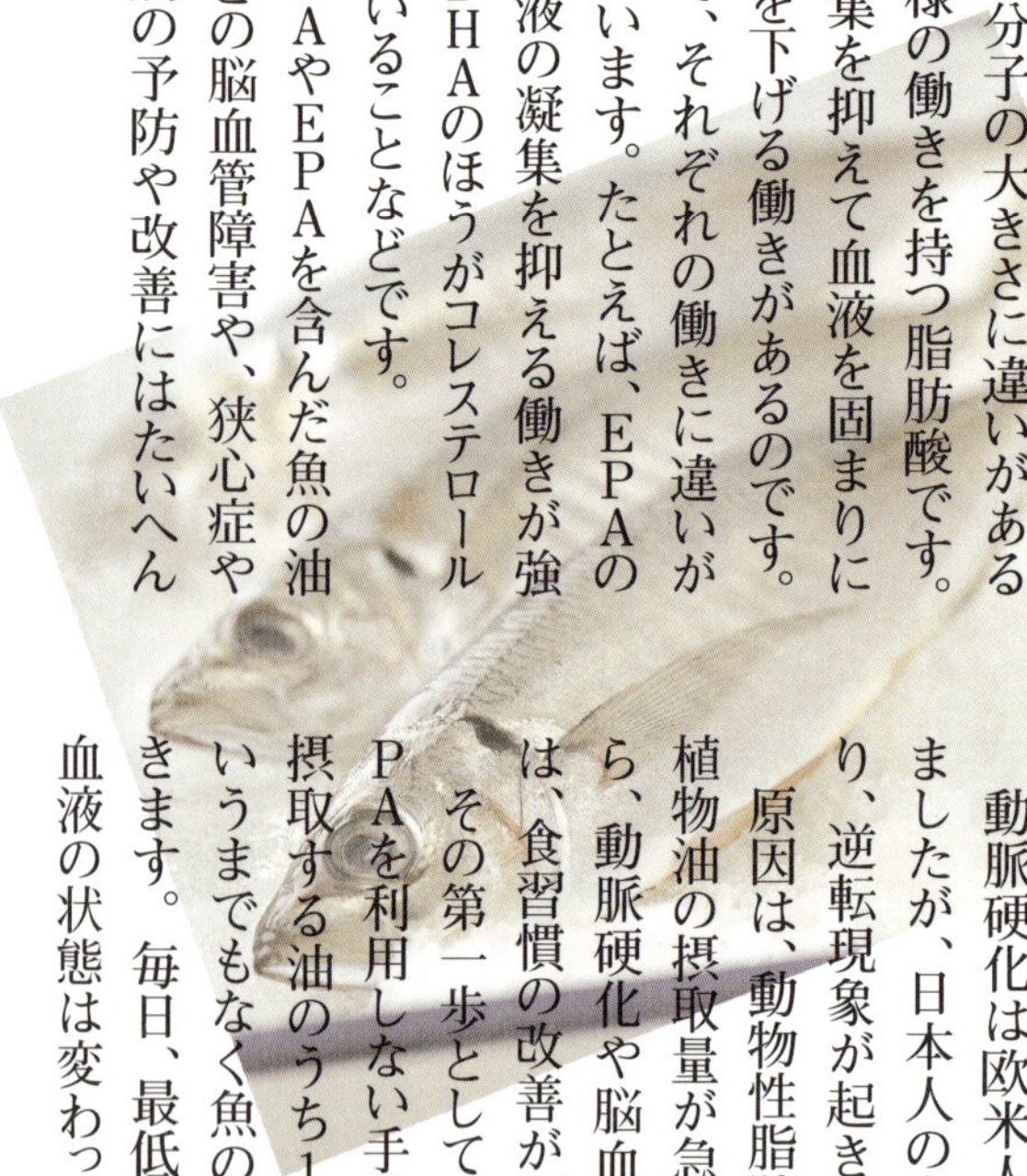

いわしなど魚の油には、**ＤＨＡ（ドコサヘキサエン酸）**や**ＥＰＡ（エイコサペンタエン酸）**という多価不飽和脂肪酸が含まれています。

この2つの脂肪酸は、分子の大きさに違いがあるものの、基本的には同様の働きを持つ脂肪酸です。すなわち、血小板の凝集を抑えて血液を固まりにくくし、コレステロールを下げる働きがあるのです。

ただし、最近になって、それぞれの働きに違いがあることもわかってきています。たとえば、ＥＰＡのほうがＤＨＡよりも血液の凝集を抑える働きが強いこと、ＥＰＡよりもＤＨＡのほうがコレステロールを下げる作用にたけていることなどです。

いずれにしても、ＤＨＡやＥＰＡを含んだ魚の油は、いわゆる脳卒中などの脳血管障害や、狭心症や心筋梗塞などの心臓病の予防や改善にはたいへん効果的です。

ところで、近年、日本人と欧米人の若者では、日本人の若者のほうが動脈硬化が進んでいるという残念な報告があります。

動脈硬化は欧米人に多い病気として知られていましたが、日本人の食生活が欧米化の一途をたどり、逆転現象が起きてしまったのです。

原因は、動物性脂肪とリノール酸などｎ－6系の植物油の摂取量が急増したことにあります。ですから、動脈硬化や脳血管障害、心臓病を防ぐためには、食習慣の改善が不可欠です。

その第一歩として、魚の油に含まれるＤＨＡやＥＰＡを利用しない手はありません。できれば1日に摂取する油のうち1／3は魚の油にすることです。いうまでもなく魚の油は魚肉をとることで摂取できます。毎日、最低でも魚を一切れ食べるだけで、血液の状態は変わってくるでしょう。（山口武津雄）

Part 4

常識を変えて下げる

意外！控えなければならないと思っていた食品がコレステロールを下げる

●指導（掲載順）
福場博保
前昭和女子大学学長
井藤英喜
東京都老人医療センター院長
東京都老人総合研究所所長
柴田 博
桜美林大学大学院老年学教授・医学博士
石川俊次
ソニー株式会社人事部門産業保健部統括産業医
慶應義塾大学医学部内科客員准教授

卵のコレステロールは健康な人が普通に食べる分には心配無用ですが、人によっては控えめにする必要があります

数々の実験で卵はコレステロール値を上げないことが明らかになっています

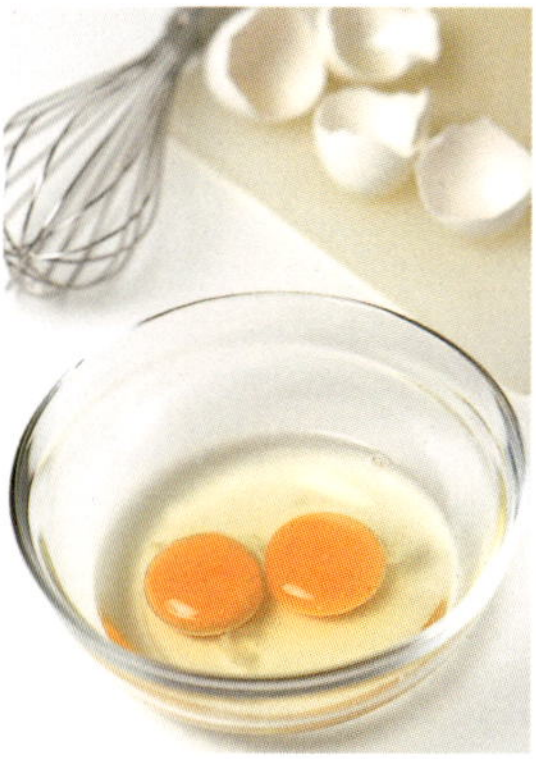

卵はタンパク源として貴重な食べ物ですが、黄身にたっぷり含まれているコレステロールがこわくて……という声はかなり強いようです。

しかし、卵のコレステロールについての数々の実験データを見ると、そうした心配が杞憂にすぎないことがわかります。卵を食べても血液中のコレステロール値はほとんど変わらないということが明らかになっているのです。

たとえば、アメリカの実験例によると、40才以上の男女約１０００人を3つのグループに分け、グループごとに週0～2個、3～6個、0～24個を食べさせ、8年間継続したケースがあります。この場合も、コレステロールの数値はグループによってほとんど大きな差は出なかったとされています。

日本では国立栄養研究所の鈴木慎次郎氏が青年を対象にした同じような実験を行いましたが、これもたくさん卵を食べたからといってコレステロールの値はほとんど変化しないという結論を出しています。もともと、体内のコレステロールの80%は肝臓で合成されます。食品からとり入れる割合は20%にすぎません。また、食物によってコレステロールが多少増減しても、体内の自動調節作用によって調整されるので、血中コレステロールの量はそれほど変動しません。血中に流れ込んで毎日消費されるコレステロールの十数倍の蓄えが体内にはあるのです。

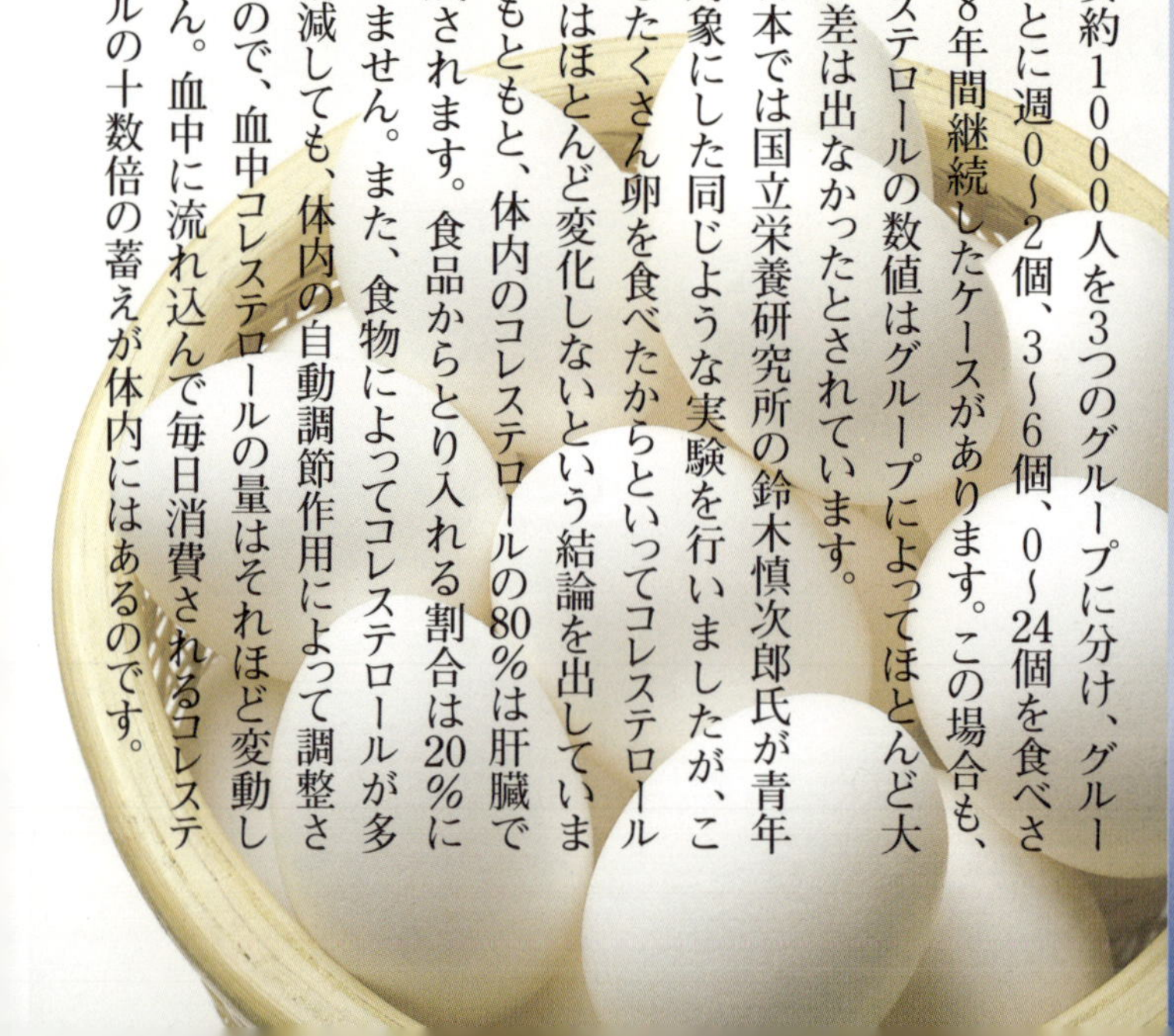

ですから、いくら卵のコレステロールが多いといっても、卵の食べすぎで一気にコレステロールの値が病的に上昇することはありません。そのうえ、卵黄には**レシチン**という、コレステロールが血管の内壁にこびりつく弊害を防ぐ成分が含まれていますから、なおさら心配はいりません。

こうしたさまざまな点を考えると、少なくとも健康で血中総コレステロール値が200㎎／dℓ程度の人であれば、1日に1個や2個の卵を毎日食べるというような普通の食べ方では総コレステロール値が高くなるということはありえません。

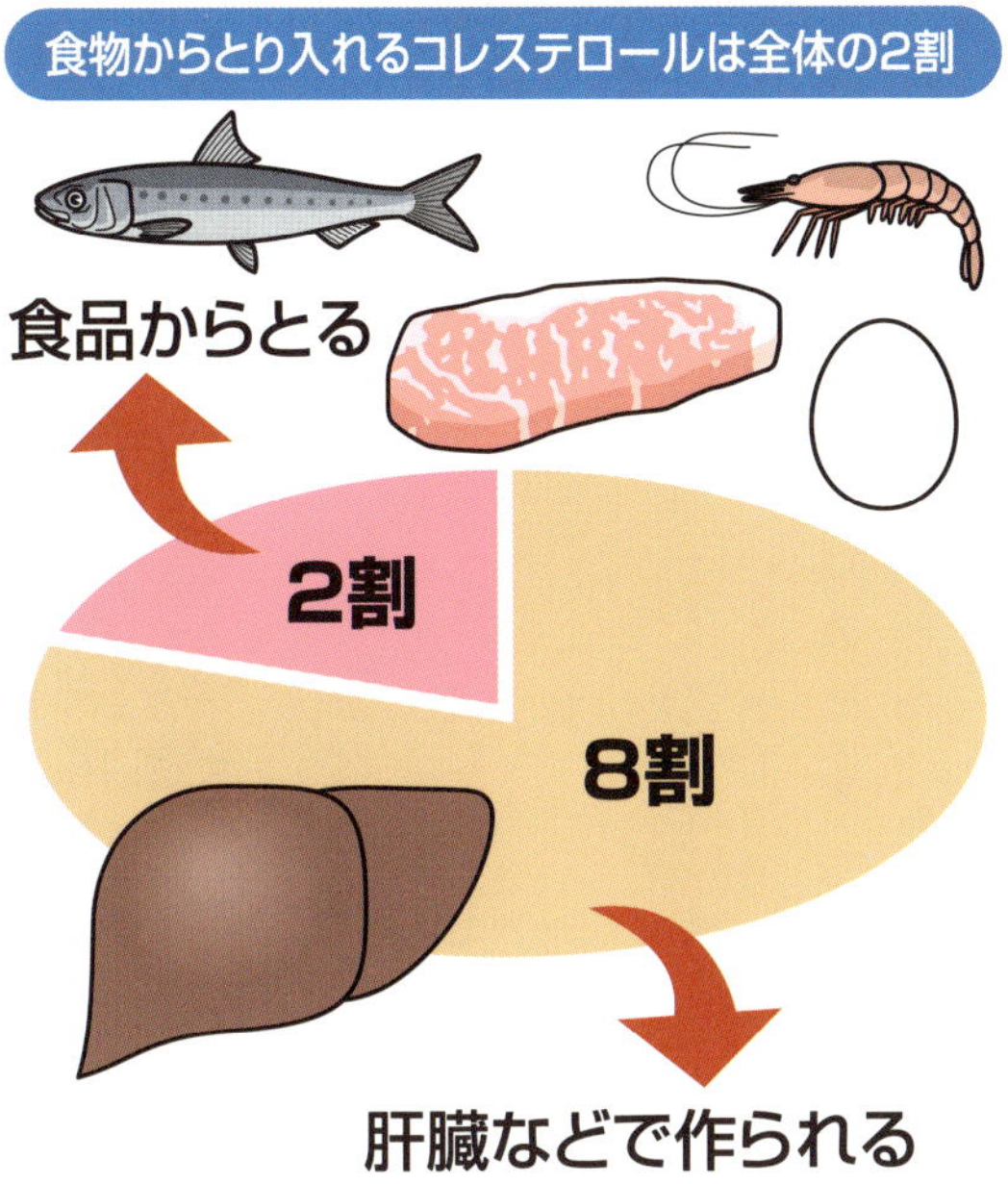

人によっては卵を控えたほうがいい場合もあります

ただ、総コレステロール値が異常に高い人の場合には、医師の指示によって卵の摂取を控えたり、中断したりすることによって、総コレステロール値がみるみる改善したというケースも少なくありません。

こうしたことを考慮すると、総コレステロール値がすでに高い人はいうまでもなく、コレステロール値に警戒すべきサインが出ている人は、卵をとりすぎないように注意しなければなりません。たとえば3日に1個に抑えるというように控えめにする必要があるでしょう。

なお、最近では、総コレステロール値よりも、LDLコレステロールの体内での酸化に問題があることがわかり、この酸化LDLの生成を防ぐポリフェノールを含んだ食品をとることなどがすすめられています。

（福場博保）

牛乳や乳製品をとっても、悪玉のLDLコレステロールをふやすことはありません

乳製品はコレステロールを上げません

牛乳や乳製品は、「悪玉のLDLコレステロールがふえるから」という理由で敬遠したほうがいいという意見があります。確かに乳製品にはコレステロールが100㎖あたり17㎎程度含まれています。しかし、近年の科学的な研究や実験で、乳製品を毎日とっても、たとえば2～3ℓもの大量の牛乳を飲むようなことをしない限り、LDLコレステロール値が上昇しないことが明らかになっています。

たとえば日本のある研究によると、96人の人に1日400㎖の牛乳を4週間飲みつづけてもらっても、牛乳を飲む前後のコレステロールの平均値はほとんど変化がなかったといいます。

また、別のデータによると、健康な人50人に12週間以上ヨーグルトをとってもらい、血清コレステロール値の変化を調べたところ、7日目にしてすでに全員のコレステロール値が5～10％低下しているという

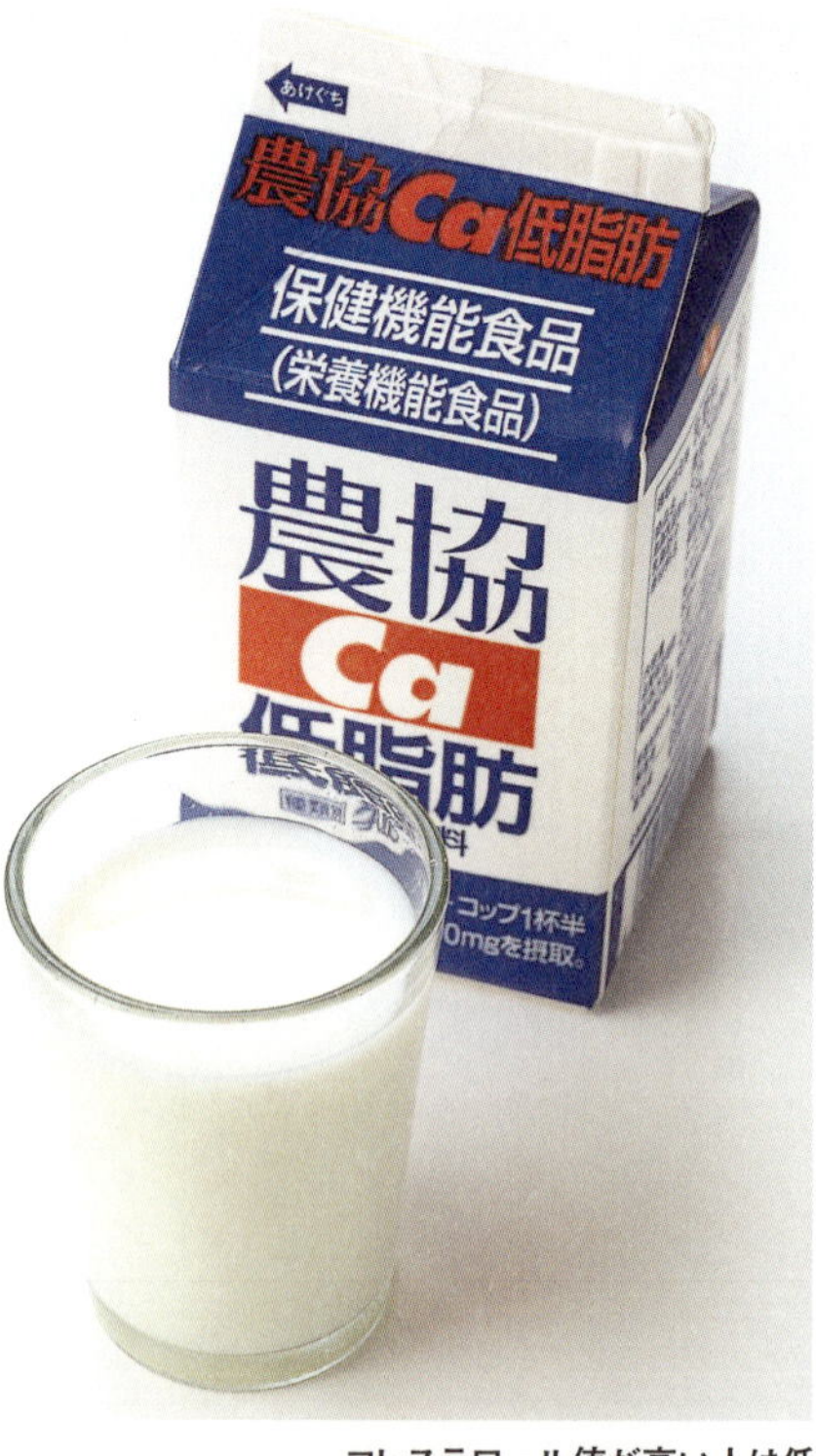

コレステロール値が高い人は低脂肪乳などを利用する工夫を

結果が出たそうです。

しかも、乳製品には悪玉コレステロールを排除し、善玉のHDLコレステロールをふやす働きがあることもわかっています。

牛乳や乳製品がコレステロールを上げない理由としては、次のことが考えられます。第一に、牛乳や乳製品がカルシウムを豊富に含んでいることです。カルシウムには、コレステロールを減らす働きがあるといわれています。第二に、牛乳や乳製品に含まれる乳糖には、コレステロールを減らすなんらかの働きがあるのではないかと推定されます。ヨーグルトについては、乳酸菌や酵母が有効に働いているものと考えられます。

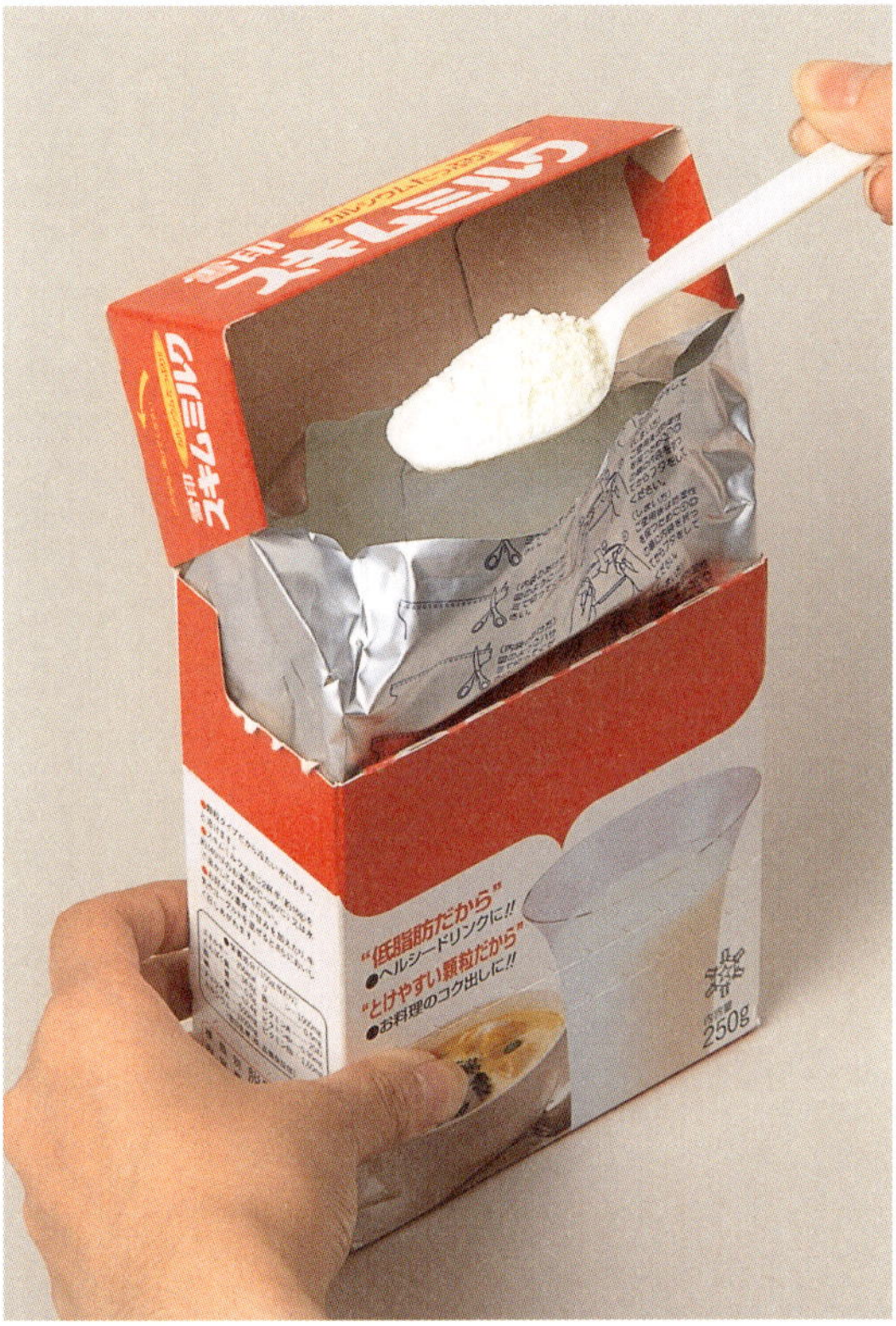

牛乳に含まれる脂肪が気になる人は、料理に脱脂粉乳（スキムミルク）を使うのも一法です

LDLコレステロール値が140㎎以上の人には脂肪分が少ない牛乳がおすすめ

牛乳、そしてヨーグルトやチーズなどの乳製品は、良質のタンパク質やビタミン・ミネラルを豊富に含んだ非常に栄養価の高い食品です。毎日積極的に食べても何の心配もありません。

ただし、LDLコレステロール値が140㎎以上の人は、低脂肪や無脂肪タイプの牛乳を選んだり、脱脂粉乳（スキムミルク）を料理に使うなどの工夫をしてください。また、アイスクリームや動物性の生クリームなど、高エネルギーの乳製品は避けましょう。

（井藤英喜）

肉はコレステロールを上げるどころか、むしろ上昇を抑える作用があります

コレステロールや脂肪が多いからと、肉類を極端に避けるのは大きなまちがいです。

コレステロールの多い食品を食べることだけがコレステロール値を上げるわけではありませんし、何よりコレステロールは体内で実にたいせつな働きをしています。

また、肉食をやめてしまうと、体をつくるタンパク質の摂取量が不足するおそれがあるうえ、活力やる気が失せて、仕事にも支障が出てくるでしょう。肉には、植物性タンパク質や魚では補えない栄養素や生理活性物質がたくさん含まれているからです。

たとえば、**セントロニン**です。セントロニンは肉に含まれるトリプトファンという必須アミノ酸から生成され、脳神経の情報を伝達する物質としても働いていています。セントロニンの濃度が下がるとうつ状態になり、自殺する人がふえることがわかっています。

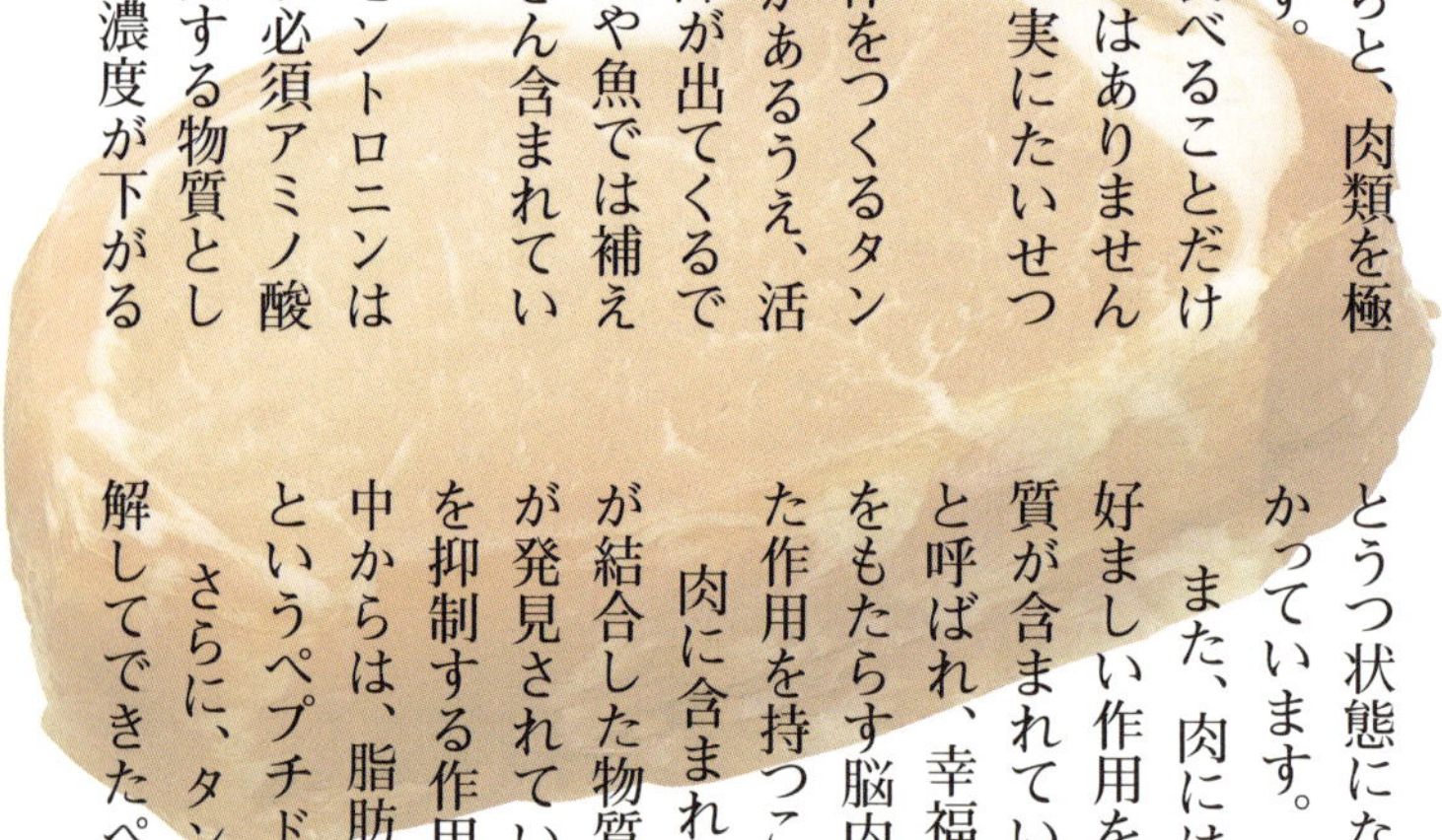

また、肉には脳によい影響を与え、精神的にも好ましい作用をもたらす**アナンダマイド**という物質が含まれています。アナンダマイドは至福物質と呼ばれ、幸福感や爽快感、痛みを緩和する効果をもたらす脳内のエンドルフィンという物質と似た作用を持つことがわかっています。

肉に含まれる**ペプチド**という複数のアミノ酸が結合した物質からも、さまざまな生理活性作用が発見されています。まず、ペプチドには高血圧を抑制する作用があります。また、羊などの肉の中からは、脂肪の燃焼に必要不可欠な**カルニチン**というペプチドが発見されています。

さらに、タンパク質をパパインという酵素で分解してできたペプチドには、コレステロールの上

体を健康に保つためには1日これだけのタンパク質が必要

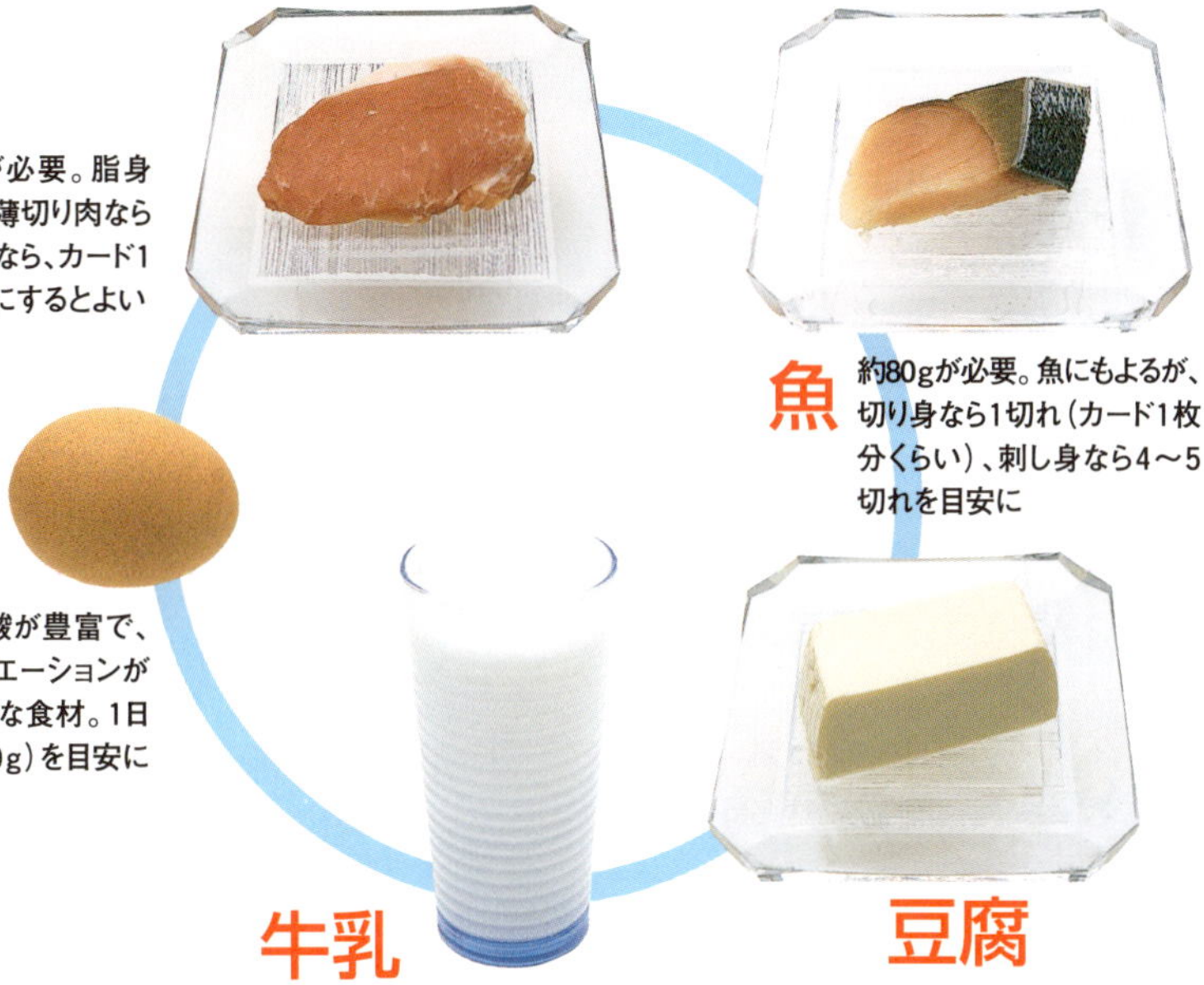

肉
60〜70gが必要。脂身はとり除き、薄切り肉なら3枚、厚切りなら、カード1枚分を目安にするとよい

魚
約80gが必要。魚にもよるが、切り身なら1切れ（カード1枚分くらい）、刺し身なら4〜5切れを目安に

卵
卵はアミノ酸が豊富で、料理のバリエーションが幅広い優秀な食材。1日に1個（約50g）を目安に食べる

牛乳
コップ1〜2杯（200〜400㎖）が目安。苦手な人は、同量のヨーグルトでも可。チーズでもよいが、2切れにとどめる

豆腐
1/3丁（約100g）が必要。同量の高野豆腐や、納豆（1パック）を食べてもよい

昇を抑える作用があることが以前からわかっていましたが、豚肉にはこれと同じような効果があることがわかってきました。

つまり、たとえ脂質異常症と診断されても、**肉を避けるのではなく、うまくとり入れることがたいせつ**なのです。同様に、卵や牛乳もタンパク質摂取のためには、一定量を食べる必要があります。

コレステロール値や中性脂肪値が極端に高くなっている人や、脂質異常症の人を観察してみると、たいていは摂取する総エネルギー量が多すぎて、その結果肥満している人が多いようです。

生活習慣病の予防や改善のためには「何を食べる・食べない」という極端な制限を設けるのではなく、食事量やエネルギー制限に主眼をおき、欠食をせずに毎日多様な食品をとる必要があるのです。

（柴田 博）

いかやえび、貝類には、コレステロール値の上昇を抑える不飽和脂肪酸も含まれています

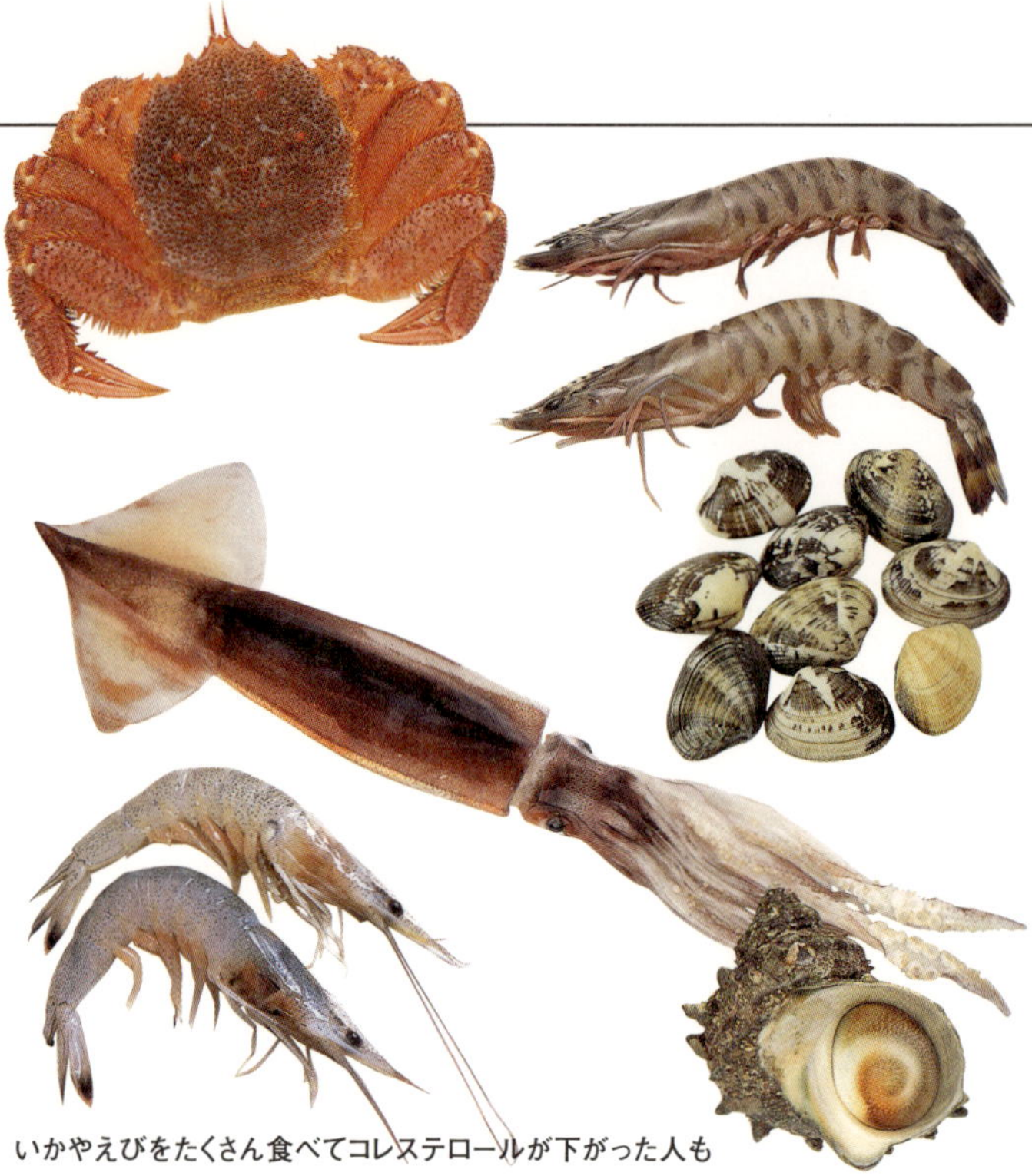
いかやえびをたくさん食べてコレステロールが下がった人も

測定法が変わってコレステロール量が大幅に減りました

いか、かに、えび、貝類というと、いまだにコレステロールの多い食品というマイナスイメージがあるようです。しかし近年になって、より精度の高い方法でコレステロール含有量を測定し直してみると、実際にはそれほど多くないことがわかっています。旧来の測定法では、コレステロールに構造が非常によく似たステロール類までいっしょにコレステロールとして検出されていたため、数値が高くなっていたのです。

左ページ上の表を参考に、いか、えび、貝類などに含まれるコレステロール量をみてみましょう。

たとえばカキ。古い文献値では、カキ100g中には平均するとコレステロールが161㎎含まれることになっていましたが、精度の高い方法による分析値では、

正味100g中に含まれるコレステロール量

『五訂日本食品標準成分表』より

食品名	コレステロール量(mg)	食品名	コレステロール量(mg)
あさり	40	すじこ	510
あわび	97	あんきも	560
カキ	51	たらこ	350
さざえ	140	かずのこ	370
はまぐり	25	しゃこ(ゆでたもの)	150
ほたて貝柱	33	ししゃも(生干し・国産品)	260
いか(するめいか)	270	うなぎ	230
うに	290	牛肉	60〜110
甘えび	130	牛レバー	240
伊勢えび	93	鶏肉(皮つき)	90
車えび(養殖)	170	豚肉	60〜90
ずわいがに	44	豚レバー	250
たこ(まだこ)	150	鶏卵	420
ほたるいか	240	バター	210

(正味とは貝殻や殻、尾などを除いた、純粋に食べられる量をいいます)

100g中50mgと、約1/3に減っています。いかやかに、えびなども同様で、貝類ほどではないものの旧来の分析値より少なくなっています。

次に、こうした食品を食べたときの体への影響について、報告されているいくつかの実験結果をみてみましょう。

一つ目は、健康な人にロブスターやかに、えびを大量に食べてもらった実験です。3週間後に、低コレステロール食を食べていた人たちと、血清コレステロールを比較しました。結果は、血清コレステロールは平均で8mgしか上昇していませんでした。

二つ目は、貝類を大量に食べてもらった実験です。もともと高コレステロール血症を持っている人たちでは約40mg上昇しましたが、健康な人では変化は見られませんでした。

そして三つ目は、健康な人にいかを大量に食べてもらった実験です。この実験では、普通の食事をしている人よりも、むしろ血清コレステロール値は下がったそうです。

これらの実験結果から、いか、かに、えび、貝類などについてのこれまでの俗説は、はっきりとまちがい

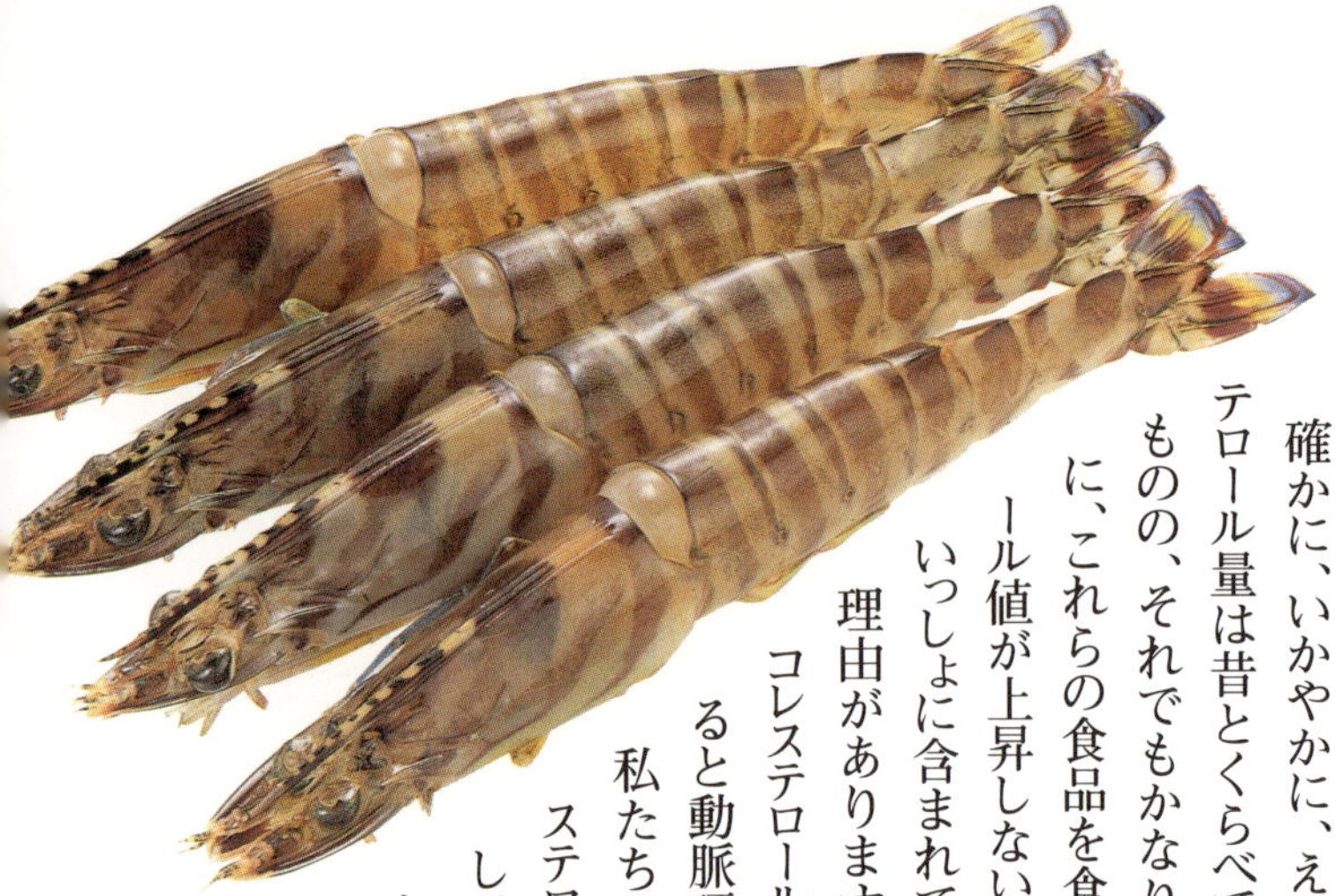

だったことがわかったのです。

含まれている脂肪酸が大きな働きをします

確かに、いかやかに、えび、貝類などのコレステロール量は昔とくらべて少なくなってはいるものの、それでもかなりの量です。それなのに、これらの食品を食べても血清コレステロール値が上昇しないのは、コレステロールといっしょに含まれている脂肪酸の種類に理由があります。

コレステロールは血液中にふえすぎると動脈硬化を促進しますが、私たちの体には、余分なコレステロールを細胞から回収して肝臓へ戻し、胆汁にして排出するようなシステムがあります。

ところが肝臓へ戻すとき、飽和脂肪酸がいっしょにあると、コレステロールをとり込む肝臓の入り口（LDLレセプター）が閉じられてしまい、余分なコレステロールは肝臓に戻れずに血液中にふえることになります。コレステロールが高い人は、牛・豚・鶏のレバーやバターなどを控える必要がありますが、これらの食品にはコレステロールが多く含まれると同時に、飽和脂肪酸が含まれているためです。

一方、いかやかに、えび、貝類などに含まれる脂肪には不飽和脂肪酸が多く含まれますが、この不飽和脂肪酸は肝臓の入り口を閉じたりしないのです。そのため、血液中にコレステロールをふやさないように働くというわけです。

（石川俊次）

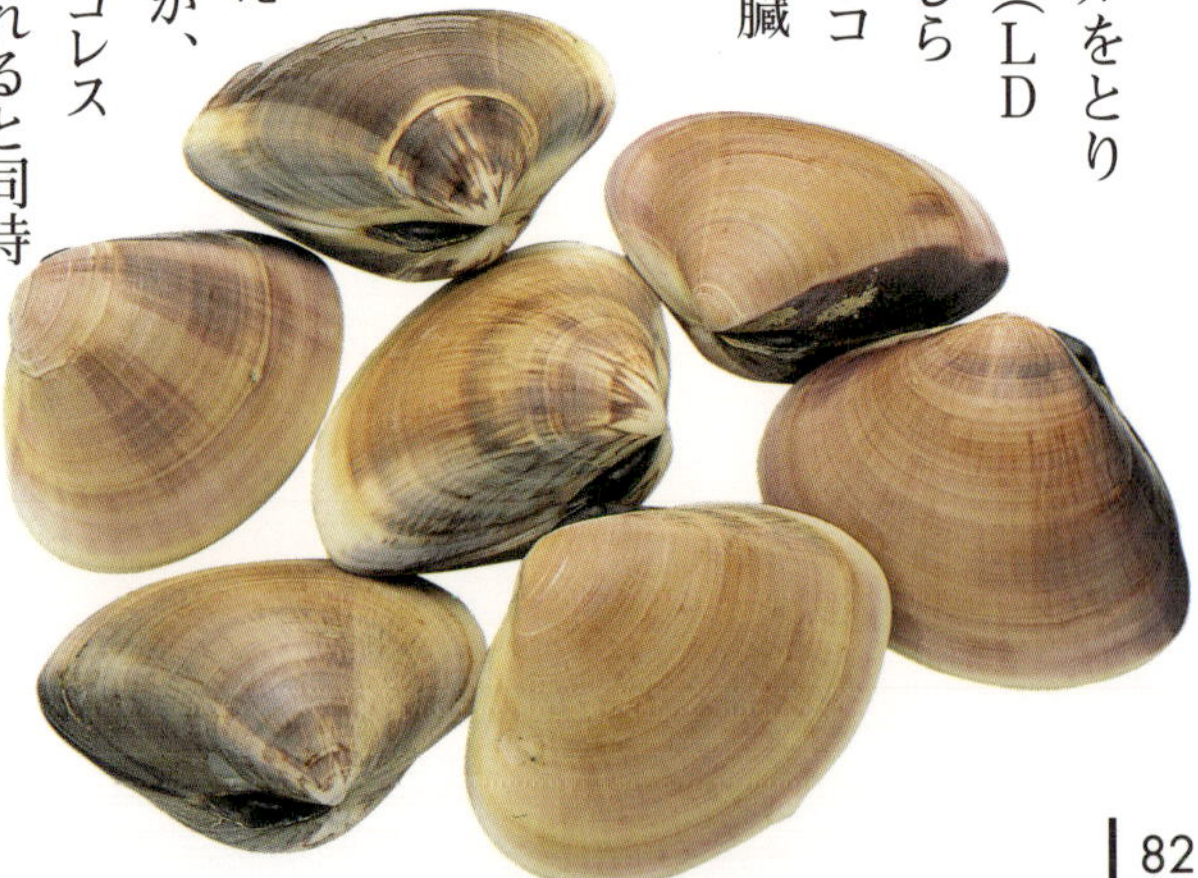

Part 5

有効成分で下げる

コレステロールを下げるには、こんな栄養素をしっかり補給する

●指導（掲載順）

辻 啓介
畿央大学教授

石川俊次
ソニー株式会社人事部門産業保健部統括産業医
慶應義塾大学医学部内科客員准教授

細川 優
実践女子大学教授

安田和人
元女子栄養大学 大学院教授・医学博士

落合 敏
天使大学大学院非常勤講師・栄養学博士

下村登規夫
独立行政法人国立病院機構さいがた病院院長

三浦理代
女子栄養大学教授

田島 眞
農学博士・実践女子大学教授

食物繊維には余分なコレステロールを便といっしょに排泄してくれる働きがあります

胆汁酸やコレステロールを吸着して排泄する食物繊維の働き

食物繊維は便秘解消に役立つだけではありません。実は、コレステロールを下げる働きもあります。

食物繊維とは、人の消化酵素によって分解されない主に植物性の食品成分で、水にとける**水溶性食物繊維**と、とけない**不溶性食物繊維**に分類されます。これら2種類のうちでコレステロール値を下げるのに特に効果があるのが、水溶性食物繊維です。それについて説明するには、胆汁酸について触れておかなければなりません。

胆汁酸は、脂肪をとかすための消化液で、コレステロールを原料に肝臓でつくられます。

食物の脂肪を消化・吸収するために、胆汁酸は肝臓から十二指腸に分泌されます。消化の役目を終えると、胆汁酸は腸壁から吸収されて肝臓に戻ります(左ページのイラスト参照)。実は、胆汁酸が腸に分泌されたときに、食物繊維はこの胆汁酸を吸着して、そのまま便として排出してしまうのです。

食物繊維に吸着されて排出された分の胆汁酸は補う必要があります。このとき主な原料となるのが血液中のコレステロールなのです。つまり、胆汁酸の合成に利用されることによって、血液中のコレステロールは減るというわけです。

食物繊維は胆汁酸を排出するだけでなく、コレステロールそのものも体外に排出し、腸から吸収されるコレステロールの量を抑える働きがあります。

コレステロールを下げる働きが強いのは水溶性食物繊維

このようにして食物繊維はコレステロールを下げ

ますが、こうした働きは、不溶性より水溶性のもののほうが強いのです。というのも、水溶性の食物繊維は腸内でゼリー状になり、それが胆汁酸やコレステロールを抱き込み、外に出すからです。

植物性の食品には水溶性食物繊維と不溶性食物繊維の両方が含まれていますが、水溶性食物繊維を比較的多く含む食べ物の代表格は、野菜類です。たとえば、カリフラワーやブロッコリー、切り干し大根、にんじん、ごぼう、オクラなどです。こんにゃくやしらたきにも多く含まれます。

キウイやオレンジ、バナナ、りんごといった果物にも豊富です。さらに、海藻類にも水溶性の食物繊維が多く含まれています。こんぶ、ひじき、わかめなどです。

コレステロールを下げるには、まず魚介類以外の動物性脂肪をとりすぎないようにし、そのうえで、水溶性の食物繊維をなるべくとることです。特に、肉類などの動物性食品が食卓に並ぶときは、水溶性の食物繊維も積極的にとるようにしてください。

（辻 啓介）

コレステロールを材料にして作られた胆汁酸は、肝臓と腸の間を循環しています

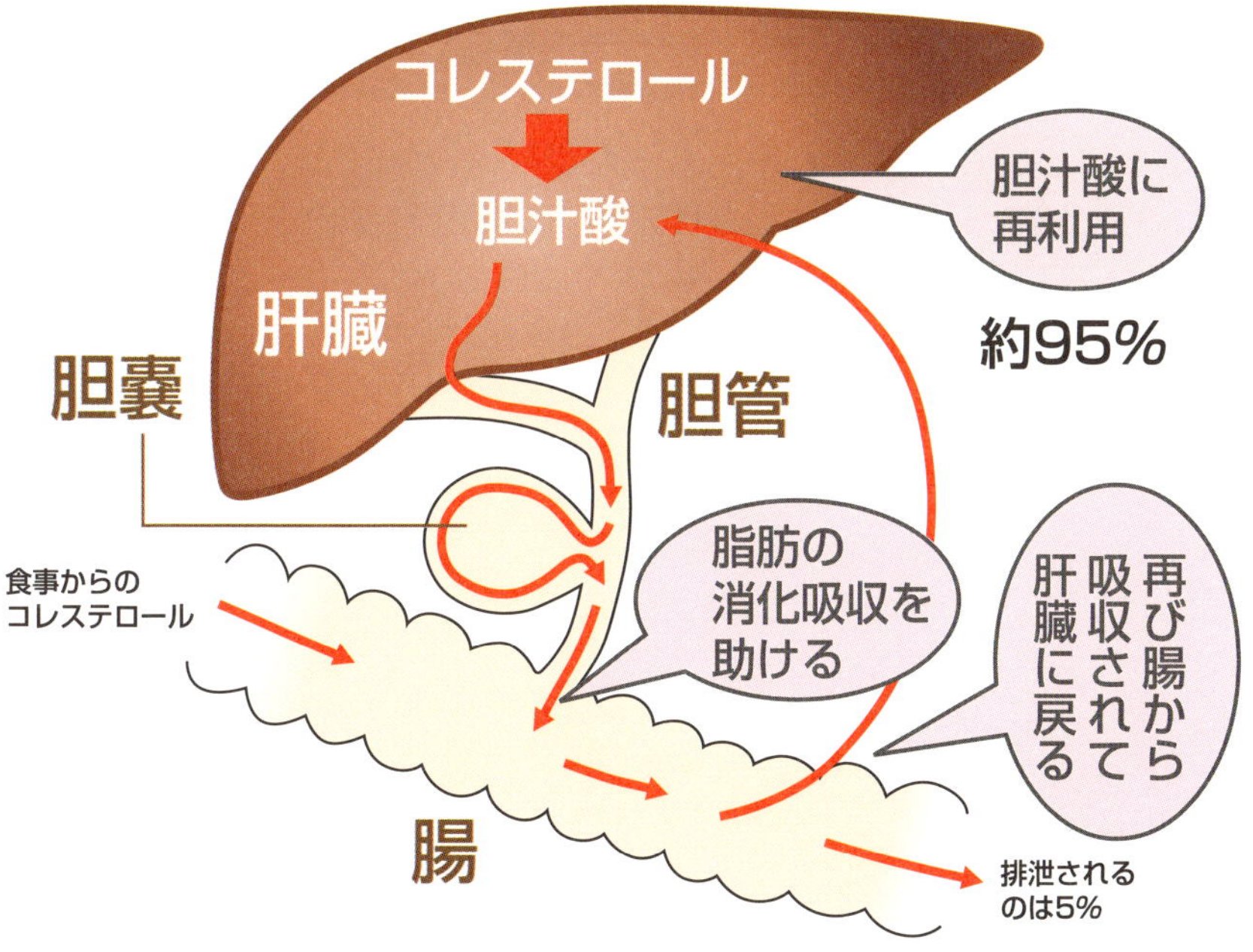

必要な量の食物繊維をとるには、これだけの食品を食べるようにします

現在の日本人の食物繊維摂取量では不足しています

私たち日本人は、欧米人より食物繊維を比較的多くとっていました。しかし、近年、その摂取量は徐々に減ってきており、現在は13g程度といわれます。**食物繊維は、1日に少なくとも20～25gをとるのが望ましい**とされています。ただでさえ不足しがちなので、食物繊維の豊富な食品を意識してとることがたいせつです。

野菜は生より加熱したほうが量をとりやすくなります

目安としては成人では**1日に野菜を300g以上、果物を200g前後、いも類を100g程度とり、あわせて穀物や海藻、豆類をしっかりとる**ようにします。

主な食物繊維の種類と働き

主な働き			主な種類	多く含まれる食品
水溶性食物繊維	胆汁酸や脂質・糖質が腸から吸収されるのを抑制し、結果的に血液中のコレステロールや中性脂肪を減らすのに役立つ	植物性	ペクチン*	よく熟した果物、野菜、いも、豆など
			グルコマンナン	こんにゃくや里いもなど
			グアーガム	樹皮、果樹、マメ科植物グアーの種子
			アルギン酸	昆布やわかめなどの海藻
			アガロース	寒天
			カラギーナン	紅藻類
		動物性	コンドロイチン硫酸	腱や軟骨など
不溶性食物繊維	食物が腸を通過する時間を短くして脂質や糖質の消化・吸収を抑制する。コレステロールの体外への排泄を促す	植物性	セルロース ヘミセルロース	野菜、きのこ、精製されていない穀類、豆、いもなど
			リグニン	精製されていない穀類、ごぼう、ココア、豆など
			ペクチン	未熟な果物、野菜など
		動物性	キチン	干しえび、えびやかにの殻など
			コラーゲン	骨、皮、軟骨(タンパク質)、にこごりなど

*ペクチンは植物の細胞の構成成分。果物や野菜などの熟し加減によって水溶性になったり、不溶性になったりする。

野菜については、生の状態で両手いっぱいにのる量が約100gと考えられます。1日3食として毎食両手いっぱい分の野菜をとれば、300gとれることになります。

注意したいのは、野菜をとるというと、野菜サラダなどのように野菜を生で食べることをイメージしがちなことです。毎日毎食これだけの野菜を生でとるのはなかなかむずかしいものです。生だけでなく、煮る、ゆでるなど加熱すると、かさが減って食べやすくなります。

野菜が十分にとれないときは、野菜ジュースやトマトジュースなどで補うというのも一つの方法です。

精製された食物繊維や食物繊維入りのドリンクも市販されていますが、自然の食品からとったほうが、ほかの栄養素もとれるので得策です。

（石川俊次）

1人が1回に食べる量で考えると、こんな食事に食物繊維が豊富（和食編）。食物繊維量は合計で34.2g

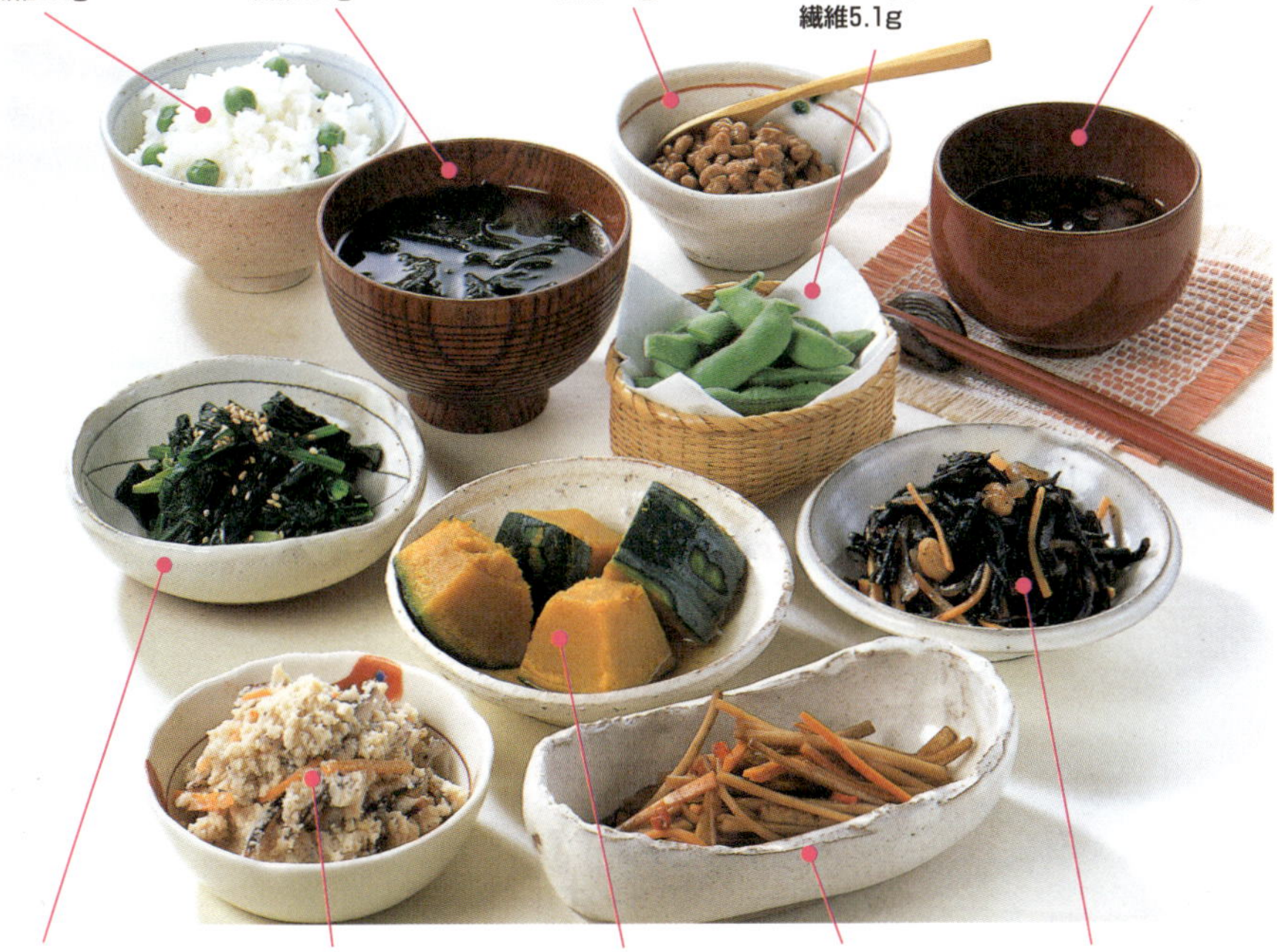
グリンピース
（豆ご飯・30g）
繊維2.3g
わかめ
（わかめのみそ汁・20g）
繊維0.6g
納豆
（小1パック・50g）
繊維3.4g
枝豆
（正味・塩ゆで・約10g、さや・50g）
繊維5.1g
小豆
（乾・汁粉・20g）
繊維3.6g
ほうれんそう
（おひたし1/4わ分・80g）
繊維2.8g
おから
（おからの炒り煮・50g）
繊維4.9g
かぼちゃ
（煮物・4cm角を約4切れ・135g）
繊維3.8g
ごぼう
（きんぴらごぼう・40g）
繊維3.4g
ひじき
（干し・煮つけ・10g）
繊維4.3g

タウリンの働きは、余分なコレステロールを胆汁酸として排泄してくれる点にあります

タウリンは胆汁酸の合成を調節する酵素の働きを高めます

貝類などに多く含まれる**タウリン**という成分には、血中コレステロールを下げる働きがありますが、ここでは、その仕組みについて説明しましょう。

肝臓ではコレステロールを材料に胆汁酸をつくっています。胆汁酸は腸管へ排出され、脂肪の消化吸収に役立ちます。その後、一部は体外に排泄されますが、多くは肝臓に戻って胆汁酸の材料として再利用されます。これが、腸肝循環です。

実は、食品からとったコレステロールは、いったん体内で吸収されると、胆汁酸として出される以外に排泄の機会はありません。つまり、腸肝循環が、体内のコレステロールが外に排泄されるほとんど唯一最大の機会なのです。コレステロール値が気になる人は、このときにできるだけ多くの胆汁酸をつくるようにすれば、余分なコレステロールを消費することができるわけです。

コレステロールが胆汁酸に変わるような変化を、異化作用といいます。タウリンはこの異化作用を調節する酵素の働きを高めます。肝臓にタウリンがたくさんあると、コレステロールから胆汁酸への異化作用が促進され、胆汁酸の合成が高まるのです。

タウリンと結びついた胆汁酸の割合が多くなると排泄されやすくなります

さらにタウリンは、胆汁酸の代謝にもたいへん深いかかわりを持っています。胆汁酸にも種類があり、タウリンが結びついているタウリン抱合体胆汁酸と、グリシンというアミノ酸が結びついているグリシン抱合体胆汁酸というものに分けられます。人の場合、

主な魚介類のタウリン含有量 （100g中、単位は㎎）

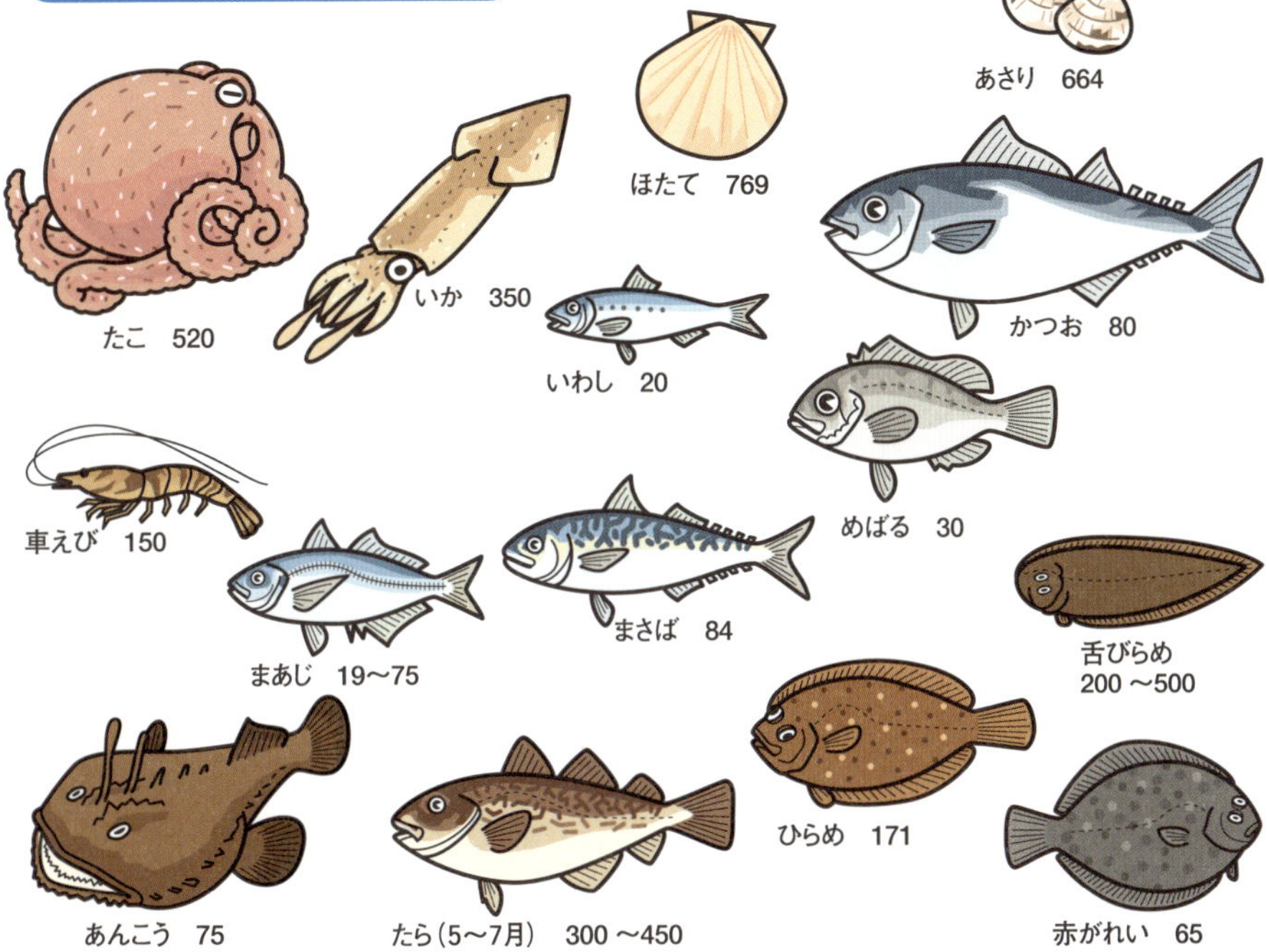

【資料】「コレステロールを下げる100のコツ」

比率としては普通、1対3でグリシン抱合体胆汁酸のほうが多いのですが、タウリン抱合体胆汁酸が多くなると、体の外に排泄されやすくなるとされているのです。この働きは、肝臓の機能を高める効果もあります。

このように、タウリンが十分に肝臓に補給されていれば、胆汁酸がたくさんつくられ、さらにそれが排泄されやすくなります。ということは、胆汁酸の材料になるコレステロールの消費が多くなり、その分、血液中のコレステロールが肝臓にとり込まれ、体の外に出されることになるわけです。胆汁酸が排泄される量は、それほど多くはありませんが、このとき以外に排泄される機会はないのですから、有効に利用すべきです。そして、それを有効に促進してくれるのがタウリンなのです。まさに、タウリンを十分にとっていれば、余分なコレステロールは胆汁酸として体外に排泄されるのです。

（細川 優）

B2やパントテン酸などのB群ビタミンには、脂質を代謝しコレステロールを下げる働きがあります

ビタミンB2には動脈硬化を予防する効果があります

現在、ビタミンとされる物質は、全部で13種類あります。このうち8種類を占める**ビタミンB群**にはコレステロールをコントロールする作用があります。

ビタミンB群は、糖質やコレステロールなどの脂質(広い意味での脂肪)を代謝するという重要な役割を担っています。不足すると糖質や脂肪がスムーズにエネルギーに転換されなくなり、脂肪として蓄積されて動脈硬化や肥満を引き起こす要因となってしまうのです。

中でも**ビタミンB2**は脂肪を分解し、動脈硬化や肥満を予防してくれます。また、過酸化脂質が体内にできるのを防いだり、すでにできてしまった過酸化脂質を分解してくれる働きもあります。

ビタミンB2は肉や魚、卵、乳製品に多く含まれています。熱にも酸にも強いので、料理法は選びません。好みの調理法でとるといいでしょう。

ただし、ビタミンB2は体内にためておくことができないため、常日ごろからビタミンB2を多く含む食品をとるようにすることがたいせつです。

パントテン酸にはコレステロールを下げる効果が

ところで、ビタミンB群の中に、ビタミンB2の仲間であるパントテン酸というビタミンがあります。

なじみの薄いパントテン酸ですが、生体内の主要な働きをする酵素の補助的な働きをし、酵素と協力して食物の栄養成分を分解して、体が必要とする複雑な化合物もつくっています。

さらに、ビタミンB2の仲間であることから、脂肪

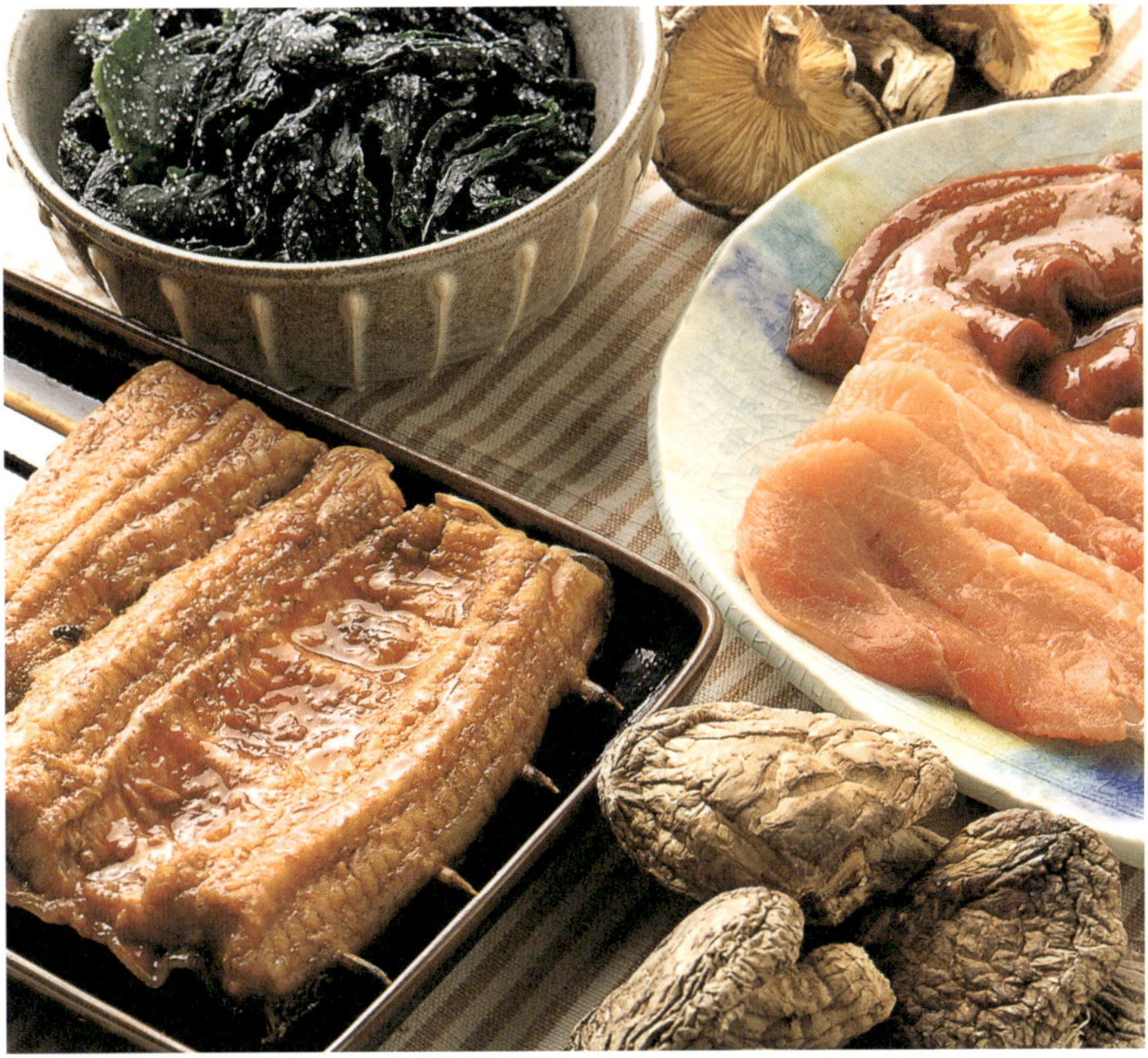

と糖質からエネルギーをつくり出すのに使われます。しかも、タンパク質の代謝にもかかわっているので、筋肉組織や神経組織の生成には欠かせません。

また、実験でマウスを人為的にパントテン酸欠乏症にしたところコレステロール値が上がりましたが、その後、パントテン酸を与えたところ、コレステロール値は下がりました。このことから、パントテン酸にもコレステロール値を下げる働きがあると考えられます。

パントテン酸は、さまざまな食品に含まれており、不足することはまずありませんが、多く含む食品は、**レバー**や**納豆**、**鶏卵**、**子持ちかれい**、**牛乳**、**ピーナッツ**などです。パントテン酸はとりすぎても、過剰症の心配はありません。ただし、お茶やコーヒーなどのカフェイン、アルコールによって吸収が妨げられますから、注意が必要です。

（安田和人）

植物性の食品に多いさまざまな抗酸化物質が動脈硬化の危険性を減らしてくれます

活性酸素による酸化を防ぐには抗酸化物質をとることが必要です

近年、動脈硬化を起こす大きな要因が、悪玉のLDLコレステロールの酸化にあることがわかってきました。その酸化の張本人が**活性酸素**です。

この活性酸素の酸化攻撃をかわすには、抗酸化作用で対抗します。抗酸化作用とは、活性酸素を除去し、酸化を止める作用のことです。

本来、人間の体には抗酸化作用を持った物質が備わっています。そうした代表的な物質としては、**SOD**と呼ばれる酵素やいくつかのタンパク質、そして脂溶性の**ビタミンE**や**β-カロチン**、水溶性の**ビタミンC**や**グルタチオン**などがあげられます。

これらの抗酸化物質によって体内の活性酸素は無毒化されているのですが、そうした抗酸化物質は、体内で合成されないものもあるうえに、体内でつくられるSODのような抗酸化酵素は、年齢とともにその量が減ってきます。

そこで、積極的に抗酸化食品をとることが必要になってきます。

天然の抗酸化物質の多くは主に植物性の食品に幅広く含まれています

抗酸化物質の大部分は食物からとり入れられます。抗酸化作用は、さまざまな食物にみられますが、天然の抗酸化物質は、野菜や果物、緑茶など、特に植物性の食品や飲料に多く含まれています。

そんな天然の抗酸化物質としてまずあげられるのが、右で触れたビタミンCとビタミンEです。ビタミンCは、よく知られているように果物や野菜に豊富です。同じくビタミンEは豆や穀類の胚芽、ナッツツ類、それらを原料にした植物油などに多く含まれています。

植物の黄色や赤の色素成分である**カロチノイド**にも強い抗酸化作用があります。このカロチノイドは、**カロチン**と**キサントフィル**の2つに大別されます。にんじんやほうれんそうなど緑黄色野菜などに多いβ－カロチンや、トマトに多い**リコピン**はカロチンの仲間です。卵黄の色であるルテインや、とうがらしや赤ピーマンに含まれる**カプサンチン**は、キサントフィルに分類されます。赤い魚介類の色素成分のアスタキサンチンも**キサントフィル**です。これらの色素成分はいずれも、すぐれた抗酸化物質です。

さまざまなポリフェノールに強力な抗酸化作用があります

特に強い抗酸化作用を持った物質として、近年注目されているのが**ポリフェノール**です。

ポリフェノールとは、植物の葉や花、花粉、茎、樹皮などに多く含まれている、光合成によってできた色素や渋み、苦みの成分の総称です。

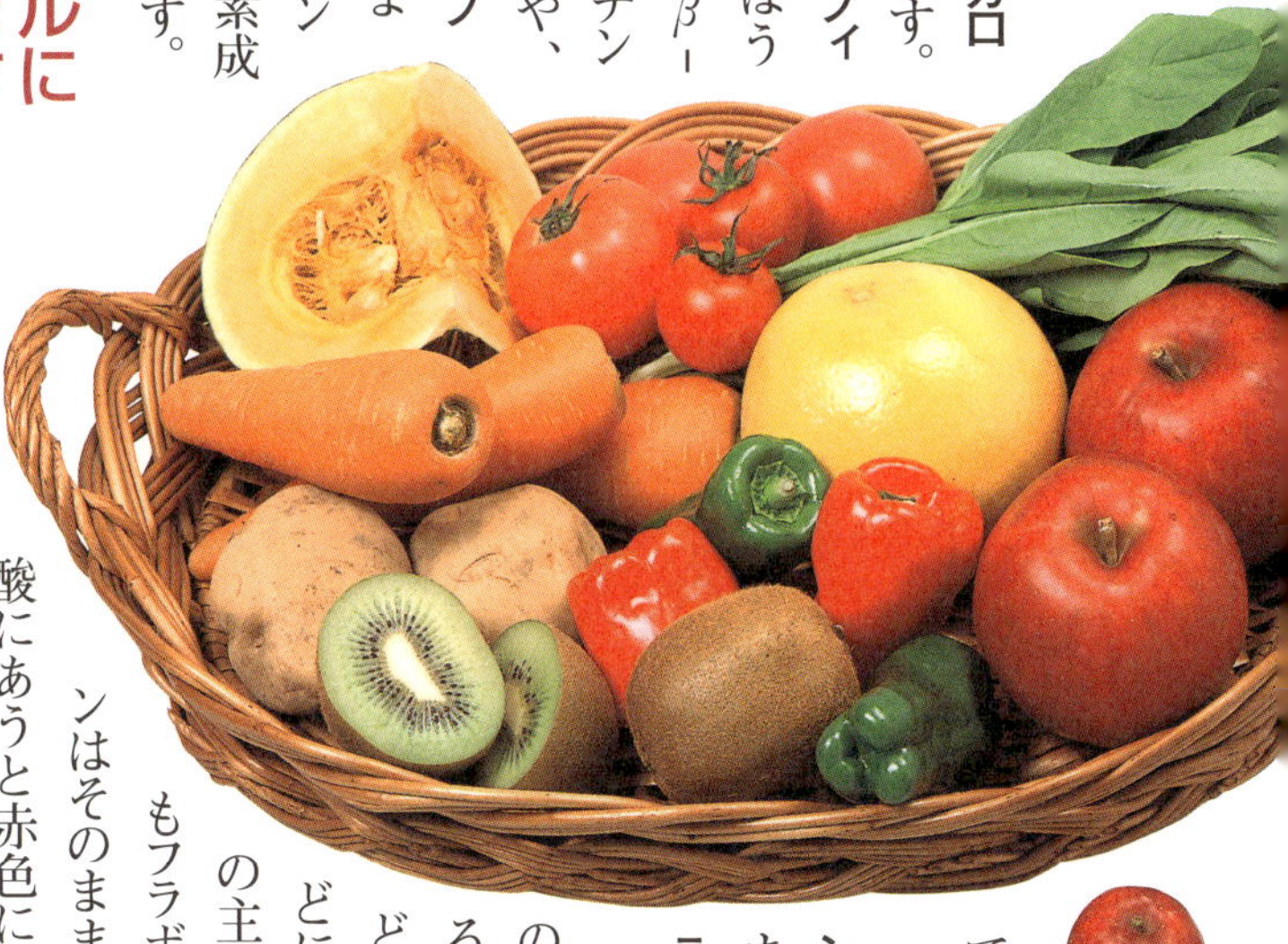

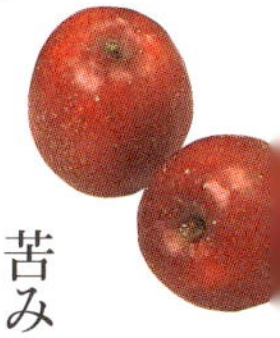

ごまに含まれる**リグナン**や、大豆や玉ねぎに含まれる白い色素成分の**フラボノイド**などが、ポリフェノールの一種です。お茶の苦み成分として知られる**カテキン**や、いちごやぶどう、なす、いんげん豆などに含まれる赤や紫の色素の主成分である**アントシアニン**もフラボノイドです（アントシアニンはそのままでは黄色の色素ですが、酸にあうと赤色になり、鉄にあうと青紫色になります）。いずれもすばらしい抗酸化力を誇ります。

こういった成分を食事などでじょうずにとることが、体の酸化を防ぎ動脈硬化を予防するうえでたいせつなのです。

（落合　敏）

■4つに大別できる植物の色素の中で、カロチノイドとフラボノイドにはすぐれた抗酸化作用があります

- カロチノイド
  - カロチン類
    - β-カロチン ● にんじん、かぼちゃ、ブロッコリーなどの緑黄色野菜やかんきつ類など
    - リコピン ● トマト、あんず、すいかなど
  - キサントフィル類
    - ルテイン ● ほうれんそう、ブロッコリー、芽キャベツ、いんげん豆、ケール（青汁の原料）などの緑黄色野菜や、とうもろこし、卵黄、魚卵など
    - カプサンチン ● 赤ピーマン、とうがらしなど
    - アスタキサンチン ● 鮭の身、えび・かにの殻、さくらえび、イクラ、すじこなど
    - カンタキサンチン ● きのこ、鮭・ますの身など
    - ゼアキサンチン ● かぼちゃやだいだい色の果物（オレンジ、マンゴーなど）
    - βクリプトキサンチン ● みかんなどかんきつ類
- フラボノイド
  - → ポリフェノールの図参照
- クロロフィル（葉緑素）
- ベタレイン

■強力な抗酸化作用を持つポリフェノールは野菜や果物など、さまざまな食物に含まれます

- ポリフェノール
  - ノンフラボノイド
    - リグナン ● ごまのセサミン、セサミノールなど
    - クルクミン ● ターメリック（うこん）など
    - タンニン類 ● お茶、赤ワイン、しそ、よもぎなど
    - クロゲニン酸 ● オリーブ油、大豆など
    - コーヒー酸 ● コーヒー、りんご、さつまいもなど
  - フラボノイド
    - フラボン（フラボノイド類） ● アピゲニン（セロリ、パセリ、ピーマンなど） ルテオリン（春菊、セロリ、ピーマン、しそなど）
    - ケルセチン ● 玉ねぎ、ブロッコリー、りんご、レタス、いちご、そばなど
    - ルチン ● そば、アスパラガスなど
    - ケンフェロール ● にら、ブロッコリー、大根、玉ねぎなど ミリセチン（クランベリー、ぶどう、赤ワインなど）
    - イソフラボン ● 大豆など
    - カテキン類 ● 緑茶、紅茶、ウーロン茶、カカオ、果物、赤ワインなど
    - ヘスペリジン ● みかん、だいだい、ポンカン、レモンの皮・果汁など
    - ナリンジン ● 夏みかん、ザボン、ぶんたんの皮など
    - タキフォリン ● かんきつ類、ピーナッツなど
    - カルコン ● あしたばなど
    - アントシアニン ● いちご、なすの皮、ぶどう、ブルーベリー、しそ、あずき、紫いも、さくらんぼなど

■カロチノイドとフラボノイドの違い

カロチノイドは温度の変化によって植物の中で合成されるため、植物の表面から内部まで広く存在します。これに対し、フラボノイドは光合成によってできるため、比較的植物の表面に存在します。また、カロチノイドは油脂にとけるという性質があり、細胞膜や体内の脂質の部分を守りますが、一方、フラボノイドは水溶性で、細胞内外の水の多い部分や、血液など体液を守ります。

マグネシウムを十分にとれば血小板の凝集を抑えて血栓をできにくくします

マグネシウムは細胞や骨を健康に保つために欠かせない重要なミネラルです。ただ、現代人の栄養状態を調べると、不足しがちな栄養素のひとつに数えられます。

健康であれば、体重70kgの成人の体内には約25gのマグネシウムが存在しています。その半分は骨の材料として、残りの半分は細胞の内外で働きます。酵素の働きをサポートして糖やアミノ酸の代謝を助けたり、体温や血圧、心臓の調整にかかわる中枢神経細胞の興奮を抑えるなどの役割を担っているのです。

このため、マグネシウムが慢性的に不足すると、骨がぼろぼろになったり、中枢神経が興奮状態になって脈拍や血圧が上がります。反対に、マグネシウムが欠乏しないようにきちんと摂取すれば、骨は強くなり、イライラや高血圧もしずまりやすくなります。

実は、この**マグネシウムをとると、血液の凝固を抑えられる**ことがわかりました。私は次のような実験を行って、これを確かめています。

まず、遠心分離という方法で血液の中から血小板だけをとり出します。それを、2本の試験管に分けて入れ、血小板が固まりやすくなるようにわざとコラーゲンを加えます。そして、1本にはマグネシウム溶液を加え、もう1本にはマグネシウム溶液と同じ量の生理食塩水を加えて、血小板の変化を

マグネシウムは血液が固まる力を抑えます

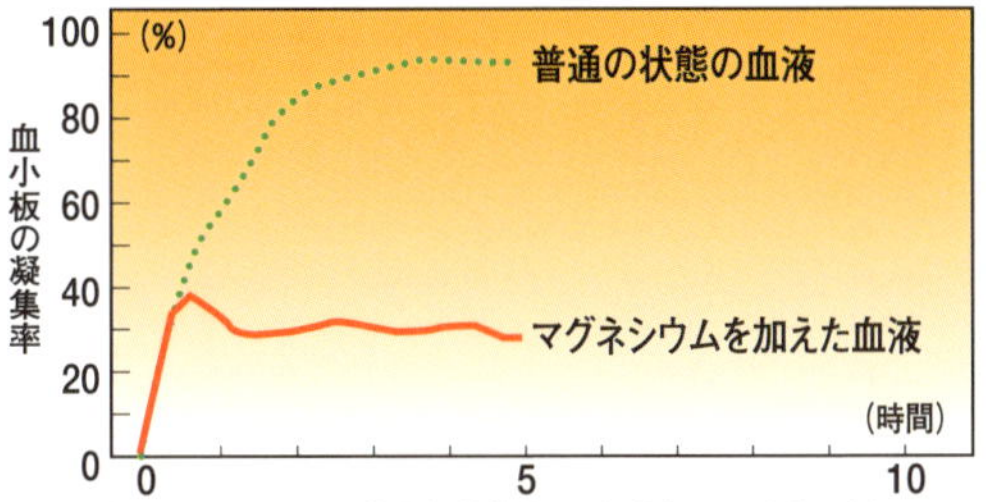

遠心分離によって血液の成分を分離させ、血小板のみをとり出して、マグネシウムを加えてその変化を調べた。すると、通常の血液にくらべて、マグネシウムを加えたほうは、血小板の凝集が約40%に抑えられた

観察しました。しばらくすると、生理食塩水を加えたほうの試験管では血小板が寄り集まって粒のかたまりになっていたのに対し、マグネシウムを加えたほうは血小板の凝集がなんと半分以下に抑えられていたのです。

だれでも、ストレスや不安を感じると、血小板の凝集が起きやすくなり、**血栓**もできやすくなります。このため、マグネシウムの欠乏には十分な注意が必要です。

栄養素としてのマグネシウムは、**成人では1日に300mgとることが推奨**されています。マグネシウムは、納豆、豆腐といった大豆製品や、玄米、ひじき、わかめなどの海藻、ナッツ類に多く含まれています。しかし、**マグネシウムは体内への吸収率があまりよくなく、カルシウムなどによって吸収を妨げられるという特徴もある**ため、いっぺんにたくさんとることはむずかしくなります。毎日、最低でも1パック(50g)の納豆を食べて、あとは海藻や玄米、ナッツなどの食品を少しずつでも心がけてとり、日々こつこつとマグネシウムの貯金をすることをおすすめします。

(下村登規夫)

マグネシウムを多く含む食品　可食部(正味部分)の含有量です

食品名	目安量	マグネシウム含有量
【大豆・大豆製品】		
納豆	1パック(100g)	100mg
豆腐(絹ごし豆腐)	1/2丁(150g)	66mg
豆腐(木綿豆腐)	1/3丁(100g)	31mg
高野豆腐	1個(20g)	24mg
ゆば(干し)	1枚(10g)	20mg
枝豆(ゆで)	20さや(25g)	18mg
きな粉(全粒大豆)	大さじ1杯(6g)	14mg
大豆(国産・ゆで)	大さじ1杯(10g)	11mg
【海藻】		
ひじき(乾燥)	小さじ2杯(5g)	31mg
ま昆布(素干し)	10cm角1枚(5g)	26mg
長昆布(素干し)	10cm角1枚(10g)	70mg
青のり(乾燥)	小さじ1杯(2g)	26mg
干しのり	1帖(2g)	7mg
焼きのり	1帖(2g)	6mg
【穀物】		
玄米ご飯	茶碗1杯(150g)	74mg
干しそば(ゆで)	1人分(200g)	66mg
オートミール	1人分(50g)	50mg
マカロニ・スパゲッティ(ゆで)	1人分(230g)	41mg
とうもろこし(ゆで)	1/2本(80g)	30mg
【ナッツや種実】		
アーモンド(乾燥)	10粒(15g)	47mg
カシューナッツ	10粒(15g)	36mg
ごま(炒り)	小さじ1杯(3g)	11mg
松の実	小さじ1杯(3g)	8mg
くるみ	2個(12g)	18mg
落花生(炒り)	20粒(20g)	40mg

「五訂日本食品標準成分表」から作成

食品に含まれるメラノイジンという色素はコレステロールを抑え、活性酸素を除去してくれます

食品に含まれる褐色の色素の一種に、**メラノイジン**というのがあります。このメラノイジンは食物繊維に似た性質を持ち、次にあげるような、さまざまな働きで私たちの健康を力強く支えてくれます。

①余分なコレステロールを排出する

食物繊維と同じような働きがあるため、腸内で余分なコレステロールを吸着して、外に出してくれます。総コレステロール値を抑えることができるので、脂質異常症や高コレステロール血症、ひいては動脈硬化の予防につながります。

②血糖値の上昇をゆるやかにする

メラノイジンには血糖値の上昇をゆるやかにする働きがあるため、糖尿病を予防・改善する効果を大いに期待できます。

③腸内の善玉菌をふやす

腸内には多くの細菌がすみついていて、それらは体に好影響を与える善玉菌と、有害な悪玉菌に大別できます。肉類など高タンパク・高脂肪の食事に偏ると、悪玉菌がふえてきて大腸ガンの原因にもなりかねません。メラノイジンには、この悪玉菌を駆逐して善玉菌をふやす働きがあります。

④活性酸素を除去する

メラノイジンは活性酸素を除去する抗酸化作用にすぐれています。体内に活性酸素がふえすぎると細胞膜を酸化して、過酸化脂質という有害物質をつくります。これが細胞膜にふえると、その細胞はガン化しやすくなりますが、メラノイジンが過酸化脂質の生成を抑えるので、ガン予防に役立ちます。

メラノイジンは、食品の中でも**コーヒー**や**みそ**などに特に多く含まれています。ありふれた食品ですが、毎日の食生活にじょうずに生かしたいものです。

（三浦理代）

話題のコレステロールを下げるにんにくの成分、アホエンは家庭でも簡単に抽出できます

にんにくからの抽出成分である**アホエン**は、強い**抗血栓作用**や**コレステロールを下げる作用**があるとして、1984年に発見されて以来、専門家の間で知られてきました。アメリカでも、ここ数年、コレステロールを下げる成分として多くの研究が行われています。

　このアホエンが、最近、急に注目されています。その理由は、アホエンは不安定で変質しやすい物質のため、これまで抽出が非常にむずかしいとされてきたのですが、最近になって、ある点に注意するだけで簡単に家庭で抽出できることがわかったからです。

　にんにくをすりおろすと、あの強烈なにおいのもとである**アリシン**という成分が発生します。このアリシンは、強力な抗菌作用があるほか、ビタミンB_1の吸収効果を高めるといわれています。しかし、アリシンは水溶性で不安定な物質のため、すぐに別の物質に変わるという性質があります。このアリシンに熱を加えるとできる成分のひとつが中間体のアホエンなのですが、実はその加熱温度が25～100度で分解したときにできることがわかってきました。つまり、温度を上げすぎないよう注意し、25～100度の範囲を守れば、アホエンを抽出することが可能なのです。

　また、アリシンは熱で分解されてアホエンになるとき、水溶性から脂溶性に変化します。この性質を利用し、油の中で抽出すれば、アホエンを分解・変質させずに、成分がたっぷり含まれた**アホエンオイル**ができるのです。ちなみに、アリシンからアホエンになるとき、あの強烈なにおいもほとんど消えることがわかっています。

　アホエンオイルの作り方は簡単で、にんにくを

アホエンオイルの作り方

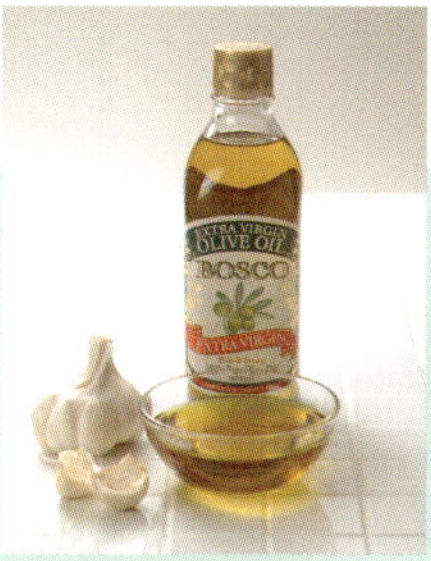

[材料（20日分）]

にんにく………2片

植物油………100g

1 刻む

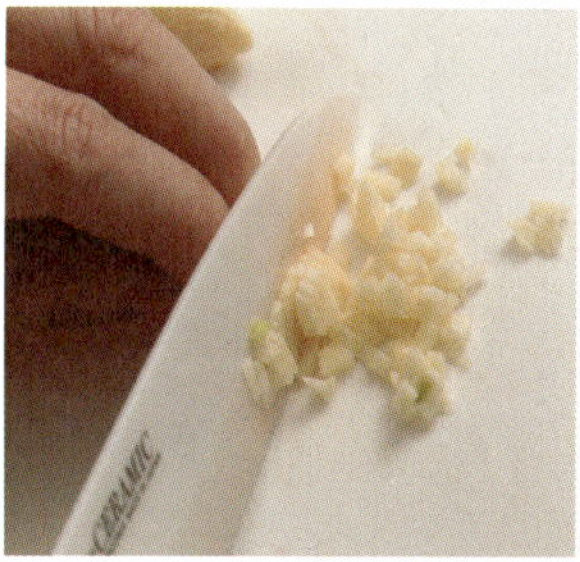

にんにく2片を刻む。こまかくしすぎるとにおいが強くなるので注意

2 油を入れる

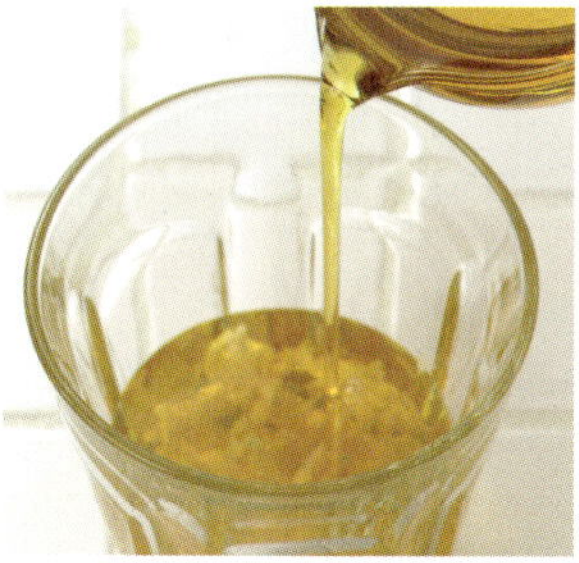

刻んだにんにくを耐熱容器に入れ、そこに植物油１００ｇを注ぎ入れる

3 湯煎する

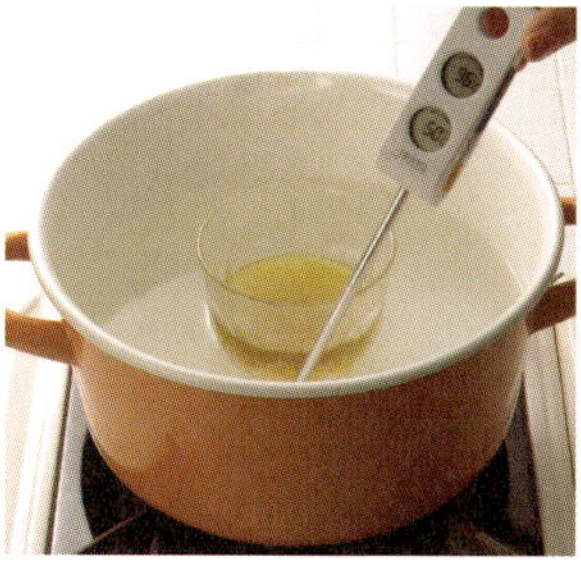

鍋に水を張って、そこに耐熱容器を倒れないよう注意しておき、火をつけ湯煎する

4 冷ます

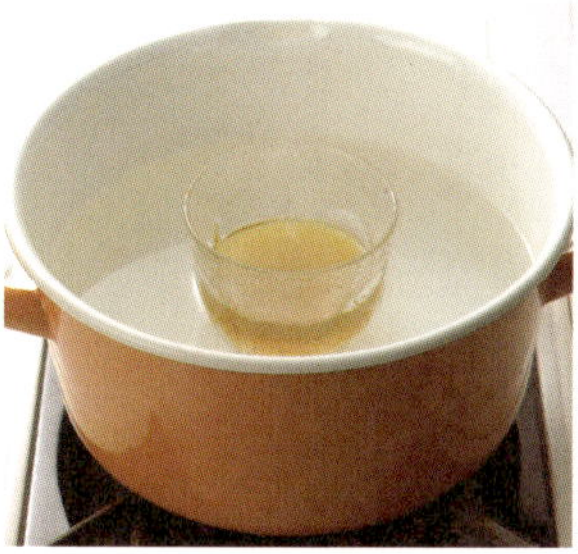

鍋の水が沸騰したらすぐに火を止め、油が冷めるまでそのままおき余熱でアホエンを抽出

5 こす

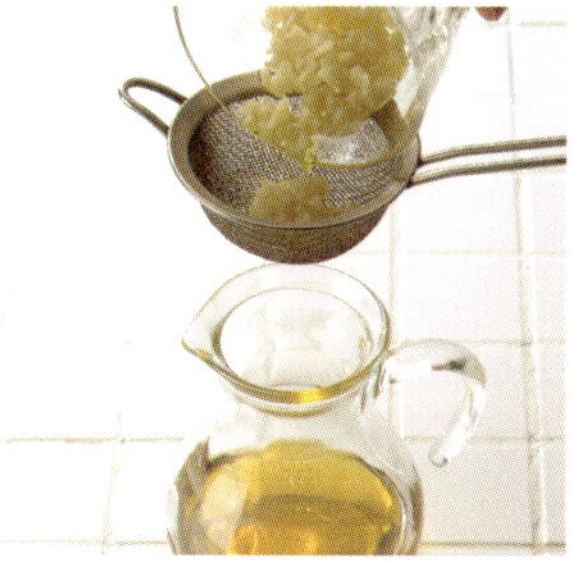

油が完全に冷めたら、にんにくを茶こしなどを使ってこす

6 容器に入れる

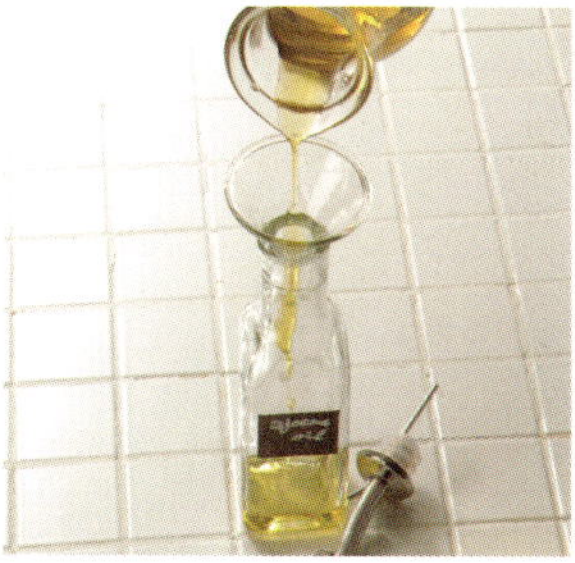

でき上がったアホエンオイルは、ドレッシングの容器などに入れる

刻んで油に入れ、25～100度の湯煎にゆっくりかけるだけ。温度さえ守れば、家庭でだれでも簡単に作れますし、冷暗所に保存すれば1カ月はもちます。

とり方は、毎日小さじ1杯を料理にかけるだけです。加熱調理中にかけると成分が変わってしまうので、料理の仕上げにかけるとよいでしょう。**特におすすめしたいのは、納豆とアホエンオイルをまぜる食べ方**です。納豆にはナットウキナーゼといって、血栓をとかす酵素があるため、アホエンと合わせることで相乗効果が期待できます。

（田島　眞）

アホエンオイルのとり方

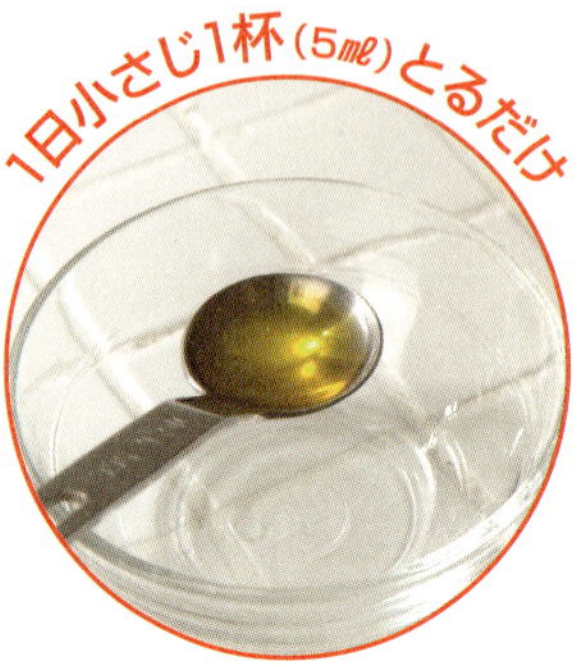
1日小さじ1杯（5㎖）とるだけ

- みそ汁などいろいろな料理にかける
- アホエンは熱に弱いので調理後に料理を冷ましてからかける
- 冷暗所で約1カ月保存できる
- オリーブ油を使って作ったものは冷蔵庫に入れると固まるので注意

こんな食べ方もおすすめ

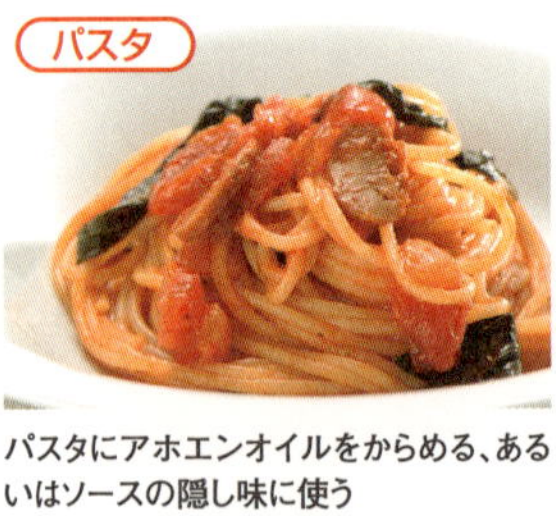
パスタ

パスタにアホエンオイルをからめる、あるいはソースの隠し味に使う

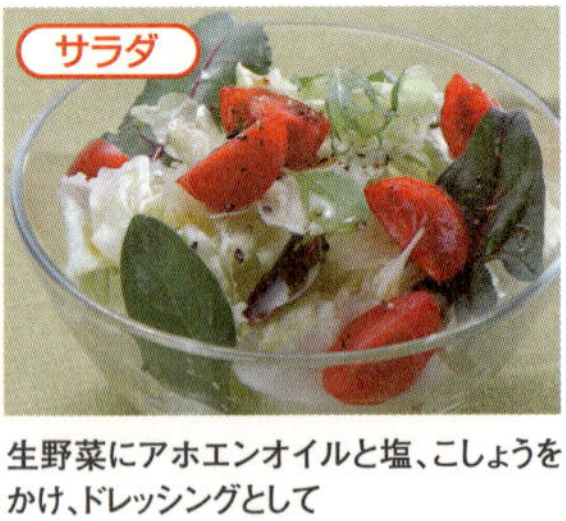
サラダ

生野菜にアホエンオイルと塩、こしょうをかけ、ドレッシングとして

アホエンオイルは、パスタやスープ、料理の仕上げにかけると風味がアップします。みそ汁や煮物など和食ともよく合います。コーヒーやヨーグルトなどにも意外に合うので、ぜひ試してみましょう

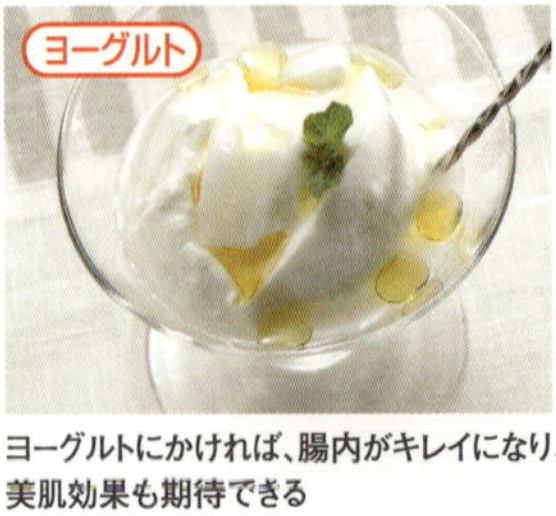
ヨーグルト

ヨーグルトにかければ、腸内がキレイになり、美肌効果も期待できる

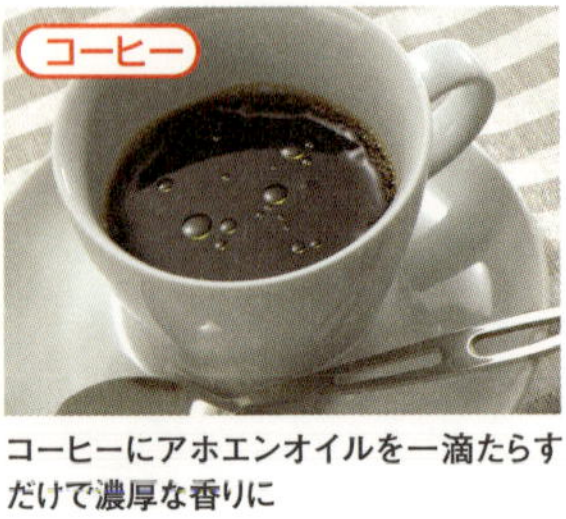
コーヒー

コーヒーにアホエンオイルを一滴たらすだけで濃厚な香りに

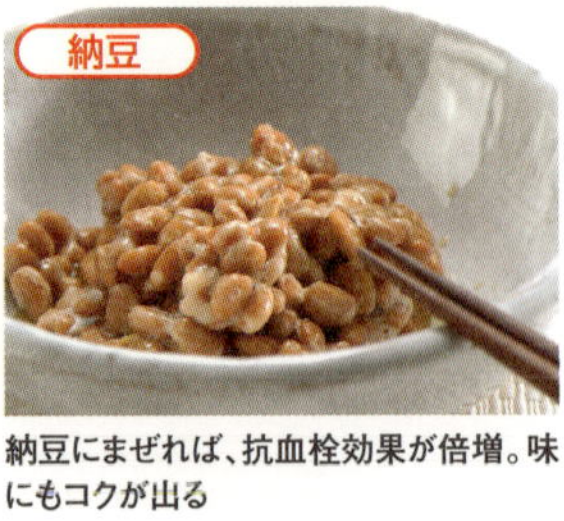
納豆

納豆にまぜれば、抗血栓効果が倍増。味にもコクが出る

Part 6

あの食品が
コレステロールを下げ、
動脈硬化を防ぐとっておきの
特効食品だった！

特効食品で下げる

●指導（掲載順）

吉田美香
管理栄養士

北風政史
国立循環器病センター内科心臓血管部門部長
臨床研究開発部部長・医学博士

早田邦康
自治医科大学大宮医療センター総合医学第２外科

須見洋行
倉敷芸術科学大学教授・医学博士

板倉弘重
医学博士
品川イーストワンメディカルクリニック理事長

宮尾興平
農学博士・元聖マリアンナ医科大学講師

落合 敏
天使大学大学院非常勤講師・栄養学博士

西村弘行
東海大学 副学長

蒲原聖可
医学博士

田中敬一
独立行政法人農業
食品産業技術総合研究機構果樹研究所

栃久保 修
横浜市立大学医学部 情報システム予防医学科教授

細野明義
信州大学名誉教授
財団法人日本乳業技術協会常務理事・農学博士

岸 幹也
ミツカングループ本社中央研究所主任・農学博士

平田文彦
海上自衛隊潜水医学実験隊司令・医学博士

林 栄一
静岡薬科大学名誉教授

湯川 進
和歌山県立医科大学名誉教授

石川俊次
ソニー株式会社人事部門産業保健部統括産業医
慶應義塾大学医学部内科客員准教授

大豆や大豆製品には、コレステロール値を下げ、動脈硬化を予防するさまざまな成分が豊富に含まれます

大豆タンパクやイソフラボンにはLDLコレステロール低下作用があります

大豆には、コレステロール値を下げる働きをする、さまざまな成分が含まれています。まず、そのタンパク質です。良質であるだけでなく、コレステロール低下作用があります。動物性タンパク質のかわりに**大豆タンパク**をとるようにすると、総コレステロール値やLDL(悪玉)コレステロール値が低下することがわかっているのです。

それだけでなく、大豆タンパクが消化される過程で生じる**胆汁酸結合性ペプチド**という物質は、肝臓から分泌された胆汁酸などを便の中に排泄されやすくします。すると、胆汁酸の再吸収が減って、その不足分を補おうと肝臓内のコレステロールが使われるため、肝臓のLDL受容体がふえてLDLのとり込みがふえ、結果、血液中のLDLコレステロールを減らしてくれます。

大豆には、女性ホルモンと似た作用を持つ物質として知られるようになったイソフラボンも含まれていますが、この**イソフラボン**にも、LDLコレステロールを減らし、HDLコレステロールをふやす働きがあります。

また、イソフラボンはポリフェノールの一種でもあり、**強力な抗酸化作用**を持っています。体内で発生する活性酸素によってLDLコレステロールが酸化されるのを阻止して、動脈硬化を予防する効果もあります。

さらに、大豆の脂質には、コレステロール値を下げる働きをする**不飽和脂肪酸**（リノール酸やオレイン酸など）が多く含まれています。

脂質異常症を改善し、動脈硬化を予防するさまざまな成分も豊富に含まれます

大豆には、このほかにも、サポニンやレシチン、ビタミンE、植物ステロールといった、脂質異常症の改善に役立つさまざまな成分が含まれています。

サポニンは、血中脂質値を低下させるだけでなく、不飽和脂肪酸が活性酸素によって酸化されることでできる過酸化脂質の害を防ぐ働きがあります。不飽和脂肪酸は私たちの細胞膜を構成する成分でもありますが、血管壁の細胞が酸化されて過酸化脂質がたまり障害されると、動脈硬化の発症のきっかけになります。サポニンは細胞膜の不飽和脂肪酸が酸化するのを防ぐと同時に、過酸化脂質が細胞の障害を防いでくれるのです。

大豆に含まれる栄養成分の効能

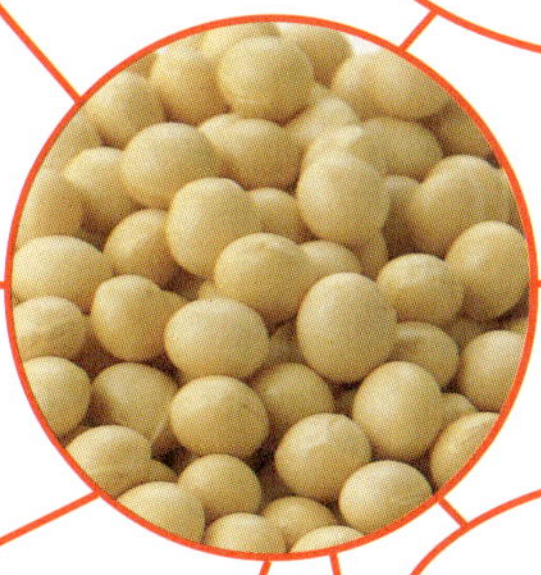

大豆タンパク
血中コレステロール値を低下させたり、血圧を下げる。基礎代謝を高め、脂肪を燃えやすくして肥満を防ぐ

サポニン
コレステロール値や中性脂肪値を下げる。悪玉のLDLコレステロールが酸化するのを防ぎ免疫力をアップさせる。さらに、血小板の凝集を抑える

レシチン
善玉のHDLコレステロールをふやして悪玉のLDLコレステロールを減らし、結果的に総コレステロールや中性脂肪も減少させる

食物繊維
コレステロール値を下げるのに役立つ

カンペステロール（植物ステロールの一種）
余分なコレステロールの吸収を妨げ、コレステロール値を下げる

オリゴ糖
腸内のビフィズス菌などの善玉菌の栄養になるため、腸の調子をととのえ、便秘解消や大腸ガンの予防に役立つ

不飽和脂肪酸
リノール酸やα-リノレン酸などがコレステロールの上昇を防いでくれる(近年、リノール酸の悪い作用が指摘されているが、大豆の場合、その他の成分が複合的に働いて、そうしたマイナス面を抑えてくれる)

イソフラボン
ポリフェノール(フラボノイド)の一種で、活性酸素を消去する強力な抗酸化作用がある。また、LDLコレステロールを減らし、HDLコレステロールをふやす働きがある。女性ホルモンに似た働きがあるため、更年期症状の軽減や骨粗鬆症の予防にも効果がある

イソフラボンを多く含む大豆食品ランキング

1位
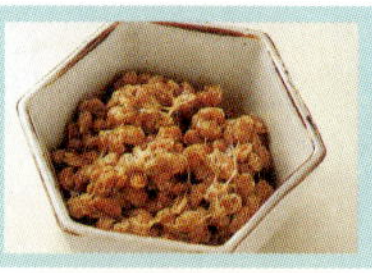
納豆
64mg
（小1パック50g中）

2位
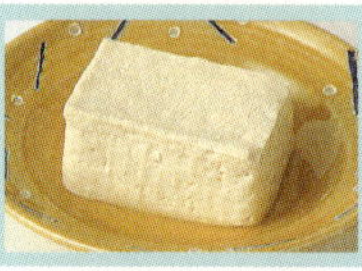
豆腐
50.9mg
（1/3丁100g中）

3位
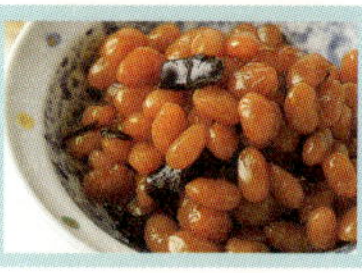
煮豆
19mg
（30g中）

4位
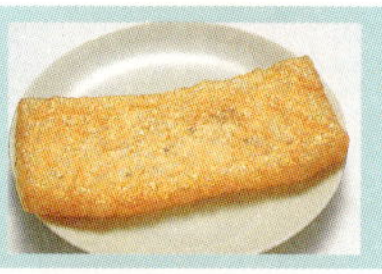
油揚げ
7.4mg
（1/2枚10g中）

5位
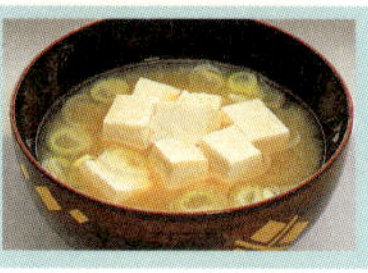
みそ
4.5mg
（みそ汁1杯分12g中）

フジッコのデータをもとに換算

レシチンは脂質の一種で、細胞膜を構成する成分でもあるため、障害された細胞を再生するために必要ですし、細胞膜の強度を高めてくれるので、細胞が障害されにくくなり、動脈硬化を起こりにくくします。そのうえ、ＨＤＬコレステロールをふやし、余分なコレステロールの排泄を促進する作用もあります。

ビタミンEは、すぐれた抗酸化ビタミンで、不飽和脂肪酸の酸化を防ぐ働きをしますし、**植物ステロール**はコレステロールの吸収を抑えてくれます。

このように、大豆は脂質異常症の改善や動脈硬化を予防する食効に富んでいますが、豆腐や納豆など、大豆でつくられた食品にも、ほぼ同様のことがいえます。

これらの食品を、とりすぎに注意して、毎日の献立の中に欠かさずじょうずにとり入れるようにしましょう。

なお、大豆や、大豆をそのまま加工した納豆などには、コレステロール値を下げる働きのある**食物繊維**が豊富ですが、豆腐やがんもどき、油揚げなどの大豆製品は、大豆から繊維分をとり除いて作ったものなので、食物繊維はあまり含まれていません。

また、油揚げやがんもどき、厚揚げなど、油で揚げた大豆食品はエネルギーが高いので要注意。油の酸化を防ぐため、なるべく新しいものを買うようにし、調理前に必ず油抜きをしましょう。

（吉田美香）

納豆には血液中の余分なコレステロールや中性脂肪を減らす働きがあります

最近の研究によると、納豆には、血栓をとかしたり、抗酸化作用によってLDL（悪玉）コレステロールの増加を抑えたり、といった効果があることが明らかにされています。

私たちの研究グループは、納豆が、ほんとうにこのような効果を発揮するのかを知るために、佐賀県有田町（旧西有田町）の皆さんの協力で大規模な調査を行いました。協力いただいたのは、前年度の町の健康診断で身体計測、糖尿病検査、血圧、血中脂肪いずれかの項目がひとつでも要指導と判定された、男性14人と女性38人の合計52人、平均年齢65才のかたたちです。

調査前に健康診断を行ったうえで、4週間にわたって毎朝納豆1パック（30g）を食べてもらい、再び健康診断を行って、血中総コレステロール値、中性脂肪値、血糖値などの変化をくらべました。

結果は興味深いものでした。コレステロール値が正常だった人たちは、納豆を食べた前後の数値にあまり変化が見られなかったのに対して、**コレステロール値の高かった人たちは、納豆を食べたことで正常値に近いところまで下がった**のです。中性脂肪値についても同じ結果が得られました。

つまり、納豆は、血液中の余分なコレステロールや中性脂肪を減らして、正常値に戻す機能を持っていることがわかったのです。

納豆には、血液中のHDL（善玉）コレステロールをふやす大豆イソフラボン、中性脂肪値を下げるサポニン、コレステロール値を下げるリノール酸などの成分が含まれています。これらがどのような仕組みで働くのかはまだ未解明ですが、納豆はたしかに健康増進に役立つということが事実として示されたといえるでしょう。

（北風政史）

納豆には動脈硬化の原因になる酸化ＬＤＬによる炎症を抑える成分が多く含まれています

酸化ＬＤＬを排除するために出る物質がかえって炎症を起こし動脈硬化を促進します

動脈硬化は、コレステロールが血管の壁に沈着することによって起こると考えられていますが、最近の研究では、このコレステロールの沈着に炎症が加わることによって生じることがわかってきました。

血液中にだぶついたＬＤＬ（悪玉）コレステロールは、体内に発生した活性酸素によって酸化されて酸化ＬＤＬになり、血管壁に沈着します。血管壁では、この酸化ＬＤＬを排除しようとして炎症が起こります。

炎症は免疫細胞が起こしますが、その免疫細胞は仲間を呼ぶために合図を出します。血管の中を流れる免疫細胞は、みずからの表面にあるＬＦＡ-１（エルエフエーワン）という因子を使ってその合図を認識し、酸化ＬＤＬを排除するために血管壁の中に進入して、より強い炎症を引き起こします。

こうした炎症が繰り返されることで、血管の組織は徐々にかたくぼろぼろになり、動脈硬化が進行するのです。

この免疫細胞のＬＦＡ-１は老化を促進する因子で、動脈硬化をはじめとした老化に伴うさまざまな炎症性の病気を引き起こす原因であると考えられています。また、年をとるほど量が多くなり、その増加は遺伝子レベルで生じていると考えられています。

炎症を起こす物質の働きを抑える特効成分がポリアミンで、納豆に多く含まれます

実は、私たちの研究で、**ポリアミン**という物質

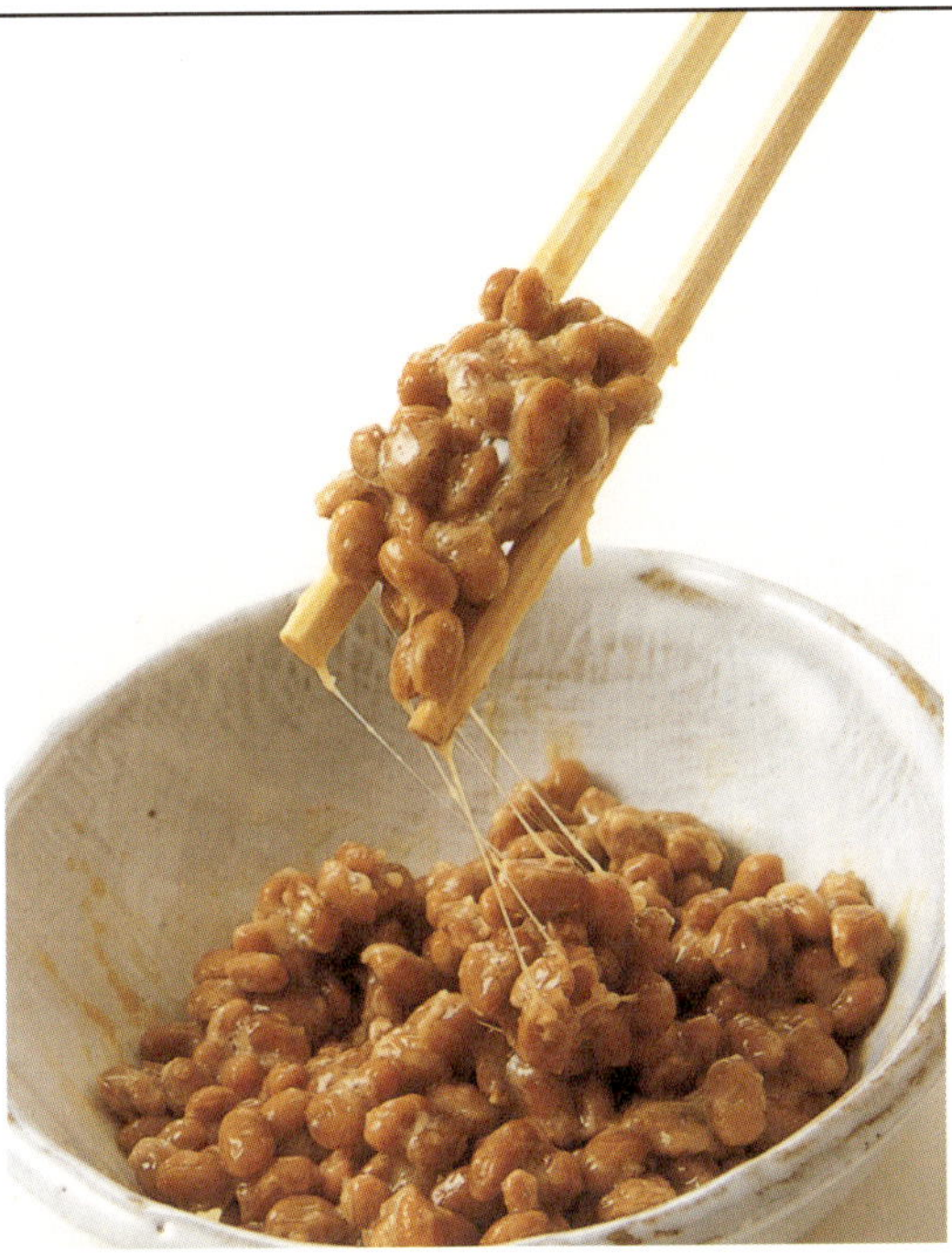

が、このＬＦＡ-１の働きを抑えてくれることがわかりました。ポリアミンはアミノ酸から合成される物質で、300年以上も前に発見されたのですが、体内でどのような働きをしているのか、わかっていなかったのです。

ポリアミンは、ほとんどすべての生物（動物、植物、微生物）の細胞内に存在し、細胞の増殖や生存に必要不可欠です。しかし、加齢とともにポリアミンを合成する酵素の活性が低下し、体内のポリアミンは少しずつ減少します。

ただし、年をとってポリアミン合成が落ちても、ポリアミンを多く含む食品をとることで補うことができます。お年寄りでも、高ポリアミン食を食べていればポリアミン濃度を高く維持することができるのです。また、血液中のポリアミン濃度が高い人は、年齢に関係なく、ＬＦＡ-１が低くなっています。

つまり、**ポリアミンを積極的かつ継続的にとるようにすれば、年齢に関係なく、体内のポリアミン濃度は高まり、ＬＦＡ-１を抑えられます**。ＬＦＡ-１を抑えることができれば、動脈硬化などの老化を防ぐことができるのです。

ポリアミンは豆類やしいたけなどに多く含まれており、特に発酵食品には発酵菌がせっせと作り出したポリアミンが大量に含まれています。すなわち、大豆を発酵させた食品である**納豆**には、非常に多くのポリアミンが含まれているのです。

１日１パックの納豆を食べれば、十分にポリアミンの効力を得ることができます。　（早田邦康）

この記事は、早田先生にインタビューして伺ったお話の内容を、一般の読者向けにわかりやすく文章にしたものです。

納豆には血栓をとかす、強力で持続性の高い特有の成分が含まれています

血栓をとかす酵素をふやす納豆特有のナットウキナーゼ

納豆のネバネバ成分の中には、**血栓**をとかす、私が発見した**ナットウキナーゼ**という酵素が含まれています。

ナットウキナーゼには、血栓の本体であるフィブリンというタンパク質を直接、短時間にとかす作用があります。

また、ナットウキナーゼには、血栓をとかす酵素(プラスミン)のもとになるt-PAという酵素を分泌させる作用のあることや、やはりプラスミンのもとになるウロキナーゼという酵素の前駆体を活性化してプラスミンをふやすことも研究でわかってきました。

これらの作用によってナットウキナーゼは血栓をどんどんとかしてくれます。

血栓症を予防したり、その回復を早める食品はいろいろありますが、いずれも血栓ができるときの引きがねになる血小板の凝集を妨げるものがほとんど。**すでにできている血栓をとかすことができる成分を含んだ食品は世界で唯一、納豆だけで**す。

煮たり煎ったりしただけの大豆には血栓溶解作用はありません。また、ナットウキナーゼと納豆菌が混同されやすいのですが、ナットウキナーゼは納豆菌が発酵過程でつくり出す酵素です。

血栓をとかす医薬品としては、現在ウロキナーゼという血栓溶解剤が使われています。

心筋梗塞や脳梗塞などの緊急の患者さんだけに使われる非常に高価な薬です(たとえば1週間投与すると約20万円かかる)。

一方、納豆はその効果とくらべてきわめて安価です。ウロキナーゼと納豆を比較すると、納豆200gがウロキナーゼ約20万円分の血栓溶解力に匹敵します。病院で1週間投与されるウロキナーゼと同じ効果が納豆200g分で得られるのです。

納豆は1パック約50gとして、同じ溶解力を持つウロキナーゼは約5万円もする計算です。

しかもナットウキナーゼがすぐれているのは、ウロキナーゼよりも効果の持続時間がはるかに長いという点です。病院でウロキナーゼを点滴注射した場合、その作用時間はわずか4～20分です。点滴している間しか作用しないのです。ところがナットウキナーゼは、個人差があるものの、食べてから4～12時間もの間、作用することがわかっています。

1食に1パックを週3回、夜食べるのがおすすめ

ナットウキナーゼは、納豆のあのネバネバに含まれる成分なので、**血栓の予防には、より粘りがあり、よく糸を引く納豆を食べるようにする**ことです。

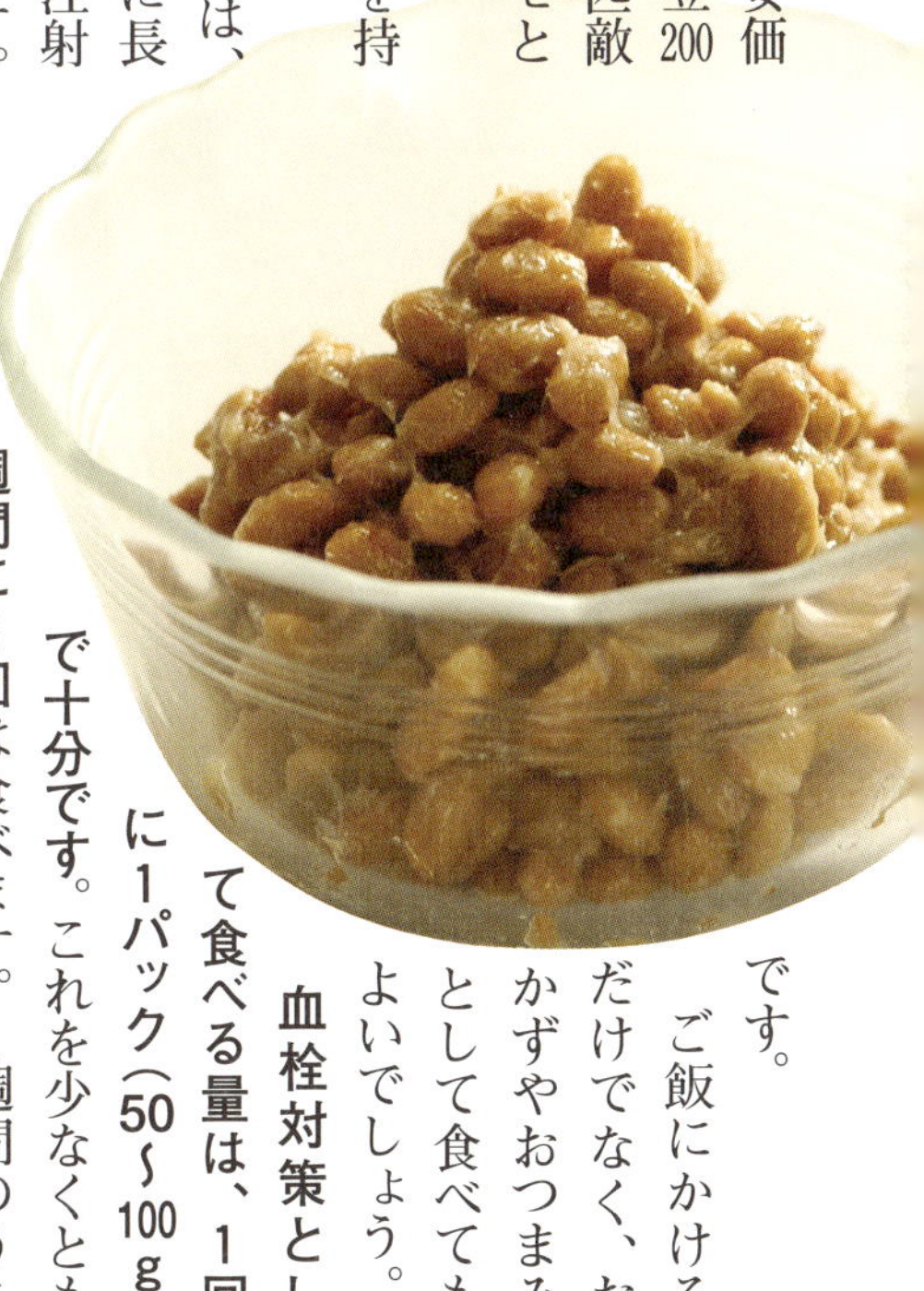

ご飯にかけるだけでなく、おかずやおつまみとして食べてもよいでしょう。

血栓対策として食べる量は、1回に1パック（50～100g）で十分です。これを少なくとも**1週間に3回**は食べます。1週間のうち3日間たてつづけに食べるよりは、1日おきに食べたほうがより効果的です。

食べる時間帯としておすすめなのは、夕方から夜にかけて。血液中のt-PAの量は、実は夜中の3～4時にいちばん減ることがわかっています。そして、納豆の血栓をとかす作用の持続時間から考えて、血栓ができやすくなる夜中の前に納豆を食べれば、ナットウキナーゼの働きで血栓による病気を防ぎ、血流をよくしてくれるわけです。

（須見洋行）

※ワーファリンという薬を飲んでいる人は、納豆を食べないでください

しいたけを毎日3個とるだけで、その有効成分がコレステロール値を改善してくれます

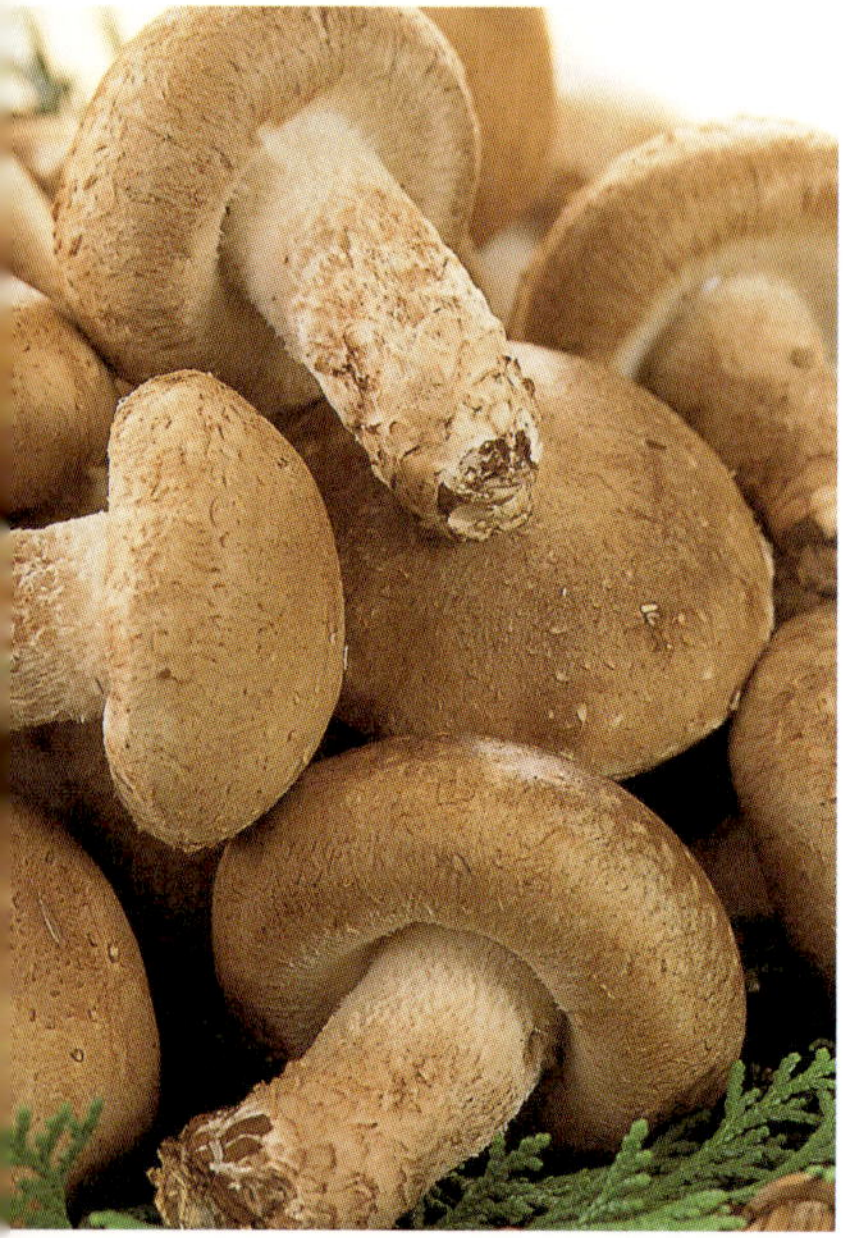

しいたけの食物繊維が脂質値を下げてくれます

しいたけには、コレステロールや中性脂肪を下げる効果があります。それは、食物繊維、ナイアシン(ビタミンB群ビタミンの一つ)、エリタデニンといった有効成分が豊富に含まれているからです。

まず**食物繊維**には、小腸でコレステロールの吸収を抑えたり、胆汁酸を吸着して体内の余ったコレステロールの排出をスムーズにする作用があります。
また、食物繊維には腸内でビフィズス菌などの善玉菌がふえるのを促し、それによる整腸作用があります。そうして腸の働きが活発になると便の量がふえ、ふえた便はコレステロールや中性脂肪を吸着して体外へ排泄してくれるのです。

ナイアシンが悪玉リポタンパクを低下させます

しいたけに豊富に含まれている**ナイアシン**は、主に次のような働きをしてくれます。
一つは、肝臓での中性脂肪の合成を抑え、中性脂肪値を低下させる働きです。同時に、肝臓から放出されるVLDLも減少するので、コレステロール値も

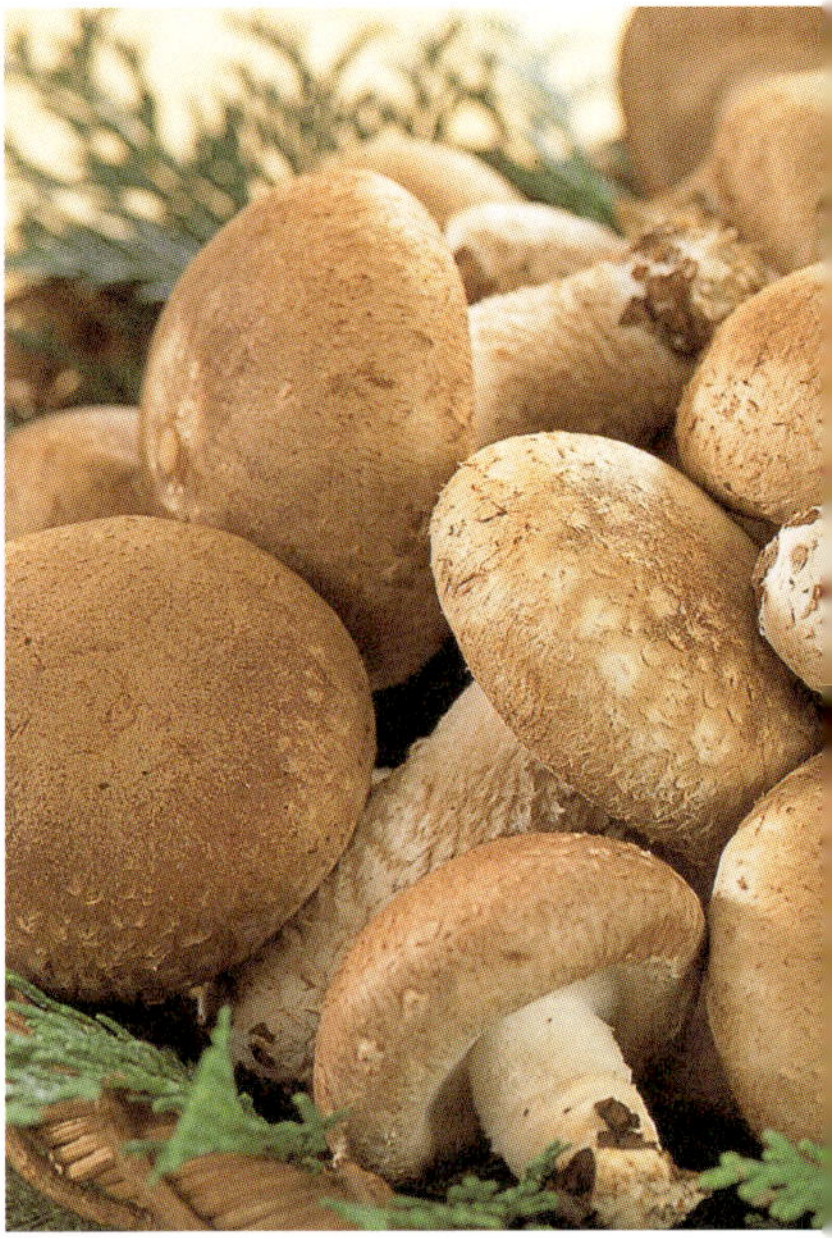

低下してきます。ＶＬＤＬとは、肝臓で脂質（中性脂肪やコレステロール）とタンパク質が結合して合成され、血液中に放出されるリポタンパクです。

もう一つは、Lp（a）という新種の悪玉リポタンパクを低下させる作用です。

Lp（a）が血液中にふえすぎると血栓をできやすくし、また、それ自体が動脈の壁にくっつきやすいため動脈硬化の独立した危険因子とされます。たとえば、コレステロールや中性脂肪が高くなくても、血液中のLp（a）の値が高ければ動脈硬化が進行してしまうのです。ナイアシンはこれを予防し、改善する効果があり、病院では治療薬として使われています。

注目すべき固有成分エリタデニンの特効

３つの有効成分の最後はエリタデニンです。**エリタデニン**は、しいたけに含まれる固有の成分で、これにもコレステロール低下作用があります。

先ほど触れたＶＬＤＬというリポタンパクは、肝臓で脂質とタンパク質が結合して合成されますが、しいたけのエリタデニンには、この脂質とタンパク質の合成を抑え、また、中性脂肪やコレステロールを血中に排出し、体外に排泄する働きがあります。このため、結果として、これら脂質値を下げることができるわけです。エリタデニンは、しいたけの特に笠の部分に多く含まれています。

食べる量ですが、食物繊維が食べだめできない点を考えれば、**毎日2〜3個が適当**でしょう。しいたけは、抗酸化作用や免疫力増強作用を持つ成分も豊富なので、おいしく食べながら健康づくりに役立ててほしいものです。

（板倉弘重）

しめじは血栓ができるのを防いで動脈硬化による病気の予防に効果があります

ケガをして血管が破れると、血小板が集まり血が固まって破れをふさいで出血を止めます。ただし、この血小板凝集作用が行きすぎると血管に血栓が詰まり、心筋梗塞や脳梗塞を引き起こします。

この血小板凝集を妨げる力、つまり血が固まることを抑えて血液をサラサラにする力がとても強いきのこがあります。**しめじ**です。

しいたけにも同様の作用はありますが、しめじのほうが血液が固まるのを防ぐという点ではずっと強い効果があります

生活習慣病の多くは、血液が固まりやすくなることによって起こるため、現在は、固まってしまった血液をとかす作用のある食品や方法に関心が集まっています。しかし、固まってしまった血液をとかすより、血液が固まることを防ぐ作用のある食べ物をとるように心がけたほうが、血液の循環をよくし、高血圧や脳卒中、心筋梗塞など血栓性疾患の予防に役立つことが期待できます。

しめじの中のどの成分が血液を固めない作用に関係しているのか、くわしいことは今のところまだわかっていません。しかし、その成分は熱に強いことまではわかっています。普通の調理で加える熱ぐらいでは、その成分は壊れないのです。

では、どのくらいの量のしめじを食べるといいのでしょうか。**1日に、生のしめじで100g程度の量をとることで、十分に血液はサラサラになると思われます。**100gという量は、スーパーなどで売っている1パック分程度ですから、これを3食に分けて食べることを考えれば、たいした量ではありません。

安価で手に入りやすいしめじを、好みの調理法でおいしく食べて、生活習慣病の不安を吹き飛ばして生活したいものです。

（須見洋行）

玉ねぎはコレステロールを減らして活性酸素の害を抑え、動脈硬化を予防してくれます

玉ねぎには、脂質異常症を改善し、ひいては動脈硬化を予防する効果があります。

玉ねぎは、にんにくやにら、ねぎなどと同じユリ科ネギ属の植物です。ネギ属の植物は、独特のにおいが特徴で、にんにくの強烈なにおいも、玉ねぎの涙を出させるツーンと鼻にくる作用も、含まれている**硫黄化合物**のせいです。脂質異常症や動脈硬化に対する薬効は、この硫黄成分の働きによるものです。

まず一つは、悪玉のLDLコレステロールを減らし、逆に善玉のHDLコレステロールをふやす作用です。これによって、悪玉コレステロールの血管壁への沈着を防ぐことができます。

もう一つは、血液を固まりにくくする働きです。これによって血栓はできにくくなります。

以上の2つの働きで、血管内はきれいにクリーニングされ、血液もスムーズに流れるというわけです。

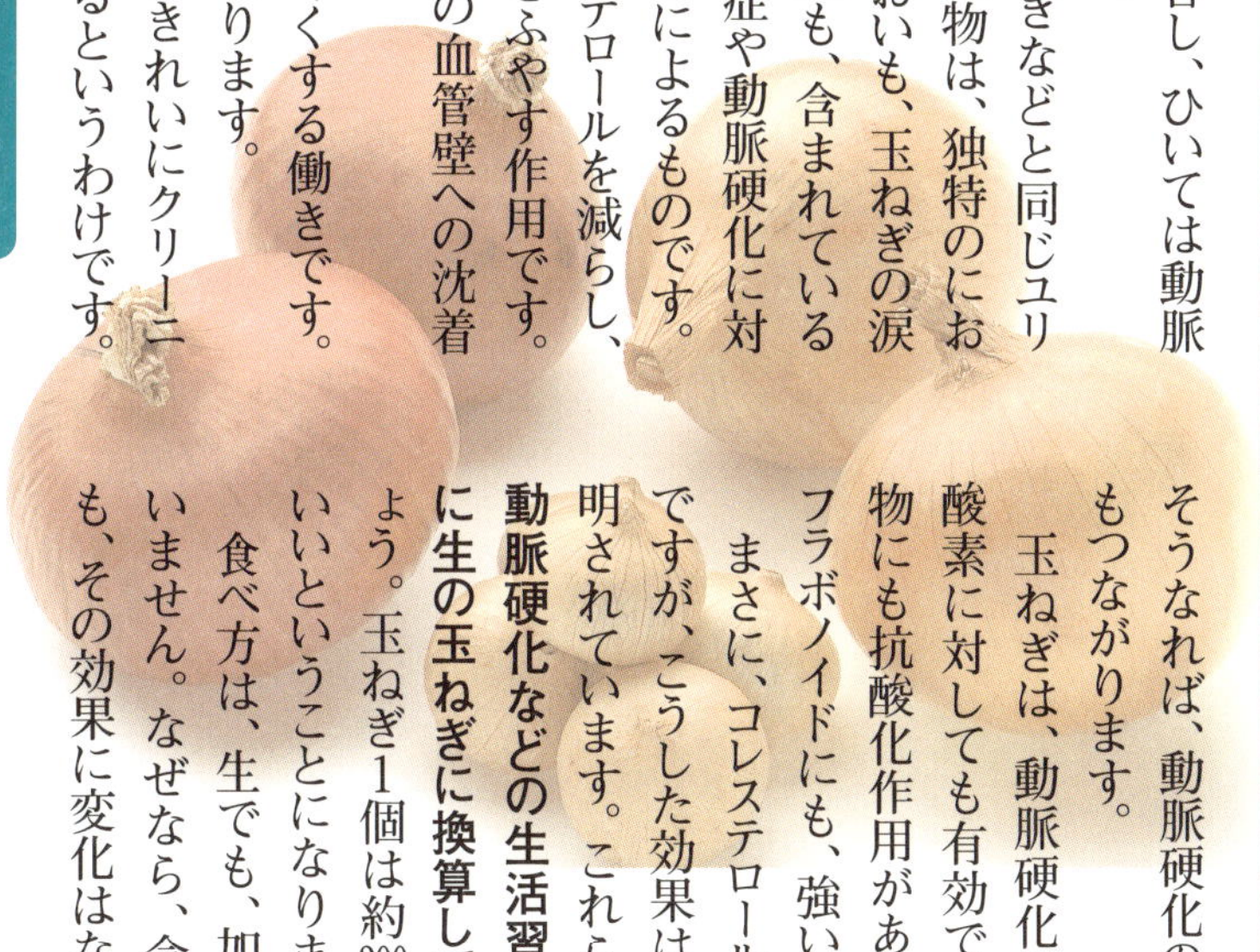

そうなれば、動脈硬化の危険性がグンと減ることにもつながります。

玉ねぎは、動脈硬化の根本原因ともいえる活性酸素に対しても有効です。含まれている硫黄化合物にも抗酸化作用があるうえに、**ケルセチン**などのフラボノイドにも、強い抗酸化作用があります。

まさに、コレステロール対策にうってつけの玉ねぎですが、こうした効果は世界各国の数々の実験で証明されています。これらの実験結果を勘案すると、**動脈硬化などの生活習慣病を予防するには、1日に生の玉ねぎに換算して100gほど食べるとよい**でしょう。玉ねぎ1個は約200gですから、半個食べればいいということになります。

食べ方は、生でも、加熱しても、どちらでもかまいません。なぜなら、含硫黄化合物は熱を加えても、その効果に変化はないからです。

（宮尾興平）

にんにくには、コレステロール値を下げ、血栓をできにくくし、動脈硬化を予防する成分が豊富です

にんにくの強烈なにおいの正体は、**アリシン**という含硫化物です。にんにくには、アリインという成分が多く含まれており、切ったりすりおろしたりして空気にふれると、酵素の働きでアリシンへと変わります。

アリインがアリシンへと変化すると、さまざまな薬効があらわれます。

アリシンには、強い殺菌作用があり、食中毒や感染症を予防します。**コレステロール値を下げる効果がある**ことも報告されています。

アリシンはビタミンB1と結合すると、**アリチアミン**という物質に変わり、ビタミンB1の吸収を高めます。ビタミンB1が持つ、代謝をアップし、疲労回復や滋養強壮の効果をいっそう発揮してくれるのです。そのうえ、ビタミンB1は水溶性のため体内に長時間蓄えられませんが、アリチアミンは脂溶性なので長く体に蓄えることができます。

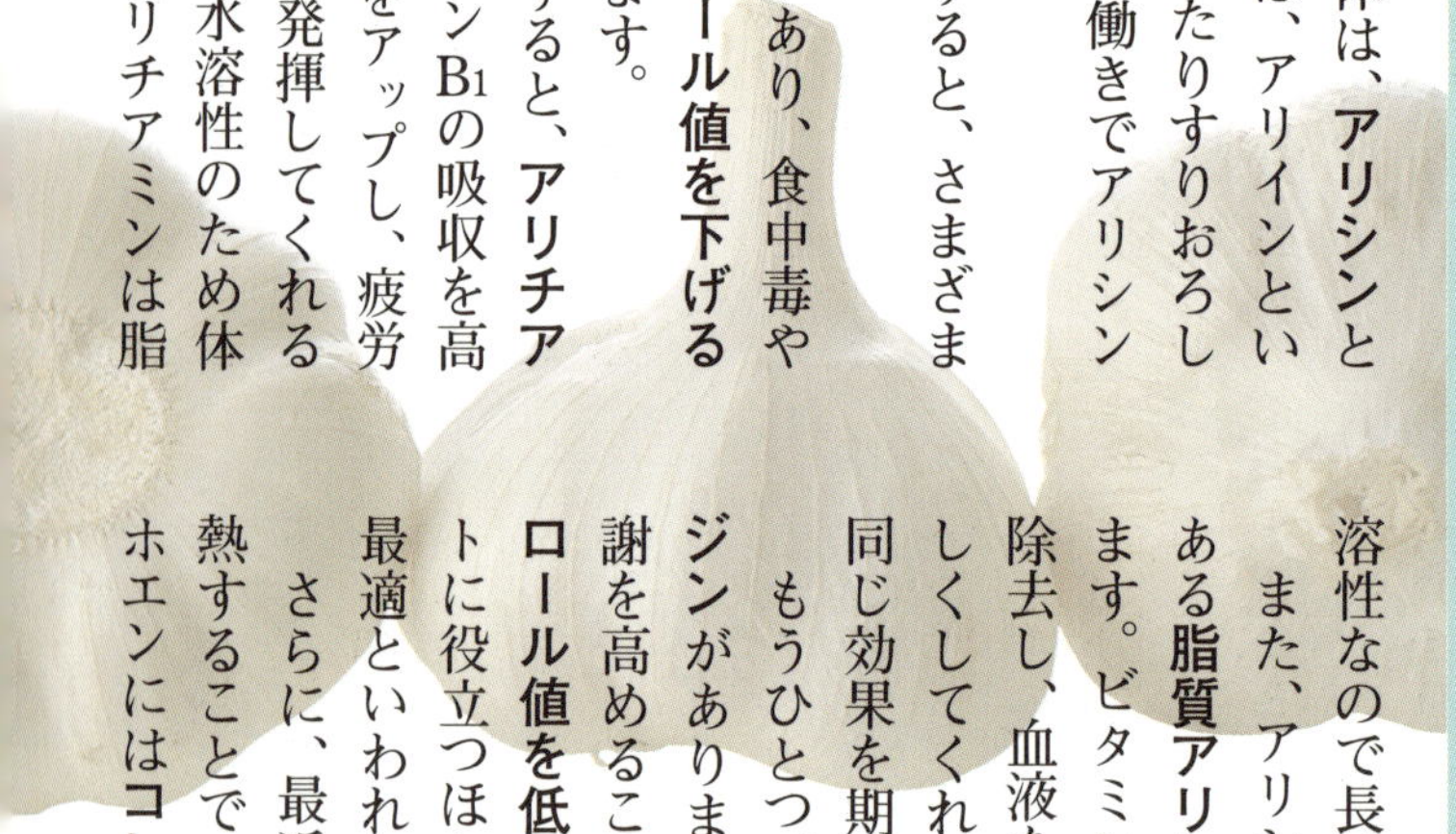

また、アリシンと脂質が結合してできる物質である**脂質アリシン**は、ビタミンEと同じ働きをします。ビタミンEの働きとは、血管内の老廃物を除去し、血液をサラサラにして血管を丈夫に若々しくしてくれること。脂質アリシンには、これと同じ効果を期待できるのです。

もうひとつ、にんにくの代表的な成分に**スコルジン**があります。スコルジンには、エネルギー代謝を高めることで**体脂肪の蓄積を防ぎ**、**コレステロール値を低下させる効果がある**ため、ダイエットに役立つほか、高血圧や動脈硬化などの予防に最適といわれています。

さらに、最近注目されているのは、アリシンを熱することでできる**アホエン**という成分です。アホエンには**コレステロールを低下**させ、動脈硬化

にんにくには注目の成分がいっぱい含まれています

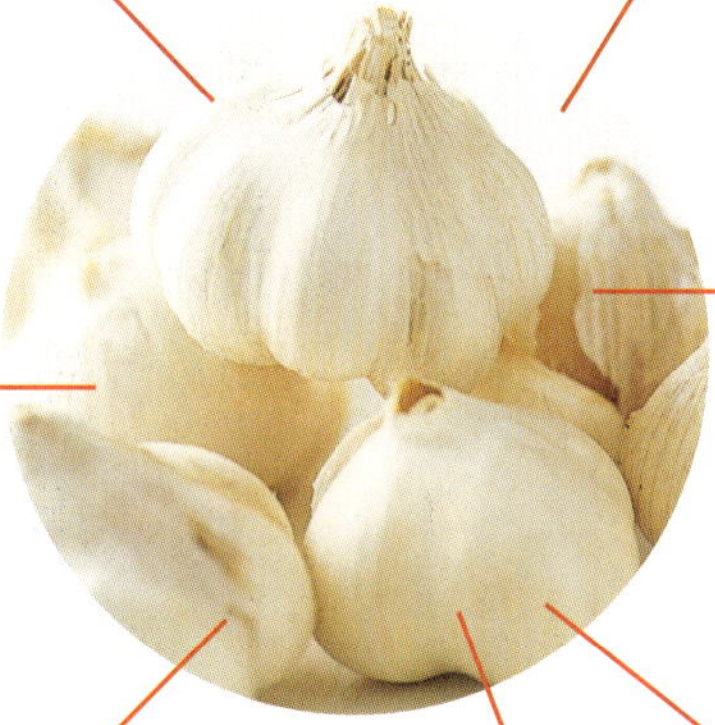

アリシン

にんにくをつぶしたり、すりおろしたりするとできる強いにおいの成分。ビタミンB1の吸収力を高めて、疲労回復や脳の活性化にも役立つ。強い殺菌力があるほか、血管を広げて血管内の汚れを除去し、コレステロールを下げる働きもある。

アリチアミン

ビタミンB1とアリシンが結合するとできる物質で、ビタミンB1の吸収を10〜20倍も高めてくれる。糖質の代謝を促進する効果が大きいため、糖尿病予防になるほか、胃腸の運動を活性化する働きもある。

スコルジン

疲労回復や新陳代謝を促進する作用がある成分。ビタミンB1の吸収を高め、B1の効力がアップする。食欲不振や動脈硬化、冷え症などの解消にも効果がある。

アホエン

アリシンを一定温度で熱してできる成分で、血液をサラサラにし、抗血栓作用がある。また、脳の伝達物質を壊してしまう酵素をストップさせる働きもあるため、老化防止や記憶力アップにも効果大。

脂質アリシン

アリシンと脂質が結合してできる物質で、ビタミンEと同じ働きをするため、血管内の老廃物を除去したり、赤血球をふやして、血管の若返りをすすめる効果がある。

セレニウム

9種類の必須ミネラルのひとつで、活性酸素が体内に発生するのを防ぐ効果がある。ビタミンEの50〜100倍の強力な抗酸化作用を持ち、男性の精力増強効果も期待できる。

ゲルマニウム

細胞の活性化や疲労回復に役立つ。有機と無機があり、有機ゲルマニウムは人間の体内で酸素を豊富にする働きがある。発ガン物質を抑え、免疫力をアップする効果がある。

を防ぐ働きがあります。また、血液をサラサラにして、**血栓を防ぐ**効果もあります。

ほかにも、活性酸素の発生を妨げ、発ガン性物質を抑える機能を持つ**セレニウム**や、免疫力を高める**ゲルマニウム**なども含まれていて、にんにくの薬効成分は数え切れないほど。

こんなにすばらしいにんにくですが、気をつけてほしいのが食べすぎです。アリシンは殺菌力が強いため、とりすぎると胃に存在する有用菌まで殺してしまうのです。胃の弱い人が空腹時ににんにくを食べると、まれに胃腸の痛みや貧血を起こすことがあります。空腹時に大量にとることを避けて、毎日少しずつ食べるのが、にんにくの薬効を得るコツです。

（落合 敏）

行者にんにくの香り成分が活性酸素を除去し、悪玉コレステロールの酸化を防いでくれます

行者にんにくの特徴として、まっ先にあげられるのは、にんにくやにらに似た強い香りでしょう。この独特の香りを構成しているのは、硫黄を含んだ化合物です。これらの化合物は、さまざまな薬理効果を秘めていることがわかっています。

そのひとつが抗酸化作用です。万病の元凶ともいわれる活性酸素を除去する働きが非常に強いのです。これは、実際に行者にんにくをとってもらった実験でも確かめられています。1日100gの調理ずみ行者にんにくを8日間摂取してもらったところ、3～

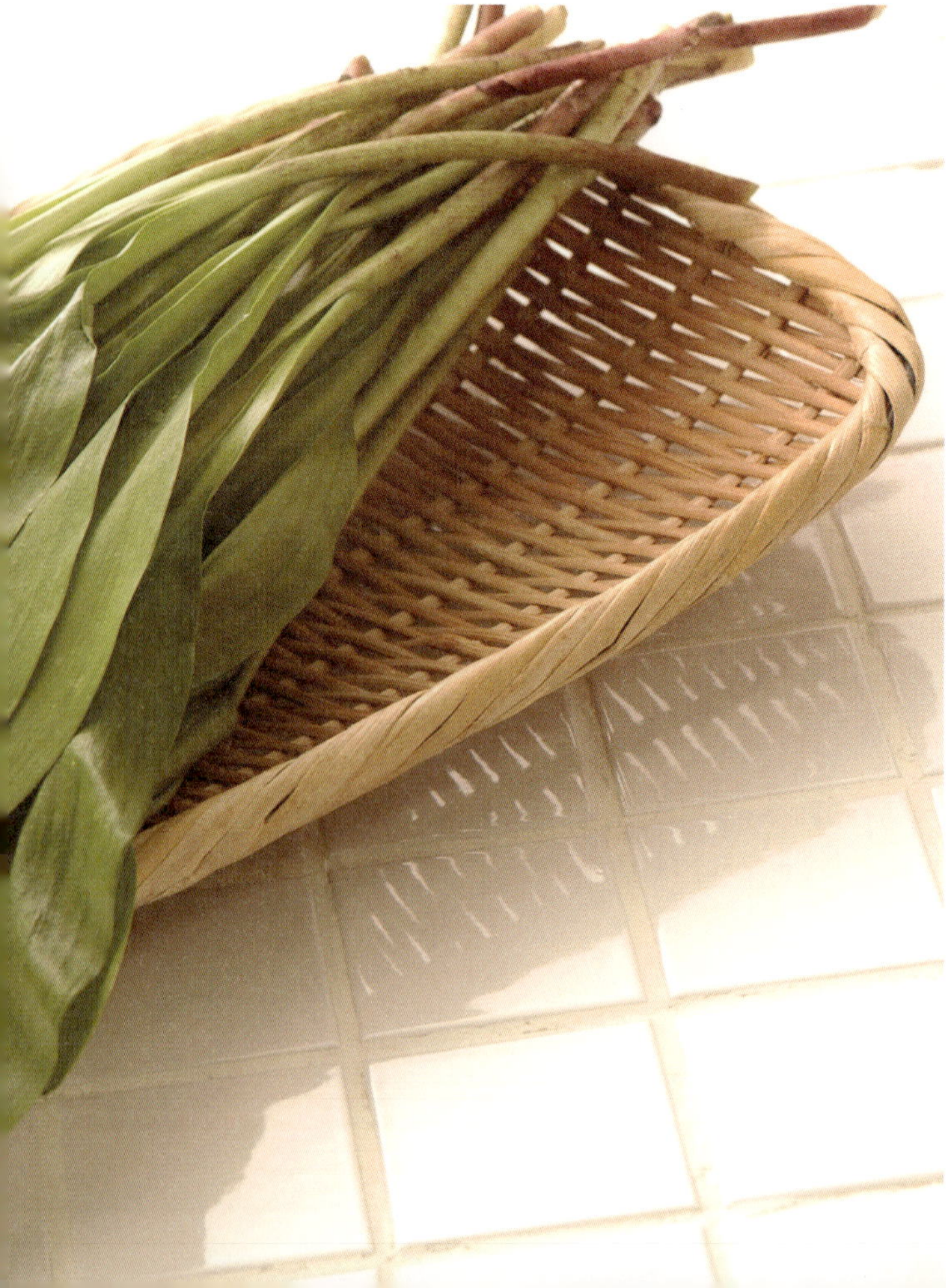

4日で、血中の過酸化リン脂質が減少するという結果が得られたのです。リン脂質は、LDL(悪玉)コレステロールの表面にあり、非常に酸化されやすい物質です。このリン脂質を含むLDLが、体内に発生した過剰な活性酸素によって酸化されると、生じた酸化LDLを免疫細胞の一種であるマクロファージが貧食し、自らの中にLDLをためこみすぎたマクロファージは泡沫細胞になり、さらに石灰化して血管壁にへばりつき、動脈硬化を招いてしまいます。ところが、行者にんにくを摂取すると、過酸化リン脂質が減少する、つまり、LDLコレステロールの酸化を抑制できるのです。

そのうえ、行者にんにくの香り成分には、血小板の凝集を妨げる作用や、血栓を溶かす作用もあります。こうした作用の相乗効果によって、動脈硬化を効果的に予防することができるのです。

行者にんにくは、旬である春から夏ごろは、スーパーやインターネットの通信販売などで生のものを入手できます。しょうゆ漬けやジンギスカン鍋の具などに加工したものは、通年入手可能です。

食べ方は、天ぷら、酢みそあえ、卵とじなどと好みに合わせてさまざまですが、加熱することで有効成分が生成するので、煮たり炒めたりしてとるのがおすすめです。

食べる量の目安は、大人の場合、1回に25g、4本程度までが適量です。子どもは、溶血作用によって鼻血を出すことがあるので、大人の半分程度にしておきましょう。

（西村弘行）

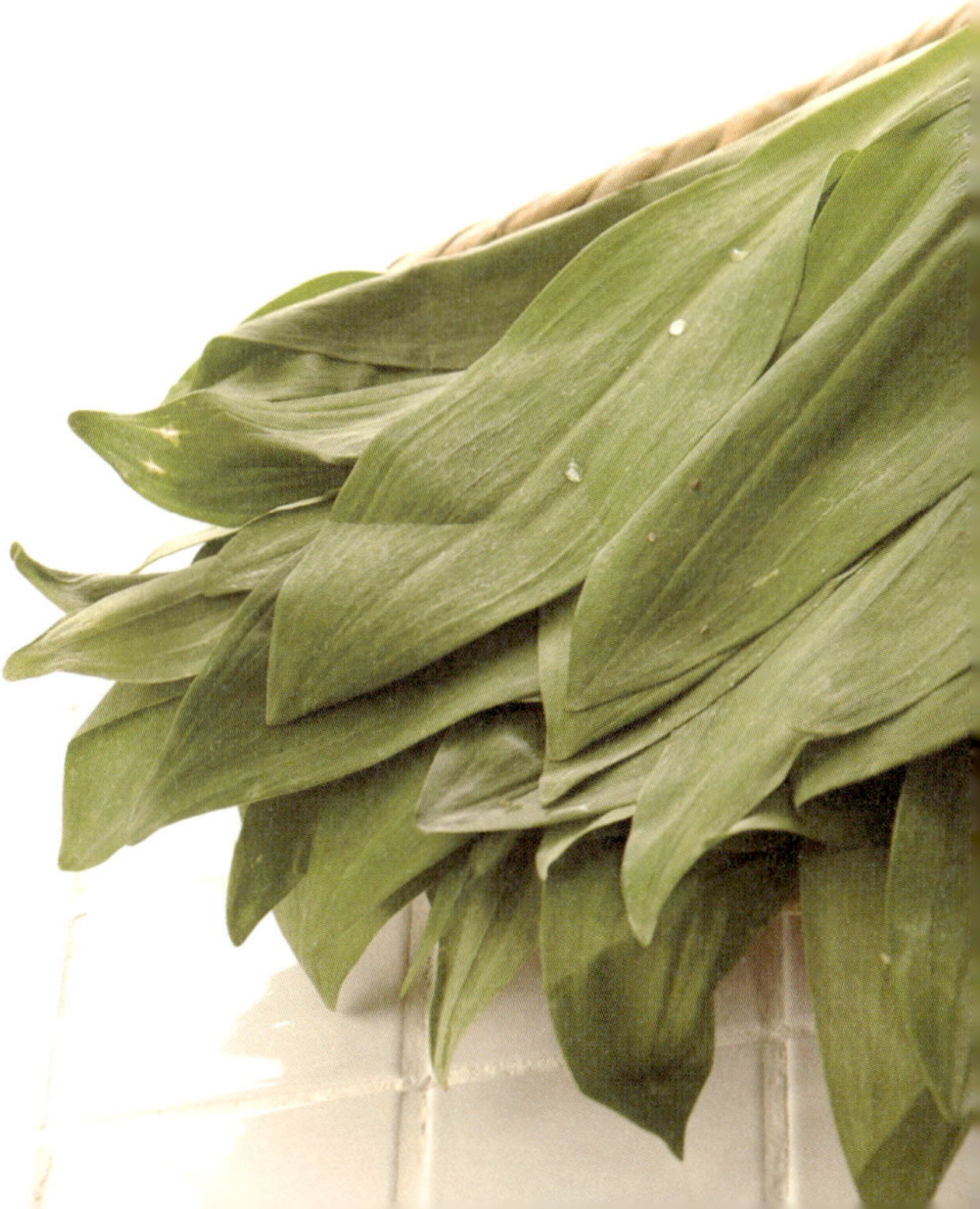

トマトにはLDLコレステロールの酸化を抑えて、動脈硬化の予防や改善に役立つリコピンが豊富です

トマトの鮮やかな赤色は、**リコピン**という赤い色素成分によります。このリコピンは日光の強い紫外線や害虫からみずからを守るための、いわば、トマトに備わっている防御システムのようなもので、**強力な抗酸化作用**があります。

抗酸化作用とは、病気や老化のもとになる活性酸素などのフリーラジカル（細胞や体内の組織を傷つける有害な物質）の働きを打ち消す作用のことです。

リコピンはトマトなどの植物に特有の成分ですから、人間の体内でつくることはできません。しかし、トマトを食べれば、血液中にとり込むことができます。

血液中にとり込まれたリコピンは、血流に乗って全身をめぐりながら、人間の体内でもあらゆる場所で抗酸化作用を発揮します。

つまり、**血液中のコレステロールの酸化を抑えて、動脈硬化の予防や改善に役立つ**のです。

β-カロチンやビタミンCなど、ほかの抗酸化物質にくらべて、長い期間にわたって働くことも、リコピンの特徴です。リコピンが血液に入ってから半分に減るまでの期間は、約12〜33日間。その間、リコピンは血液中でその作用を発揮しつづけるのです。

リコピンが役立つのは、動脈硬化の予防だけではありません。心臓に起こる病気の予防に、強力な作用を発揮することがわかっています。

リコピンの摂取はガンの予防にもつながります。実際、トマトやトマトの加工品の消費量が非常に多い北イタリアの人々はリコピンの血中濃度が高く、口腔、食道、胃、大腸などのガンにかかる人の割合が、ほかの地域とくらべて最大で60％も低い

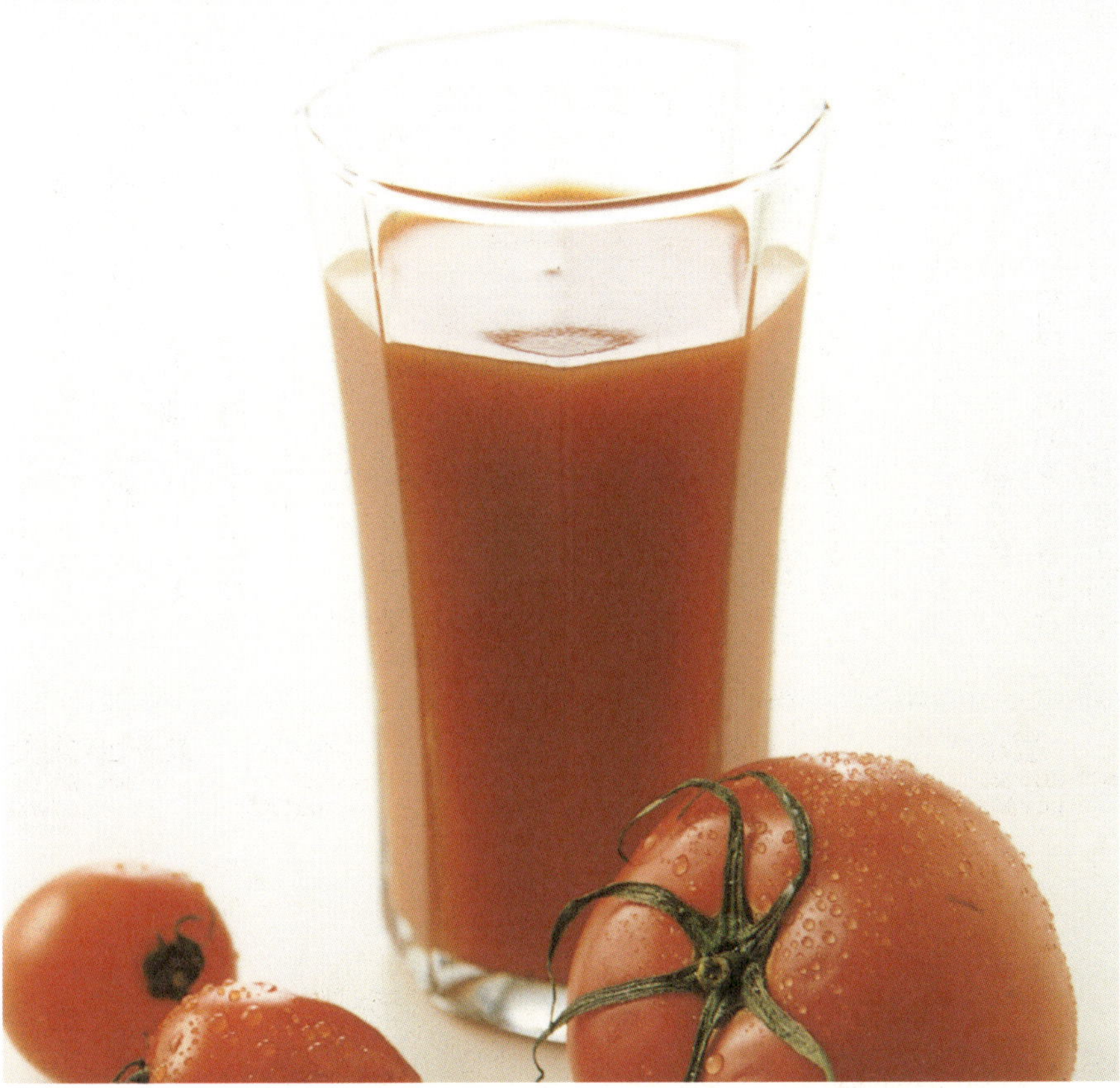

ことが判明しています。

1個のトマトに含まれるリコピンの量は、100g中0・88～4.2㎎と、かなりのばらつきがあります。**トマトの皮や果肉の色が赤ければ赤いほどリコピンが多くなります。**旬のトマトには、リコピンだけでなくビタミンCなど、ほかの栄養素も多く含まれます。プチトマトも同様です。

病気の予防・改善効果を期待する人には、トマトの果汁が濃縮されたトマトジュースを飲むのもおすすめです。

毎朝コップ1杯を飲むことを習慣づければ、安定した量のリコピンを継続して摂取できます。リコピンのサプリメントを活用するのもよいでしょう。

リコピンは、どれだけとればどれだけ働くかということは、まだわかっていません。十分な量を継続してとれば、効果が発揮されやすいでしょう。


（蒲原聖可）

りんごを食べると体重をふやさずに、中性脂肪値とLDLコレステロール値を下げてくれます

りんごなどの果物には果糖が多いため、たくさん食べると中性脂肪がふえると思っている人が多いようです。実は、これはまちがいです。私たちの研究グループが行った実験で、りんごにはむしろ**高くなった中性脂肪値を正常化する**作用があることがわかりました。

この実験には男性8人と女性6人（平均年齢は45才）に協力してもらいました。この14人に、1日1.5~2個のりんごを3週間にわたって好きなときに食べてもらいました。

そして、実験前と実験後の血液の変化を調べたところ、りんごを食べる前には平均110㎎／dℓだった中性脂肪値が、87㎎／dℓに下がっていたのです。

14人の中には、実験前の中性脂肪が214㎎／dℓと、正常値の上限の149㎎／dℓを大幅に超えていた人も

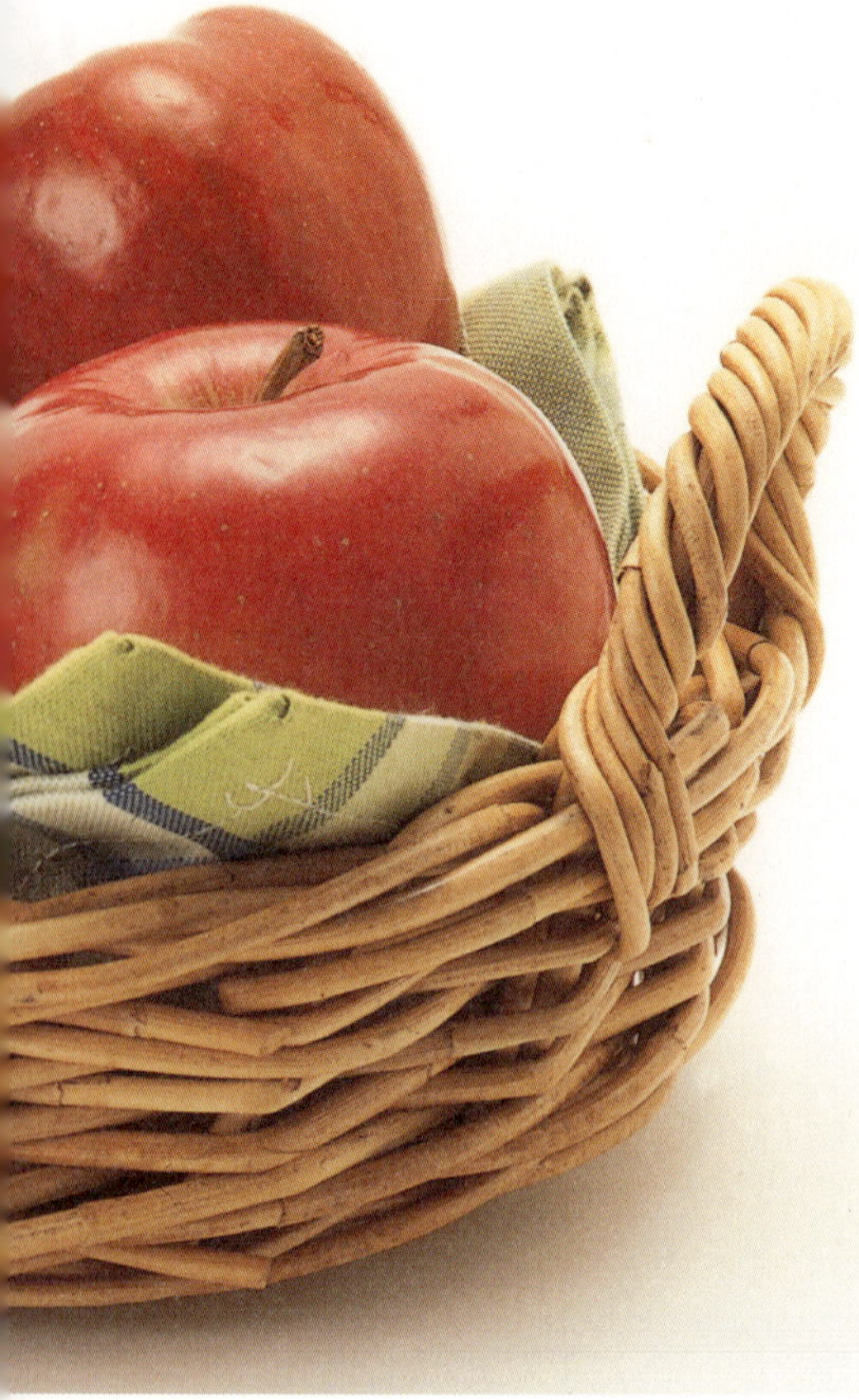

いましたが、実験後は126㎎／dℓにまで改善していました。

ちなみに、りんご1.5～2個分のエネルギーは229～306kcalもありますが、実験によって体重がふえた人はいませんでした。

この実験では、もうひとつ興味深いことがわかっています。りんごを食べたあと、**血液中のビタミンCが、平均で34％増加**していたのです。

りんご自体ビタミンCはそれほど多くはありませんが、りんごにはほかの食品に含まれるビタミンCが体に吸収されるのを助ける作用があるようです。

またりんごの食物繊維である**りんごペクチン**にも、**コレステロールを減らす**作用があることがわかっています。

これを確かめる実験では、まず、平均年齢47才の男女14人にりんごペクチンを顆粒にしたものを1日に8.4ｇとってもらいました。そして3週間後に血液検査を行うと、14人中13人の総コレステロール値が下がり、しかもLDL（悪玉）コレステロールの割合が低くなるという結果がみられたのです。

つまり、りんごペクチンがコレステロールの量だけではなく、質も改善したのです。

「1日1個のりんごで医者いらず」の言葉どおり、りんごには動脈硬化の危険因子を改善する力も秘められているのです。

（田中敬一）

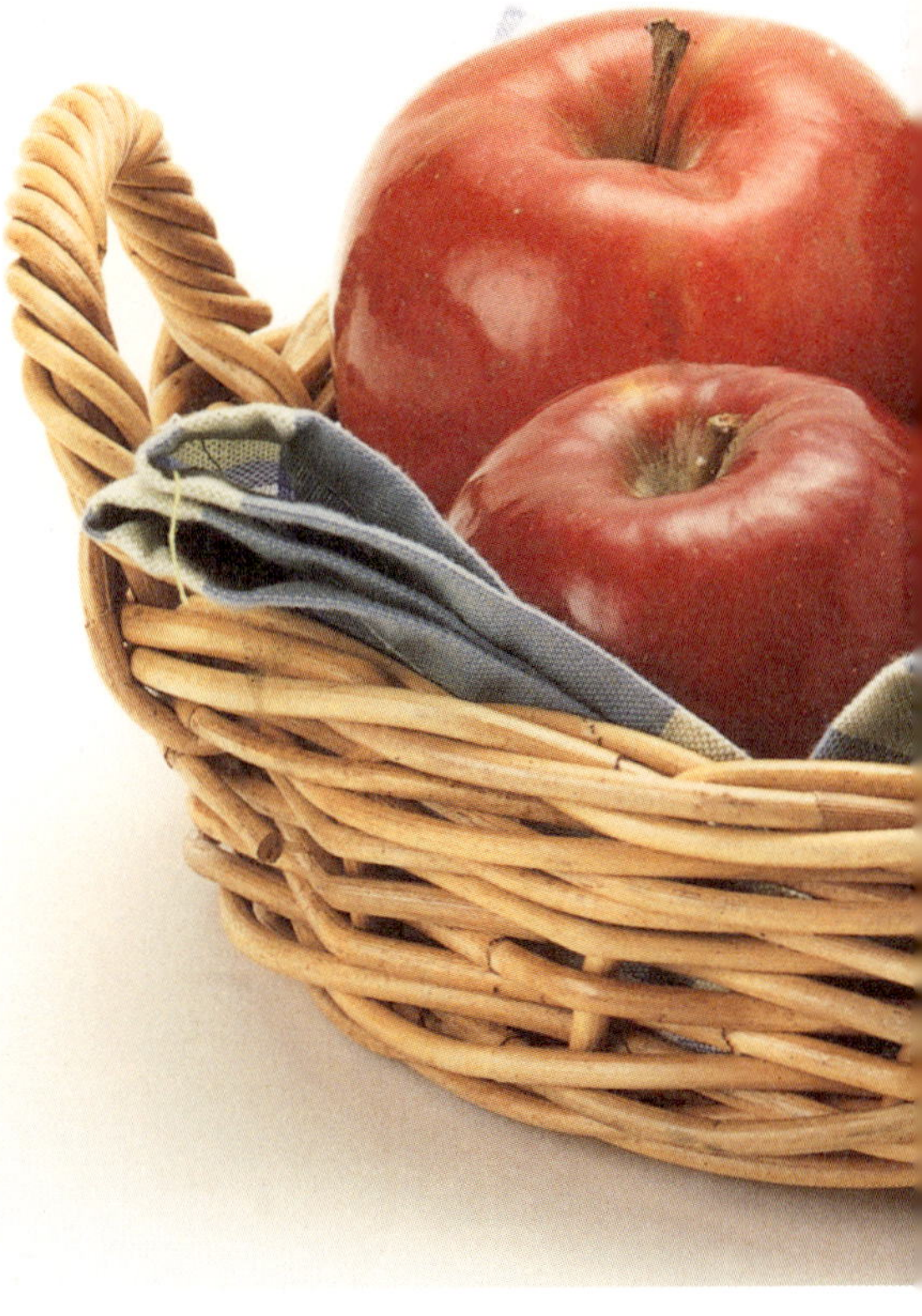

寒天を夕食前に1杯食べるようにすると、コレステロール値を改善できます

コレステロールというと、食べ物からとるコレステロールばかりが注目されがちですが、実は私たちの体内では、食事でとる量の約3倍のコレステロールがつくり出されています。

肝臓で合成されたコレステロールの多くは、肝臓で**胆汁酸**に作り変えられます。胆汁酸は消化液である**胆汁**の主成分になり、腸で食物の脂肪分を乳化して消化を助けます。消化の役割を終えた胆汁酸は、腸で再び吸収され肝臓に戻って再利用されます。この腸と肝臓の間の胆汁酸の循環を**腸肝循環**と呼びます。もし何らかの理由で、胆汁酸が腸から肝臓に戻らなくなって腸肝循環が減れば、肝臓は体内のコレステロールを使って新たな胆汁酸をつくらなければならなくなり、結果、血中コレステロール値は低下することになります。

この腸肝循環を減らすうえでおすすめしたいの

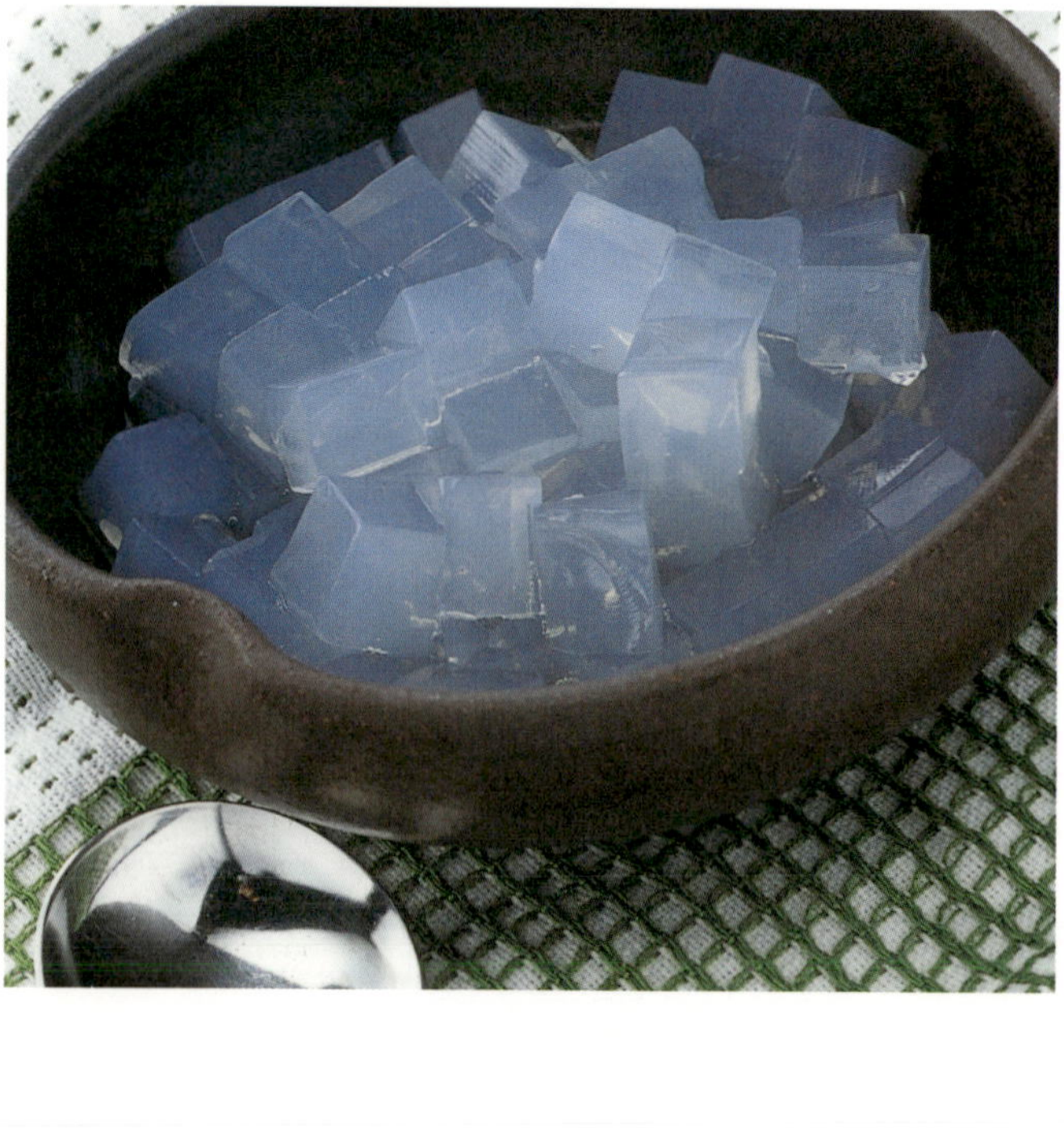

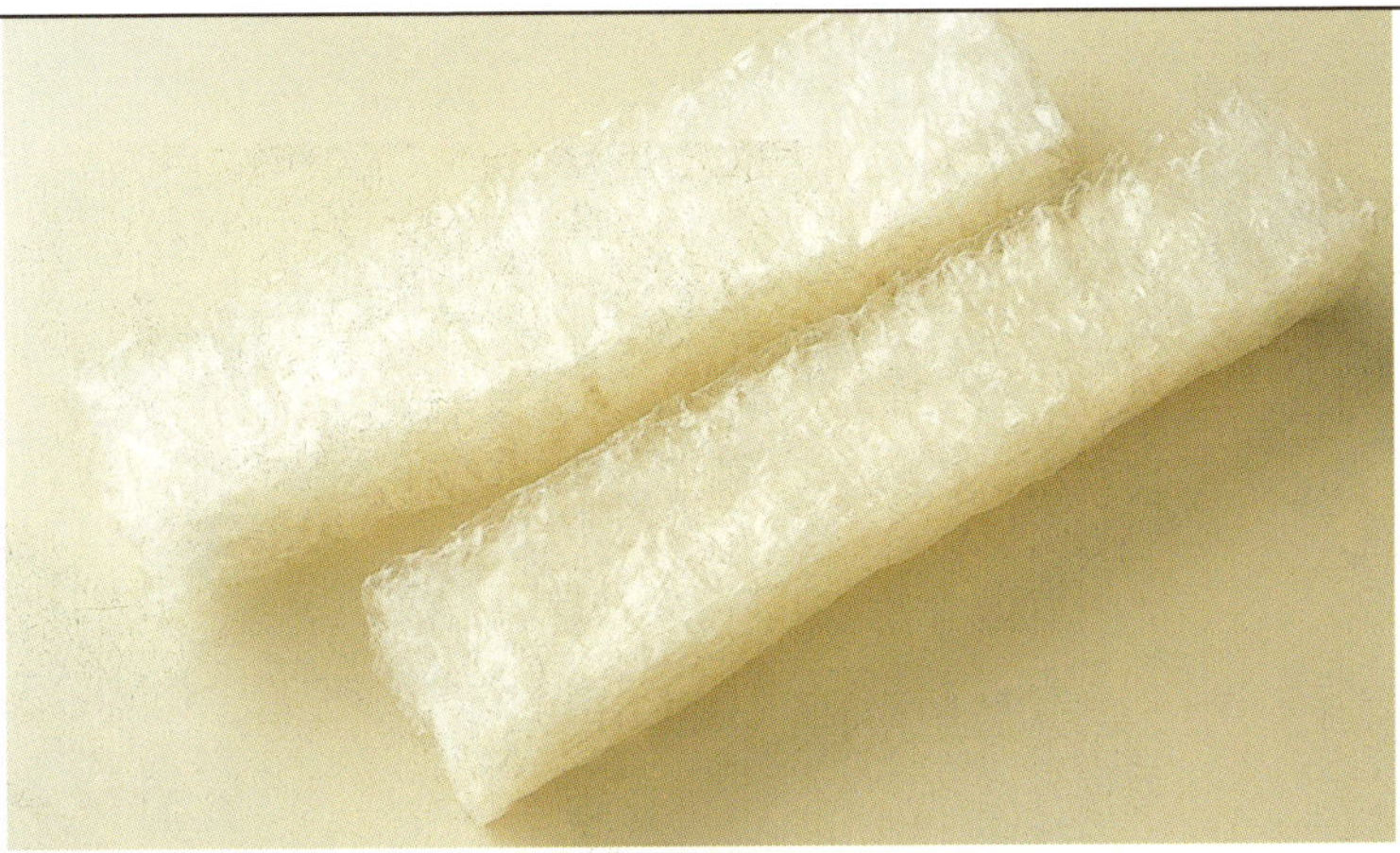

が**寒天**です。

　寒天には**食物繊維**がたっぷり含まれています。寒天の食物繊維は、大量の水分を吸うとふくらんでゲル状になり、腸内の胆汁酸を抱き込んで一部分を排出します。すると、腸から肝臓に戻るはずの胆汁酸が不足し、肝臓は胆汁酸をつくるために体内のコレステロールを使います。その結果、体内のコレステロール量が調整されるというわけです。

　こうした作用を得るためには、**夕食前に寒天を1杯（約180gが目安）食べる**とよいでしょう。食物繊維がとれるうえに、寒天のかさで満腹感が得られ夕食の量を減らすことができます。夕食を減らすことは、コレステロール改善の近道でもあります。

　私たちが行った実験では、寒天を1日1回夕食前に食べつづけた人たちの多くは、コレステロール値が改善されていました。

　寒天は350年前から日本人が食べてきた安全な食材です。1日1回食べつづけても、健康上のトラブルはないと思います。

　ただし、寒天の効きめはゆるやかで、劇的に効果が出るわけではありません。じっくり3カ月以上はつづけてみてください。その間に、味に飽きたり、作るのが面倒くさくなったりした場合は、市販品を利用したり、料理法を工夫しましょう。

　最近では、低カロリーの寒天商品も販売されているようです。**ところてん**は、寒天とほぼ同じ成分ですから、1杯の寒天のかわりに、1杯の市販のところてんでもかまいません。まずは2週間、つづけてみてください。

（杤久保 修）

赤い魚介類の色素が活性酸素をとり除いて血液を若く保ち、動脈硬化を予防します

鮭やイクラ、えび、かになどの赤い色をした魚介類には、**アスタキサンチン**という赤い色素成分が含まれています。この色素はカロチノイド系色素の一種で、ガンや動脈硬化、老化の原因を生み出す活性酸素を撃退する**抗酸化作用**を持っています。

アスタキサンチンの抗酸化力は、若返りビタミンと呼ばれるビタミンEの500倍にも上ります。数ある活性酸素の中で特に紫外線によってふえやすい一重項酸素に対抗する力が、食品に含まれる成分の中で最も強いことがわかっています。

アスタキサンチンが体内に入ると、この強力な抗酸化作用によって、❶悪玉コレステロールの酸化を抑制する、❷活性酸素が血管壁を傷つけることによって起こる動脈硬化を抑制する、❸ストレスによって弱まる免疫細胞の働きを正常化する、などの作用をもたらすことが実験で確かめられて

各種の鮭とその卵に含まれるアスタキサンチンの量　（100g中の含有量）

白鮭	0.3〜0.8mg
紅鮭	2.5〜3.5mg
銀鮭	0.8〜2.0mg
キングサーモン	1.0〜2.0mg
アトランティックサーモン	0.3〜0.8mg
イクラ	0.8mg
すじこ	0.8mg

アスタキサンチンが最も豊富に含まれるのが紅鮭。アスタキサンチンは脂溶性なのでムニエルなどにして油といっしょにとると吸収がいい

（『活性酸素に攻め勝つアスタキサンチン』板倉弘重　ハート出版より）

います。

また、アスタキサンチンをとると、視力の回復や黄斑変性症などの眼病予防、肌のかさつきや色素沈着、皮膚のたるみ予防などの効果も期待できます。

アスタキサンチンは、**鮭の切り身1切れ程度で理想の摂取量を十分にクリア**できます。

アスタキサンチンは水にとけにくく、熱にも強い成分ですから、どんな調理法でも失われる心配はありません。

ただし、きんめだいやきんき、めばる、たいなどは、赤い皮ごと食べないとアスタキサンチンの効果は得られません。えびやかになどには皮や殻に多く含まれているので、まるごと食べられるさくらえびなどを選ぶとよいでしょう。カルシウムもとれて、一石二鳥です。（板倉弘重）

鮭の切り身に含まれる赤い色素の量はナンバーワン

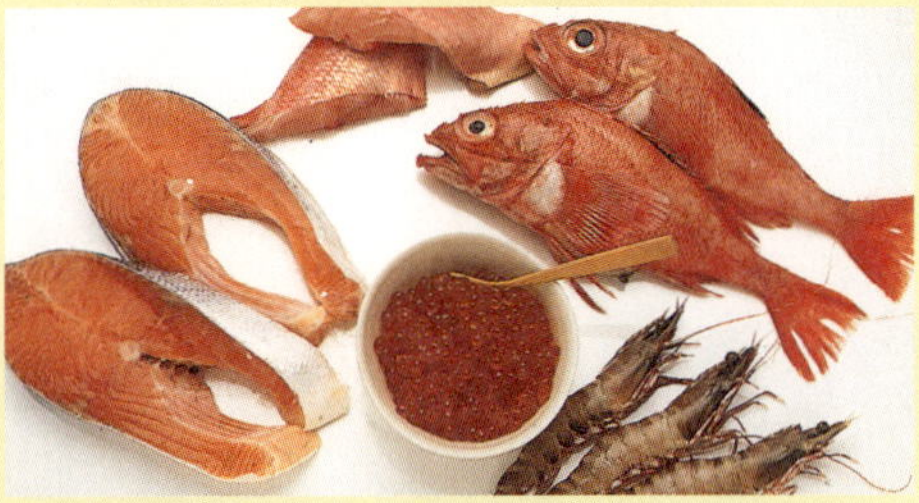

濃い赤橙色をした紅鮭100g中には、アスタキサンチンが2.5〜3.5mg含まれています。抗酸化作用の効果を期待するなら、1日に0.6〜1mgをとるのが最適。紅鮭の切り身なら、半切れほどでクリアできる。1回30gを1〜2日に1回食べるのがおすすめ。

アスタキサンチンの100g中の含有量の順位は、つづいて、きんめだい、きんきに2〜3mg、甘えび、毛がにに1mg、イクラに0.8mg。きんめだいやきんきは、赤い皮ごと食べないと意味がない。

鮭のじょうずな食べ方

●レモンやかぼすでビタミンをプラス

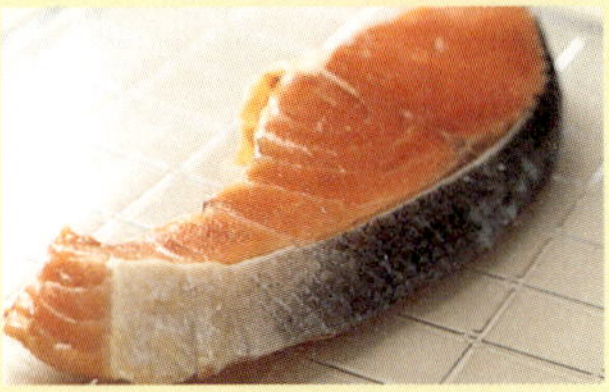

ビタミンCなどの水溶性の抗酸化成分をいっしょにとると、いったん失われたアスタキサンチンの抗酸化力が復活する。鮭を食べるときはレモンなどの汁をかけるとより効果的。

●鮭は新鮮なうちに食べる

鮭を長く保存すると、光や酸素に反応して、アスタキサンチンの抗酸化力が失われる。鮭は新鮮なうちに食べるようにする。

ヨーグルトには腸内のコレステロールを排出しLDLコレステロール値を下げる働きがあります

腸内のLDLコレステロールをふきとってくれる乳酸菌

ヨーグルトにLDLコレステロール値を下げる働きがあるらしいことは、数十年前から研究者の間で話題にされていました。しかし、なぜLDLコレステロール値が下がるのか、そのメカニズムについては、なかなか解明されていなかったのです。

ところが、最近になって、**乳酸菌**にその秘密があるということがわかってきました。

乳酸菌は牛乳をヨーグルトやチーズに変えるバクテリアです。実は、この乳酸菌の表面にはポリサッカライドとペプチドグリカンというネトネトした物質があるのです。

ヨーグルトには乳酸菌が多量に含まれ、食べると胃から腸へと移動します。腸管内には食べ物のLDLコレステロールがたくさん存在しますが、そこへ乳酸菌がやってくると、表面のネトネト物質でLDLコレステロールをひっかけてしまうのです。しかも、乳酸菌の細胞壁は、そのわずかなすき間にLDLコレステロールをとり込む力も持っています。そのため、ネトネト物質でひっかけられなかったLDLコレステロールも細胞壁の中に折りたたまれるようにしてとり込まれるのです。

こうしてLDLコレステロールをとり込んだ乳酸菌は、そのまま便として排泄されます。乳酸菌は、いわば腸管内のLDLコレステロールをふき

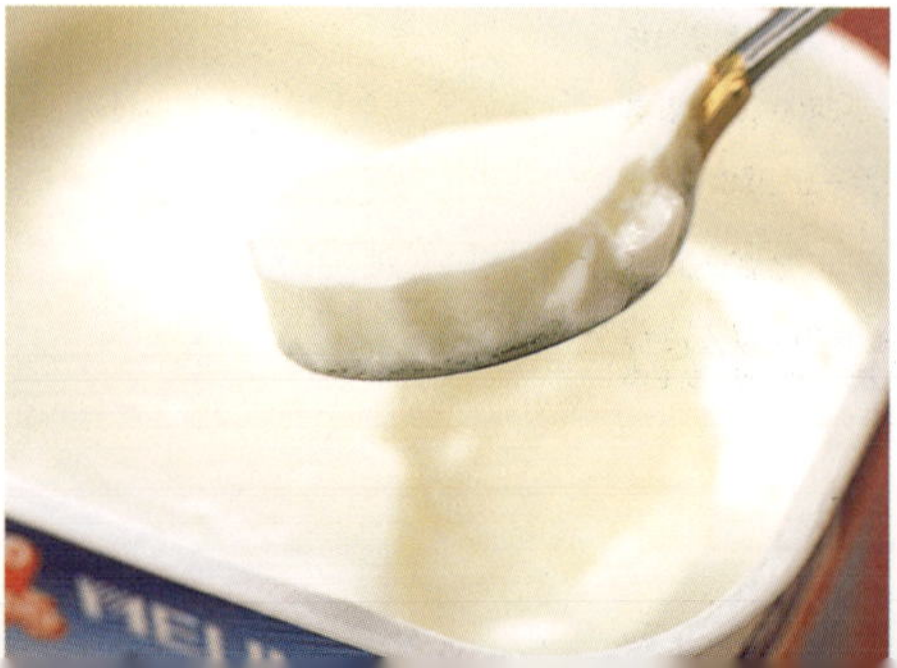

とる使い捨てぞうきんのような役割を果たしているといえるでしょう。

乳酸菌はLDLコレステロールをくみ出すポンプ役

さらに、乳酸菌には、消化液の一つで十二指腸で分泌される胆汁酸を分解する働きもあります。この胆汁酸の原料となるのが、ほかでもないコレステロールです。

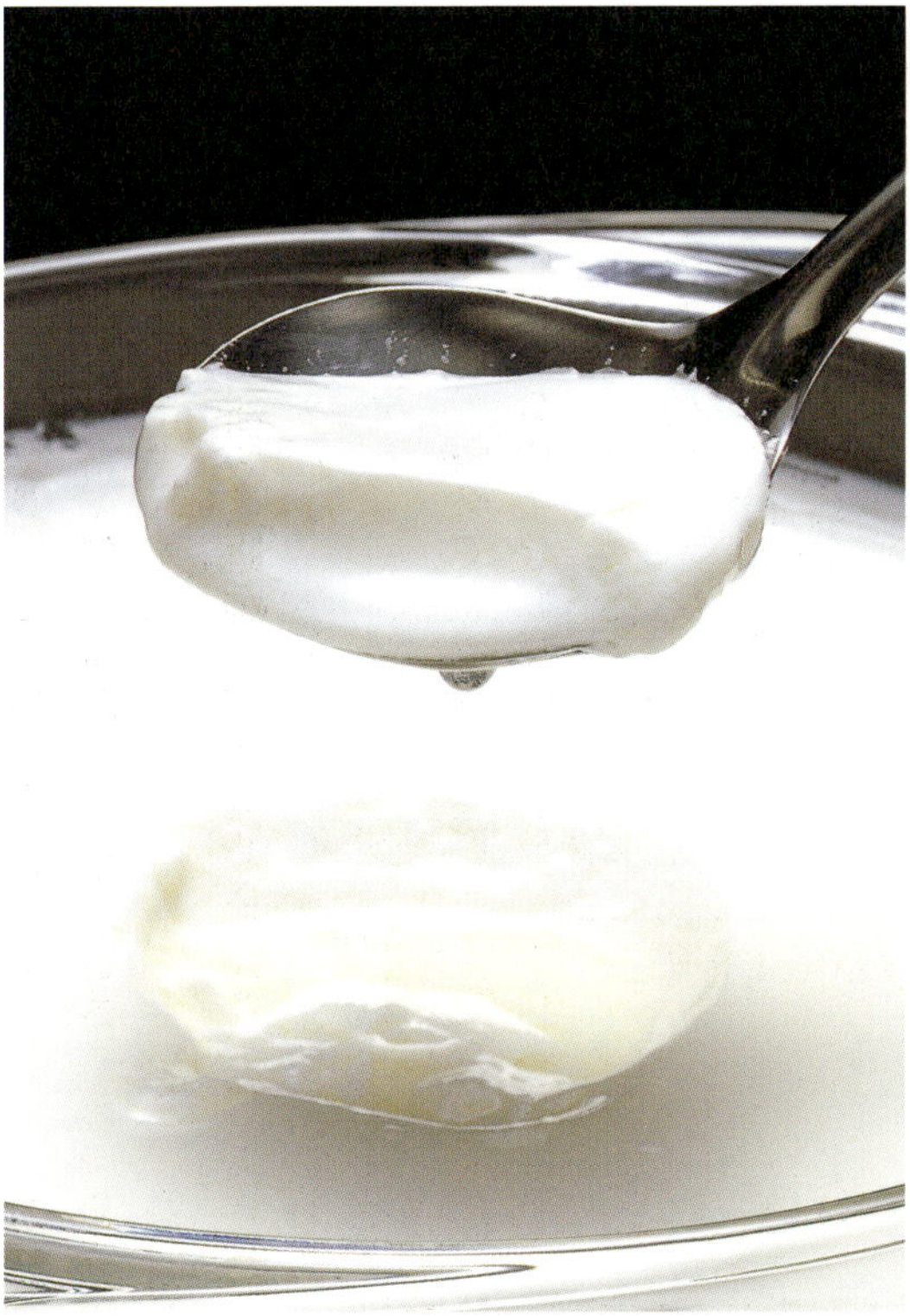

胆汁酸が分解されると、体はその分を補おうとして次々と胆汁酸を製造します。その結果、血中LDLコレステロール値も下がるという循環が起きるのです。つまり、乳酸菌は血液中からLDLコレステロールをくみ出すポンプとしての役割を担っているといえます。ラットにコレステロール値の高いえさと乳酸菌をいっしょに与えると、乳酸菌を与えなかった場合とくらべて血中LDLコレステロールの上昇率が最大で約20％抑えられるという実験結果が出ています。人間でもほぼ同様の結果が証明されつつあり、乳酸菌のLDLコレステロール排出効果はまず疑いないといえそうです。

ヨーグルトは発酵食品だけに、正しい衛生管理が欠かせません。ですから、自家製よりも、しっかりした製造工程をへた製品を選びたいものです。容器に成分分析表が示されているかどうかも、選ぶときの一つの目安となるでしょう。

（細野明義）

大さじ1杯の食酢を毎日とれば、血中総コレステロール値が下がることが証明されています

お酢を毎日とった場合と、そうでない場合とでは、血中総コレステロール値の減少にはっきりとした差が出ます。これは、私たちが行った実験で証明されています。

まず動物（ラット）実験を行ったところ、お酢の成分である酢酸が血中総コレステロール値の上昇を抑えることがわかりました。

つづいて私たちは、主に血中総コレステロール値が高めの男女95名のかたを対象に、お酢（酢酸）の入った飲料を12週間つづけて飲んでもらい、4週間ごとに血液検査をする試験を行いました。

飲んでもらったのは、お酢としてりんご酢が15mℓ入った100mℓの食酢飲料（りんご酢は5倍以上薄まっています）と、お酢が入っていない100mℓのプラセボ飲料です。プラセボ飲料とは、試験の対象者にお酢が入っていると思わせて実は入っていない、いわば偽の食酢飲料です。「お酢が入っているから効くはずだ」という気分による効果を排除するために使います。

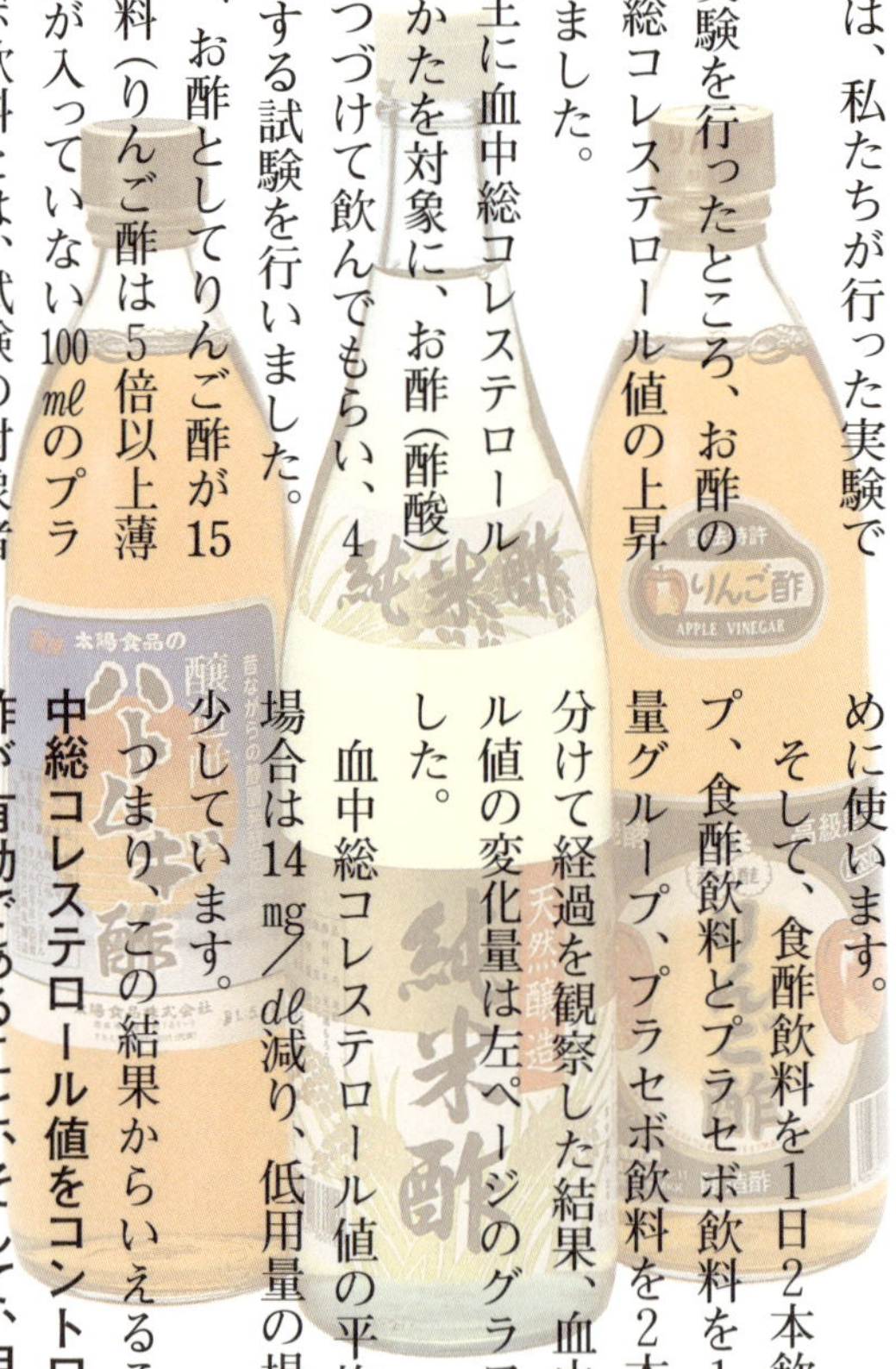

そして、食酢飲料を1日2本飲む高用量グループ、食酢飲料とプラセボ飲料を1本ずつ飲む低用量グループ、プラセボ飲料を2本飲むグループに分けて経過を観察した結果、血中総コレステロール値の変化量は左ページのグラフのようになりました。

血中総コレステロール値の平均値が、高用量の場合は14mg／dℓ減り、低用量の場合は13mg／dℓ減少しています。

つまり、この結果からいえることは、**高めの血中総コレステロール値をコントロールするにはお酢が有効であること、そして、用量は大さじ1杯（15mℓ）で十分な効果を発揮すること**です。

これまでに発表されてきた実験結果などから、血中総コレステロール値が低下するのは、酢酸が肝臓などでのコレステロールの合成を抑制するためではないか、と考えられています。

今回の試験ではりんご酢を混合した飲料を使いましたが、血中総コレステロール低下作用があるのは酢酸であることから、黒酢、果実酢、穀物酢など種類を問わず同様の効果があるといえます。ただし、**原液のままでは刺激が強すぎるので、5倍以上に薄めて飲む**ように心がけてください。

また、最近は、飲料用にあらかじめ薄めてあったり、味つけをした清涼飲料水や調味酢など、さまざまなお酢の商品があります。これらは、大さじ1杯分に酢酸750㎎を含まない場合もあるのでお酢（または酢酸）がどれだけ含まれているか記されている商品を選ぶとよいでしょう。調理などに使った場合も同様の効果が期待できるので、特に飲むことにこだわらず、1日大さじ1杯のお酢をとれるよう、工夫をしてはいかがでしょうか。

（岸 幹也）

食酢による血中総コレステロール値の変化の推移

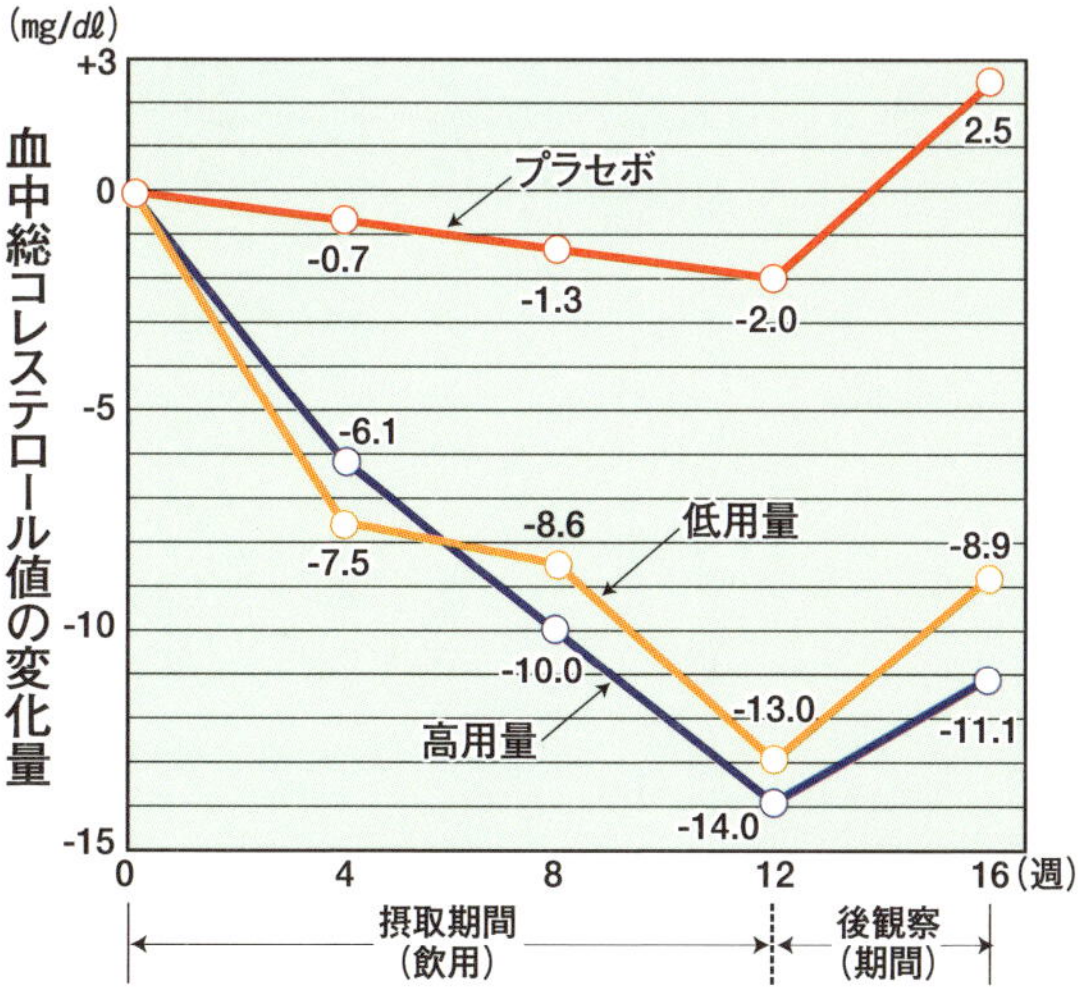

プラセボグループ
食酢がまったく入っていないプラセボ飲料100mℓを1日に2本飲む

15mℓ/日グループ（低用量）
食酢15mℓが入った飲料1本とプラセボ飲料1本の合計2本（酢酸は750mg）を飲む

30mℓ/日グループ（高用量）
食酢15mℓが入った飲料を1日に2本（酢酸の合計は1500mg）飲む

データ提供はミツカングループ本社中央研究所

ごまの薬効成分セサミンが悪玉コレステロールを減らし、酸化を防いでくれます

コレステロールを低下させる ごま特有のポリフェノール

ごまには、ポリフェノールの一種で、**リグナン**（ゴマリグナン）と呼ばれるすぐれた抗酸化物質が含まれています。このゴマリグナンは、セサミン、セサモール、セサミノール、セサモリノール、セサモリン、ピノレジノールといった主に6種類の成分の総称です。これらのうちごまに最も多く含まれているのがセサミンです。

このセサミンの健康効果に着目して、ごまからとり出したセサミンを使い次のような臨床実験を行ってみました。

脂質異常症の患者さんを2つのグループに分け、一方のグループには「セサミン＋ビタミンE」を、もう一方には「ビタミンEのみ」を、それぞれ8週間にわたって服用してもらい、コレステロール値の変化を調べてみたのです。

セサミンの効果はビタミンEによって増強されるため、セサミンとともにビタミンEもあわせて服用

セサミンのコレステロール低下作用（8週間）

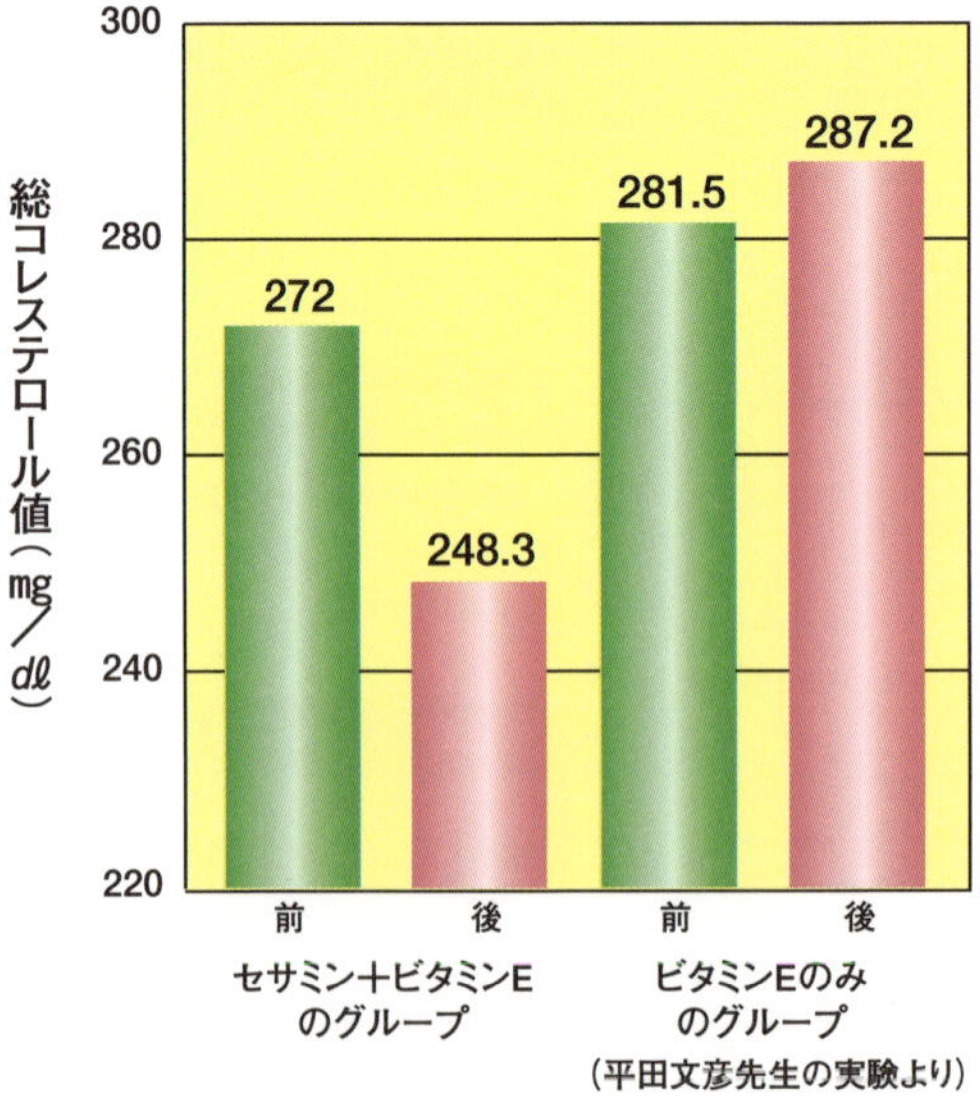

（平田文彦先生の実験より）

してもらったのです。

その結果、ビタミンEのみを飲んだグループのコレステロール値はあまり変化がなかったのに対し、セサミンとビタミンEをいっしょに飲んだグループは、総コレステロール値が平均9％も下がっていました。

さらに、セサミンとビタミンEを飲んだグループは、悪玉のLDLコレステロール値が16％も低下し、反対に善玉のHDLコレステロール値は約6％上昇していたのです。

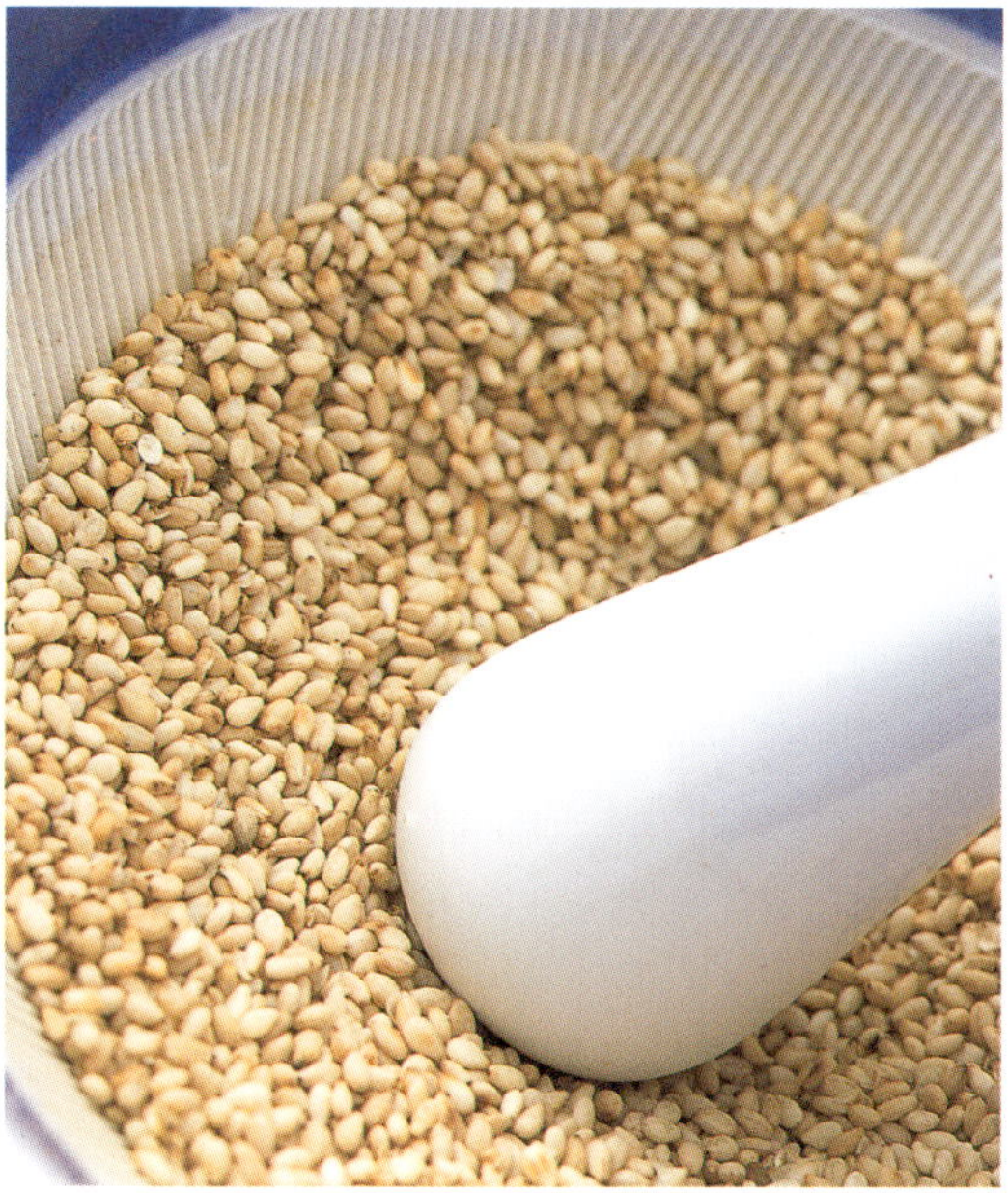

このことから、セサミンは、単にコレステロール値を下げるだけでなく、HDLコレステロールをふやす二重の効果があることがわかりました。

セサミンとビタミンEで抗酸化作用もアップします

ところで、動脈硬化を予防するためには、他項でも再三説明されているように、LDLの酸化を防止することもたいせつです。

そこで利用したいのが抗酸化物質です。ビタミンEは私たちが口にする代表的な抗酸化物質ですが、ポリフェノールの一種であるセサミンも、いうまでもなくすぐれた抗酸化物質の一つです。ごまには、この2つが豊富に含まれており、LDLの酸化を防ぐうえで大きな働きをします。しかも、セサミンには、ビタミンEの働きを増強する作用もあることが明らかになっています。

このように、セサミンとビタミンEをともに含むごまは、LDLの酸化抑制に大きな効果を発揮する食品といえます。

（平田文彦）

赤ワインのポリフェノールがＬＤＬの酸化を抑え、動脈硬化を予防します

フォアグラや各種肉類、バター、生クリーム、チーズなどといったように、フランス料理には動物性脂肪がたっぷり含まれた材料が使われています。

こうした料理を中心にした食生活を送れば、コレステロール値は上がり動脈硬化につながります。狭心症や心筋梗塞などの心臓病が起きやすくなります。

当然、フランスでは心臓病が多いかと思いきや、意外なことに、フランスにおける心臓病の死亡率は、欧米諸国の中でも低いというのです。

この矛盾に満ちた現象は、フレンチ・パラドックス（フランスの逆説）と呼ばれ、これまで大きな謎になっていました。

しかし、その謎を解くカギは、フランス料理につきものの**赤ワイン**に隠されていたのです。

動脈硬化は、悪玉のＬＤＬコレステロールが活性酸素によって酸化された酸化ＬＤＬが引き起こします。

そこで動脈硬化を予防するには、活性酸素によるＬＤＬの酸化を防がなければなりません。

この役割を果たしているのが、実は赤ワインだったのです。赤ワインには活性酸素の害を抑える**ポリフェノール**という物質が豊富に含まれています。

ぶどうの皮の色素成分であるアントシアニンもポリフェノールの一種ですが、赤ワインはぶどうをまるごと使って醸造するため、赤い色のもとであるこのアントシアニンが豊富です。そのほか、カテキンやフラボノイドなど多くのポリフェノールが豊富に含まれているのです。

実際、私たちは体内での赤ワインの働きを調べてみました。実験の結果、予想どおり、赤ワインには体内でのＬＤＬの酸化を抑える働きがあることがわかったのです。

乳脂肪をたくさんとっても心臓病が少ないフランス

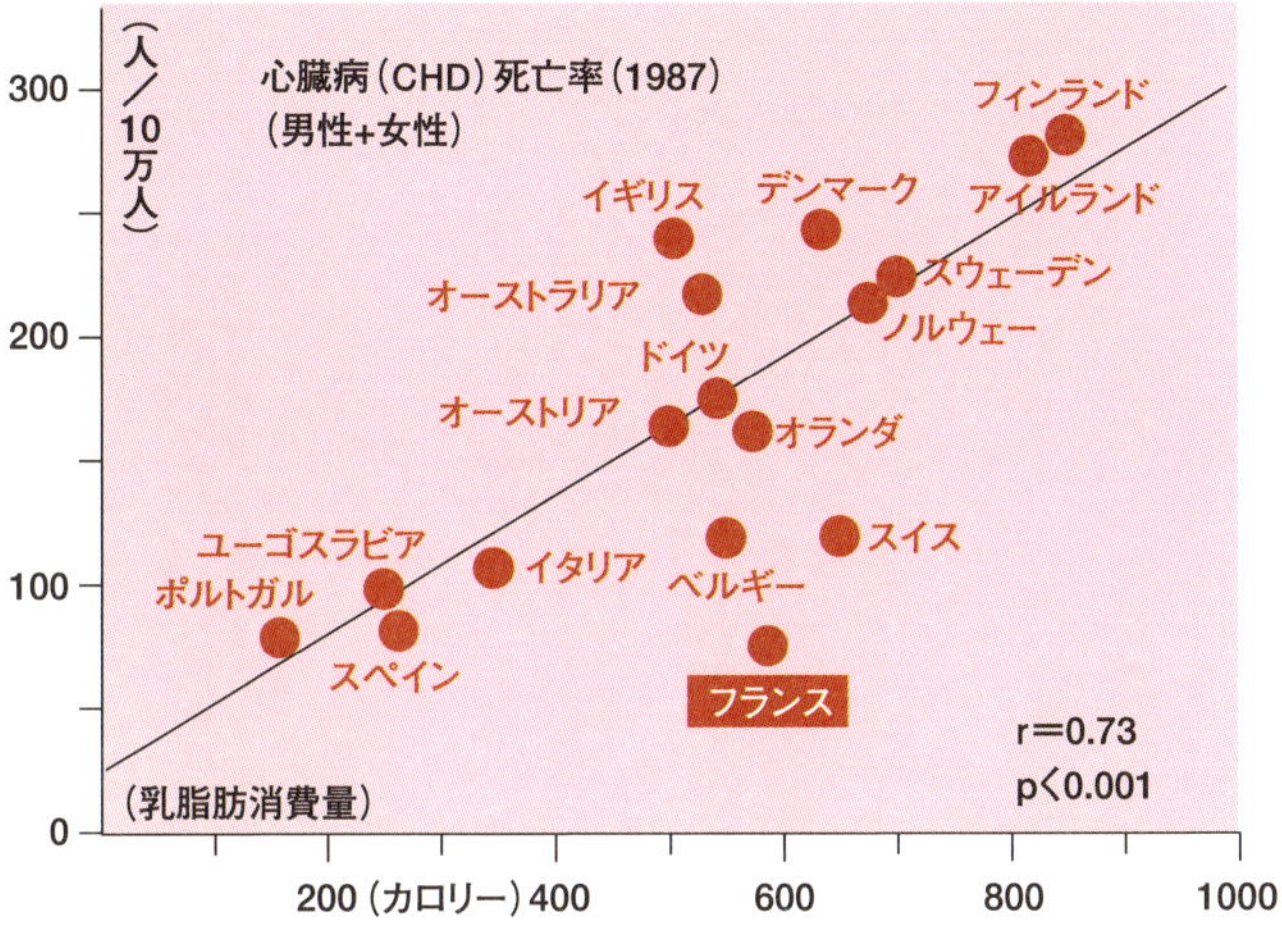

フランス人は、とっている乳脂肪にくらべ、心臓病（冠動脈疾患）による10万人あたり死亡者数が目立って少ないのがわかります

S.Renaudのデータ（Lancet1992:338:1523-26）を改変

肉をたくさん消費しても心臓病が少ないフランス

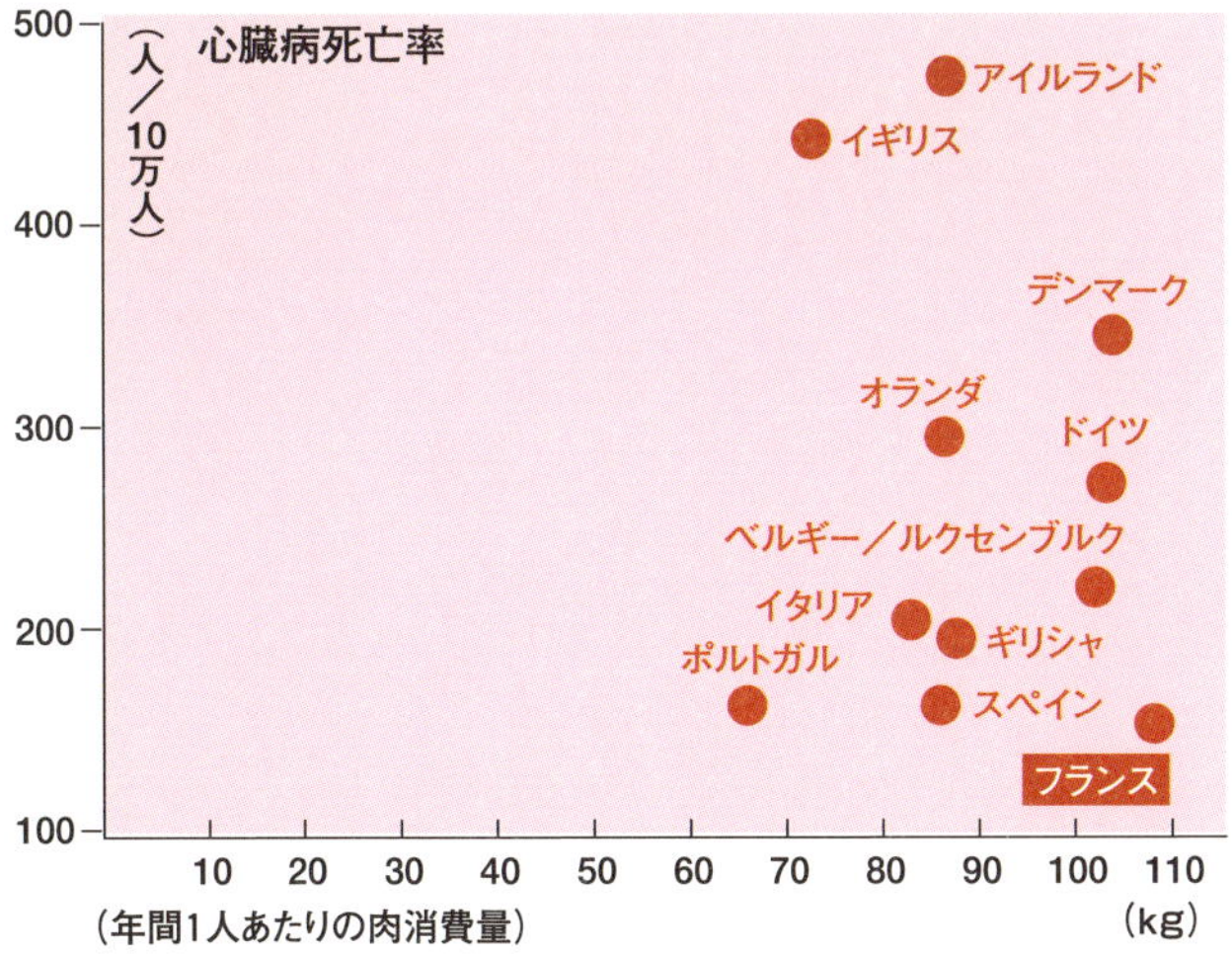

T.LVUlbrichtの報告（Lancet,1991）

では、1日にどのくらいの赤ワインを飲めばよいのでしょうか。

個人差はありますが、**毎晩、夕食どきにワイングラスで1～2杯（約200㎖）が目安**になるでしょう。赤ワインを常飲すれば、活性酸素によるLDLの酸化は抑えられ、動脈硬化はもちろん、心臓病や脳卒中の予防にも効果的です。

ただし、赤ワインはあくまでもお酒ですし、カロリーもあります。くれぐれも飲みすぎには注意しましょう。

（板倉弘重）

緑茶は悪玉コレステロールの吸収を抑えて排泄を促し、善玉コレステロールをふやしてくれます

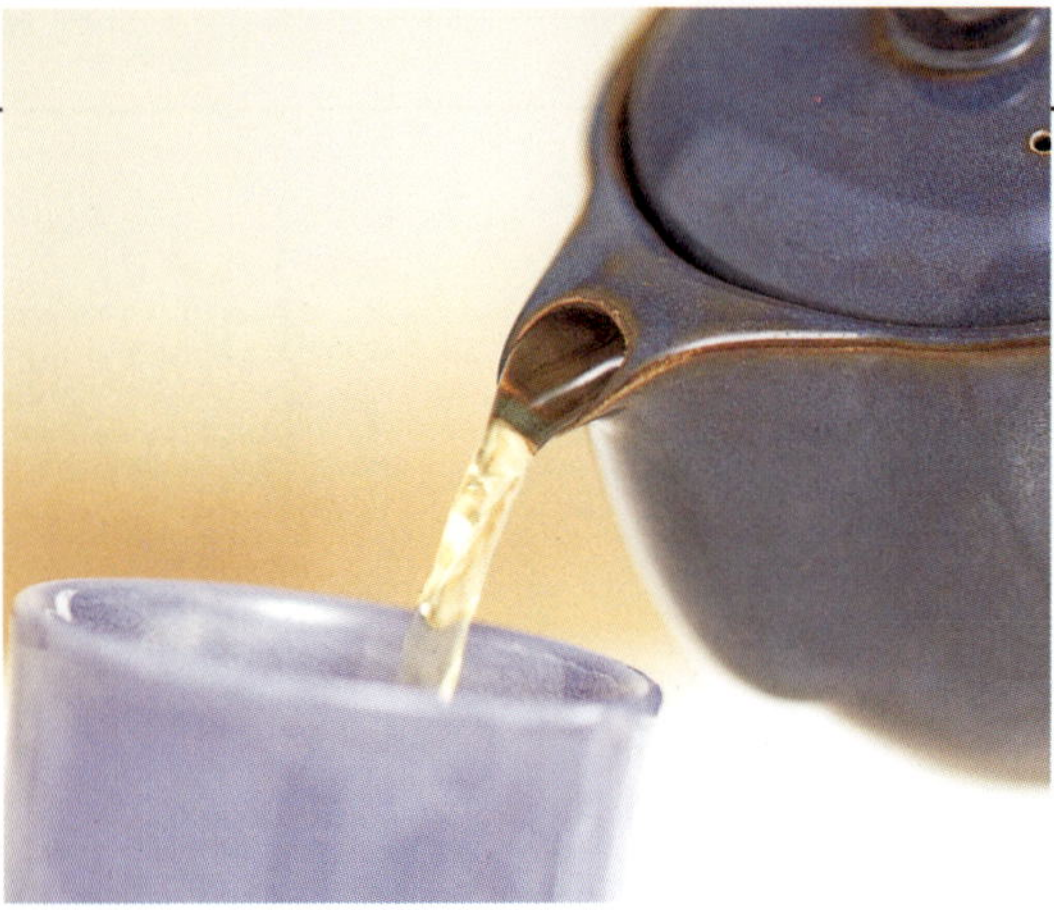

緑茶に含まれるカテキンという成分がすばらしい効果を発揮します

緑茶には、その渋み成分である4種類の**カテキン**が含まれていますが、中でも注目したいのは、**エピガロカテキンガレート**です。この成分には、コレステロールの吸収を妨げたり、排泄を促したりする働きがあります。

ラットを使った実験では、コレステロールや中性脂肪が多いえさを与えても、それにエピガロカテキンガレートを加えると血液中のコレステロールも中性脂肪も減少することがわかっています。そのうえ、ラットの糞《ふん》を調べてみると、脂質やコレステロールの排泄量が増えていることもわかりました。

これらの結果から、エピガロカテキンガレートには、食物からのコレステロール吸収を減少させると同時に、体外への排出も促進させる働きがあることが推測できます。

しかも、驚いたことに、悪玉のＬＤＬコレステロールが減少し、その反対に善玉のＨＤＬコレステロールが増加していたのです。

つまり、エピガロカテキンガレートには、高脂肪食を食べても悪玉コレステロールの吸収を極力抑えて排泄を促し、しかも善玉コレステロールをふやしてくれる作用があると考えられるのです。

悪玉のLDLの酸化も強力に防ぎ動脈硬化を予防します

さらにエピガロカテキンガレートは、強い抗酸化力があります。

動脈硬化の原因の一つは、悪玉のLDLコレステロールが酸化されることです。緑茶のエピガロカテキンガレートは、LDLコレステロールの酸化を防いでくれるのです。ただでさえ緑茶には、ビタミンCやE、カロチンといった抗酸化成分が豊富なうえ、それらよりも強い抗酸化力を持つ成分をさらに含んでいるわけです。

LDLコレステロールを少なくするうえ、その酸化を防ぐのですから、緑茶は、すぐれた動脈硬化予防の飲み物といえるかもしれません。

では、緑茶を1日にどのくらい飲めば、こうした効果を期待できるのでしょうか。さまざまな実験結果から推測すると、**1日10〜15gの緑茶**が必要です。ですから、**1回に5g程度の茶葉を使い、1回いれたら3杯ずつ、1日3回飲む**ことをおすすめします。

（林 栄一）

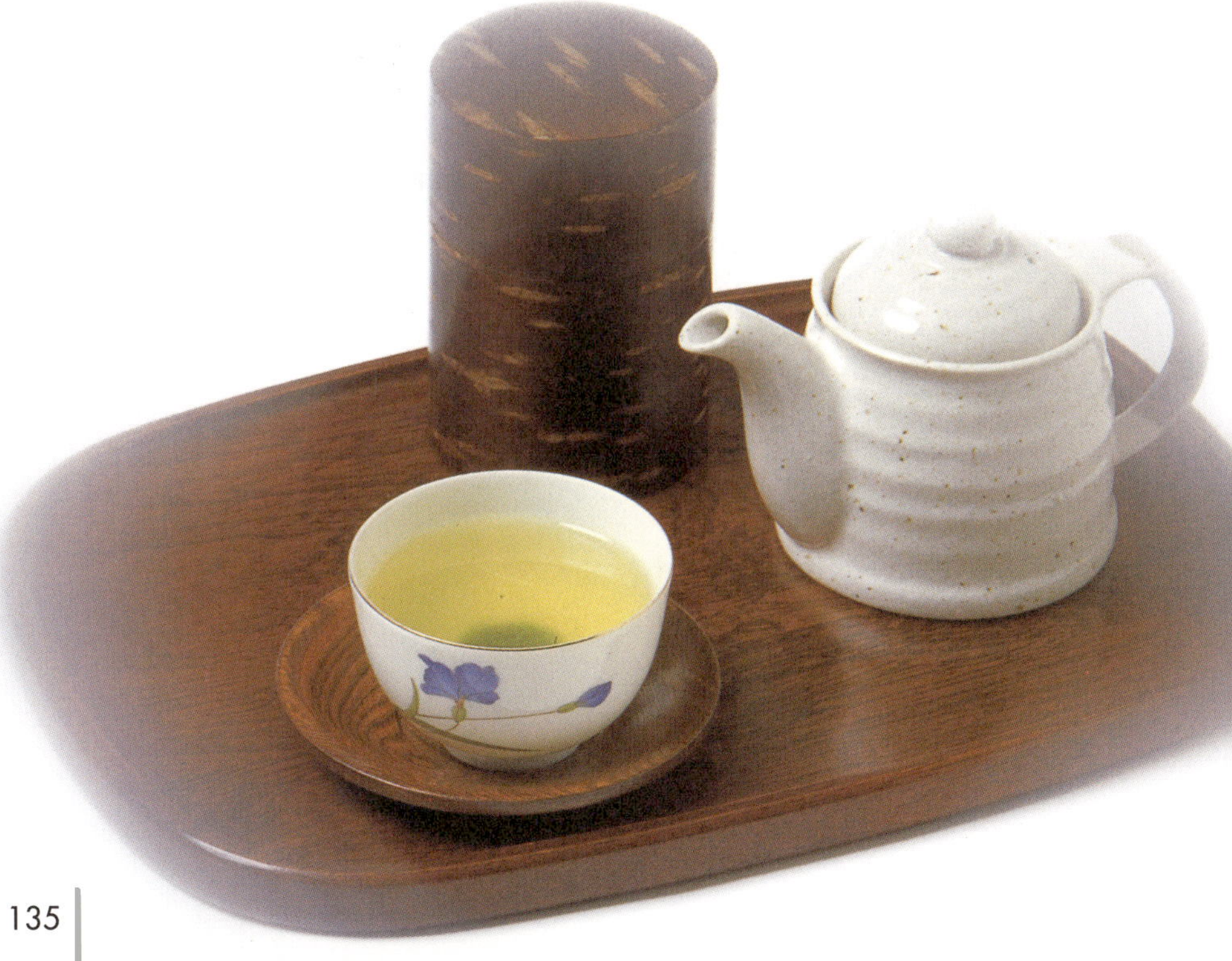

1日に3杯コーヒーを飲むようにすると、LDLの酸化が抑えられます

実は**コーヒー**には、低比重（悪玉）リポタンパク（＝ＬＤＬ）の酸化を抑える働きがあり、血栓や動脈硬化の予防に役立ちます。

免疫細胞が酸化ＬＤＬをみずからの中にとり込みすぎて泡沫細胞に変化すると、血管壁にこびりつき血栓や動脈硬化のもとになります。ところが、コーヒーを飲むと、このＬＤＬの酸化を大幅に遅らせることができるのです。

私は15人の男子学生（平均年齢22才）に1日3杯のコーヒーを飲んでもらい、血液を調べるという実験でこれを確かめました。

まず、被験者にはほかの飲み物などからの影響を考慮して1週間水だけを飲んでもらい、次に朝、昼、夜の1日3回、カップ1杯のブラックコーヒーを1週間にわたって飲んでもらいました。そして、コーヒーを飲む前と飲んだあとに採取した血

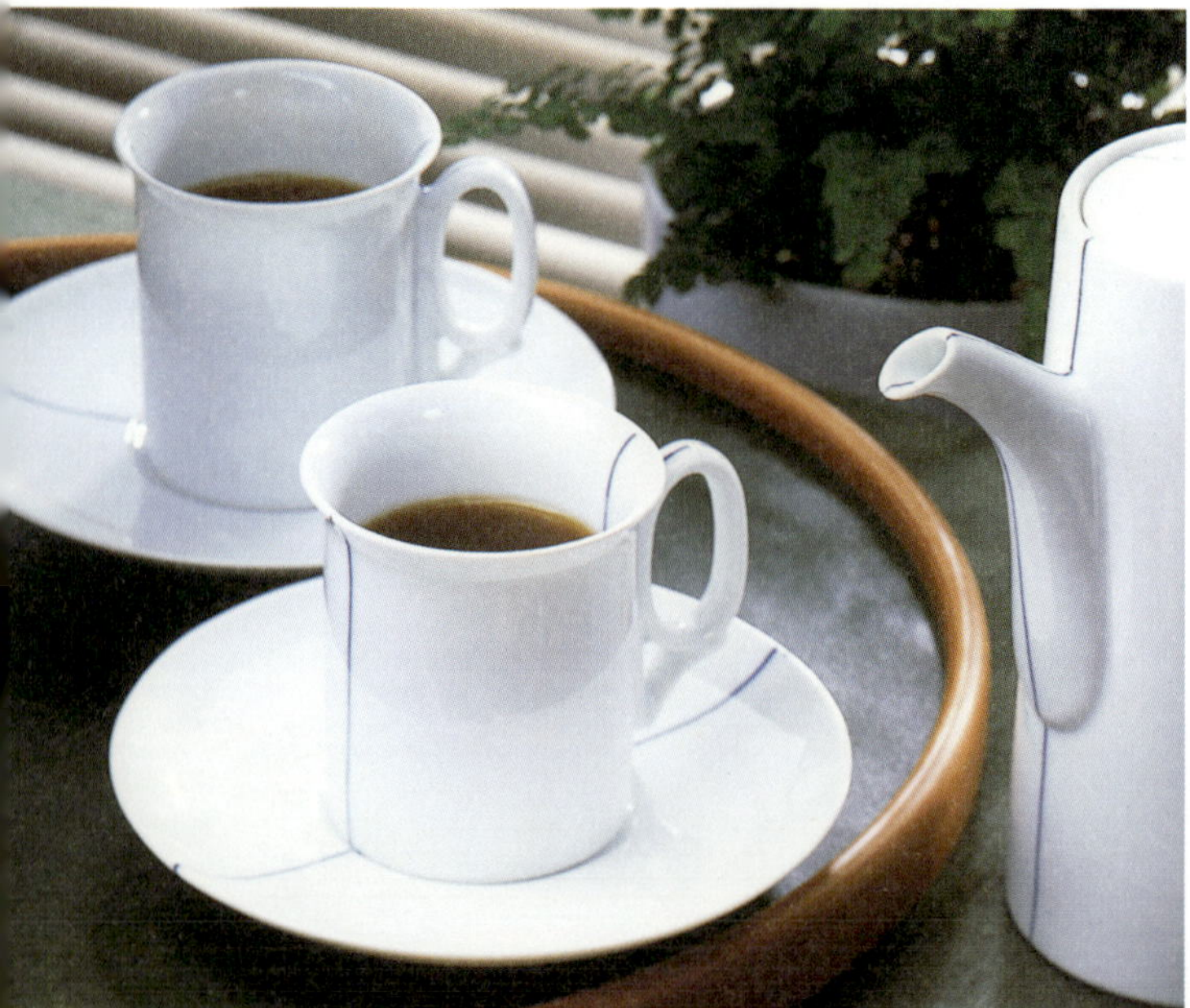

コーヒーを飲むとLDLが酸化されにくくなる

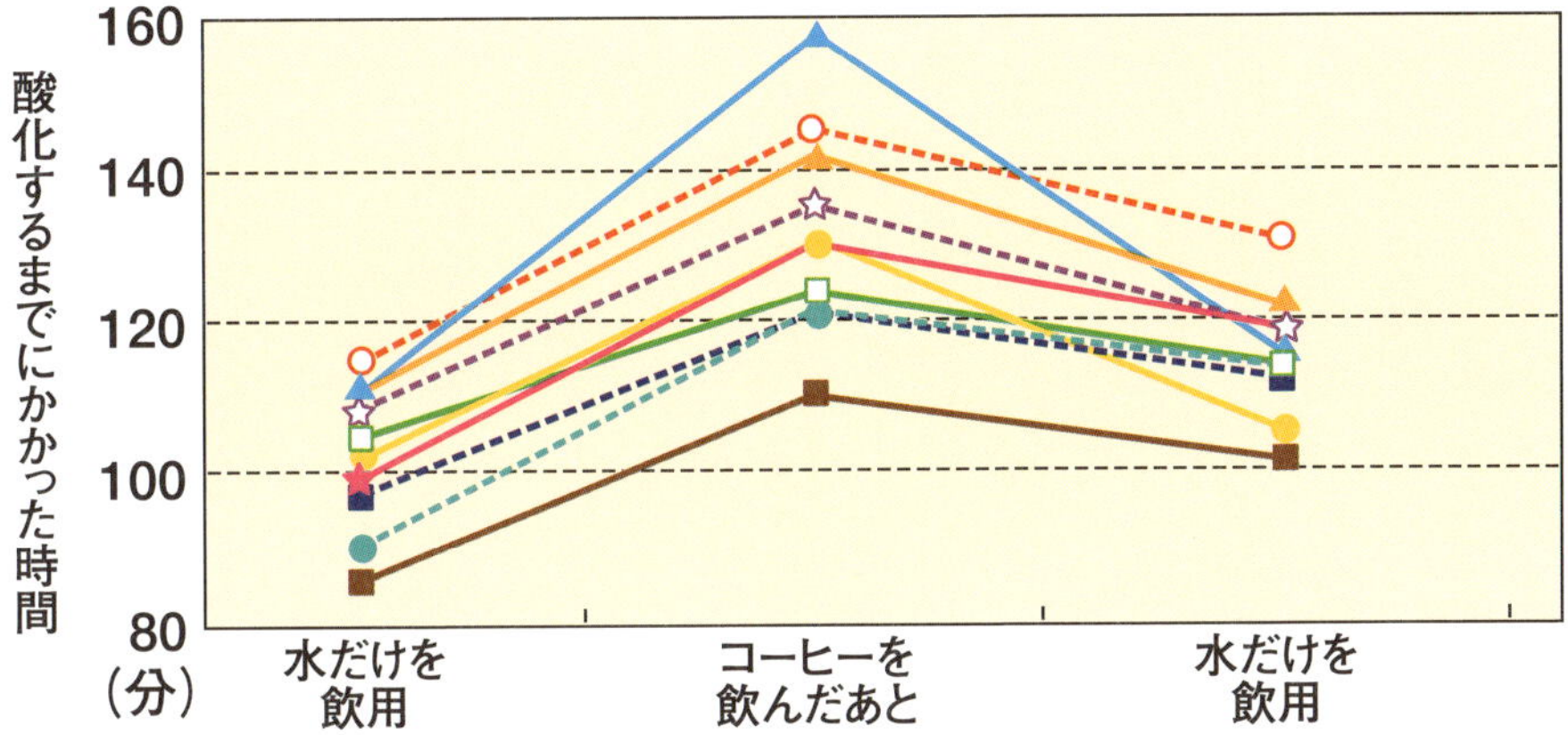

LDLの酸化のスピードを示すグラフ。コーヒーを飲んだあとの血液は、酸化までに長い時間がかかっている。つまり、酸化が抑制されていることがわかる
(2002年6月国際シンポジウムで発表)　その後、英文誌にも論文として報告されている

液それぞれに、LDLを酸化させる銅を加えました。すると、実験前の血液のLDLはどんどん酸化しますが、コーヒーを飲んだあとの血液のほうは、酸化の速度が抑えられたのです。

コーヒーには強力な抗酸化作用を持つ**クロロゲン酸**や**カフェイン酸**などの成分が含まれており、これらの抗酸化物質がLDLの酸化防止に有効に働いているようです。

なお、実験後の1週間にも水だけを飲む期間を設けました。すると、数値が実験前と同様の状態まで下がったので、この結果が確実にコーヒーの作用であることが確かめられました。

ちなみに、実験に使用したのはごく普通のアラビカ種のコーヒー豆で、24gで3杯分(約600mℓ)をいれたものです。インスタントコーヒーでも成分はあまり変わりません。

血栓や動脈硬化が引き起こす病気の予防のために、ぜひ1日3杯のコーヒーを、きょうから実践していただきたいと思います。

(湯川 進)

紅茶の抗酸化物質がLDLの酸化を抑え、動脈硬化を起こりにくくしてくれます

LDLの酸化を防ぐ紅茶の抗酸化作用

動脈硬化予防の大事なポイントの一つが、悪玉のLDLコレステロールの酸化を防ぐことです。そのための抗酸化作用は、さまざまな食物にみられますが、実は**紅茶**にもあることが実験によってわかりました。

男女の学生に毎日紅茶を5杯、約1カ月間飲んでもらい、LDLの酸化が始まるまでの時間を調べたのです。なお、比較するために、紅茶を飲まない学生たちの場合の時間も調べました。

すると、紅茶を飲まなかった学生グループに対して、紅茶を飲んだグループは、明らかにLDLの酸化が始まるまでの時間が延びたのです。これは、LDLが酸化されにくくなったことを意味しています。つまり、紅茶に含まれる抗酸化物質がLDLに直接働きかけて、LDLの酸化を抑えていると考えられます。LDLが酸化しにくくなれば、その分、動脈硬化も起こりにくくなるといえるでしょう。

とても強い紅茶の抗酸化物質の力

紅茶の抗酸化作用は、**カテキン**や**テアフラビン**などの物質によるものです。特にテアフラビンは紅茶特有の抗酸化物質です。これらの物質の抗酸化力は、たいへん強いといえそうです。それらを豊富に含んでいる紅茶を飲めば、LDLの酸化は抑えられ、動脈硬化の予防にもつながるといえるでしょう。

とはいえ、紅茶をガブ飲みするだけで動脈硬化を防げるわけではありません。抗酸化物質は植物性の食品・飲料に少なからず含まれており、それらをまんべんなくとることがたいせつです。紅茶もその一つとして飲むことがおすすめです。（石川俊次）

Part 7

食べ方や調理法で下げる

こんな調理法と食べ方がコレステロールを下げ、動脈硬化を防ぐ効果を倍増させる

●指導（掲載順）

石川俊次
ソニー株式会社人事部門産業保健部統括産業医
慶應義塾大学医学部内科客員准教授

西崎 統
西崎クリニック院長
聖路加国際病院内科名誉医長

足立香代子
せんぽ東京高輪病院栄養管理室長
管理栄養士

並木和子
椙山女学園大学名誉教授

落合 敏
天使大学大学院非常勤講師・栄養学博士

山口勝己
前日本水産学会会長

辻 啓介
畿央大学教授

井奥加奈
大阪教育大学准教授

田島 眞
農学博士・実践女子大学教授

倉茂達徳
東京福祉大学副学長・医学博士

善玉コレステロールをふやして動脈硬化を予防するために油脂を理想的な割合でとるさまざまな方法

動物性脂肪よりも、植物性の油や魚の油を多めにとるようにします

　善玉コレステロールをふやして動脈硬化を予防するには、動物性脂肪（飽和脂肪酸）と、魚の油や植物性脂肪（不飽和脂肪酸）とを、バランスを考えてとることがたいせつです。

　このバランスについて日本で有力になりつつある考え方は、**飽和脂肪酸、一価不飽和脂肪酸、多価不飽和脂肪酸を、それぞれ3対4対3の割合でとるのが望ましい**、というものです。

　では、この比率にするには、どうしたらいいのでしょうか。簡単にいえば、**動物性脂肪よりも、植物性の油や魚の油を多めにとる**ようにすることです。

　動物性脂肪というのは、牛、豚、鶏の肉に必ず含まれている脂肪で、適当に食べていれば、右に示した割合に相当する量がたちまちとれてしまいます。むしろ、**肉類はほどほどにする**のがポイント。その肉も脂身の少ないものを選び、目に見える大きな脂身がついていたら切り落とすようにします。こまかい脂肪までは気にすることはありません。白いかたまりのところだけをとり除けばいいのです。

　一方、**魚をとる回数をふやします**。肉と魚のおかずを１日交代に食卓にのせるなどといったように、交互にするとよいでしょう。

いろいろな種類の植物油を1日に大さじ2杯程度とります

　多価不飽和脂肪酸のうち、ＥＰＡやＤＨＡは魚介類に多く含まれています。

　多価不飽和脂肪酸のうちリノール酸は、サフラワー油やコーン油、大豆油、ごま油などに多く含ま

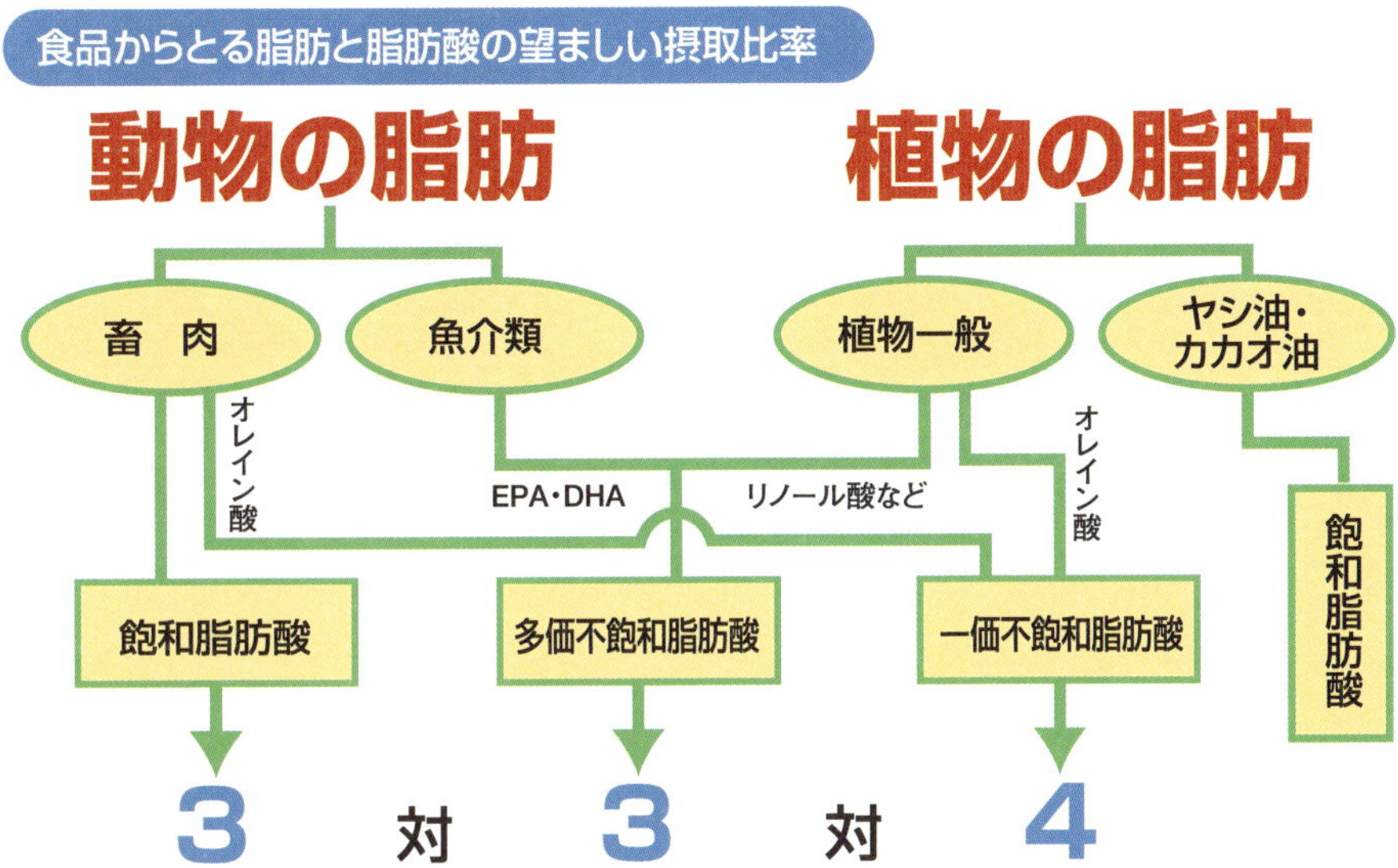

第6次改訂日本人の栄養所要量では、飽和脂肪酸、一価不飽和脂肪酸、多価不飽和脂肪酸の適正な摂取比率は3対4対3だとしています

れ、一価不飽和脂肪酸は特にオリーブ油に豊富に含まれています。この一価不飽和脂肪酸は畜肉などにも含まれています。

そこで、**植物油はオリーブ油を含めたいろいろな種類を使うようにし、その1日の使用量は合わせて大さじ1杯半〜2杯程度**にします。

ちなみに調理に使う油としては、菜種油がおすすめです。多価不飽和脂肪酸のリノレン酸と一価不飽和脂肪酸を多く含んでいるからです。

もっとも、植物性の油は、意識してとらなければ、なかなかとれないものです。いくつか方法が考えられます。たとえば肉を食べるときには必ずサラダを添えて、ドレッシングをかけ、残さずに食べるようにするのも一法です。ドレッシングは植物油ですから、これである程度の量がとれます。また、トーストにはバターをやめて植物性マーガリンを塗るようにするのも一つの方法でしょう。

こうしたことを意識して毎日行えば、飽和脂肪酸、一価不飽和脂肪酸、多価不飽和脂肪酸の比率が、かなり3対4対3の比率に近づいていくでしょう。

（石川俊次）

コレステロールを下げるコツは、揚げる・炒める といった調理法にひと工夫加えることです

炒め物は調理用具を選び、強火で調理します

一般に、コレステロールを多く含む食品はカロリーも高いものです。そこで、高いコレステロール値を改善するには、まず、そうした食品は控えることです。特に牛や豚のロース肉や脂身、バターやラードはカロリーがとても高い食材です。

とはいえ、油断《だ》ちするわけにもいかないので、炒め物や揚げ物をするときに摂取カロリーが過剰にならないように調理法を工夫して、できる限り油脂分が少なくなるようにします。

まず、使用する油は、必ず植物性のものにします。

炒め物の場合は、鍋（フライパン）を事前に十分に熱し、油を控えめに入れてよくなじませ、材料を入れてからは終始強火で炒めるのがポイントです。

また、同じ材料を炒めるにしても、油慣れしていない鍋よりは油慣れした鍋、さらにフッ素樹脂加工の鍋のほうが、油の使用量は少なくてすみます。

揚げ物のコツは吸油量を減らすことです

揚げ物の場合には、材料が油を吸収する量（吸油率）にも気を配らなくてはなりません（左ページの図を参照）。揚げ方によって、同じ材料でも吸収率には差が出てしまうのです。たとえば、えびは素揚げにすると3〜5％ですが、天ぷらにすると15〜20％にもなり、フライの15％よりはるかに油の吸収率は増加してしまいます。

そこで、揚げ物のときには、吸油量を少なくするために、「衣はできるだけ薄く」が大原則です。天ぷ

らよりはフライ、フライよりはから揚げ、から揚げよりは素揚げと、衣の少ない揚げ物を心がけましょう。材料を大きめに切ることも、吸油量を減らすためのコツです。

　また、吸油量を少なくするには、衣に小麦粉よりかたくり粉を使うほうが効果的。使用する食材によっては、かたくり粉を衣に使うようにしましょう。

　このように食生活に気を配り、油のとり方に毎日ひと工夫してカロリーを抑えることを3週間もつづければ、コレステロール値は徐々に下がってくるはずです。また、一度その値が下がれば、上がりにくくなります。


（西崎 統）

炒め物の吸油率

数値は、材料の重量に対する油の重量の割合を示しています

- 野菜炒め（生から炒めた場合）……7〜10%
- 野菜炒め（湯がいてから炒めた場合）‥3〜4%
- ムニエル……………………………5%
- ソテー………………………………4%
- 卵焼き………………………………4%

揚げ方によって吸油率はこんなに違います

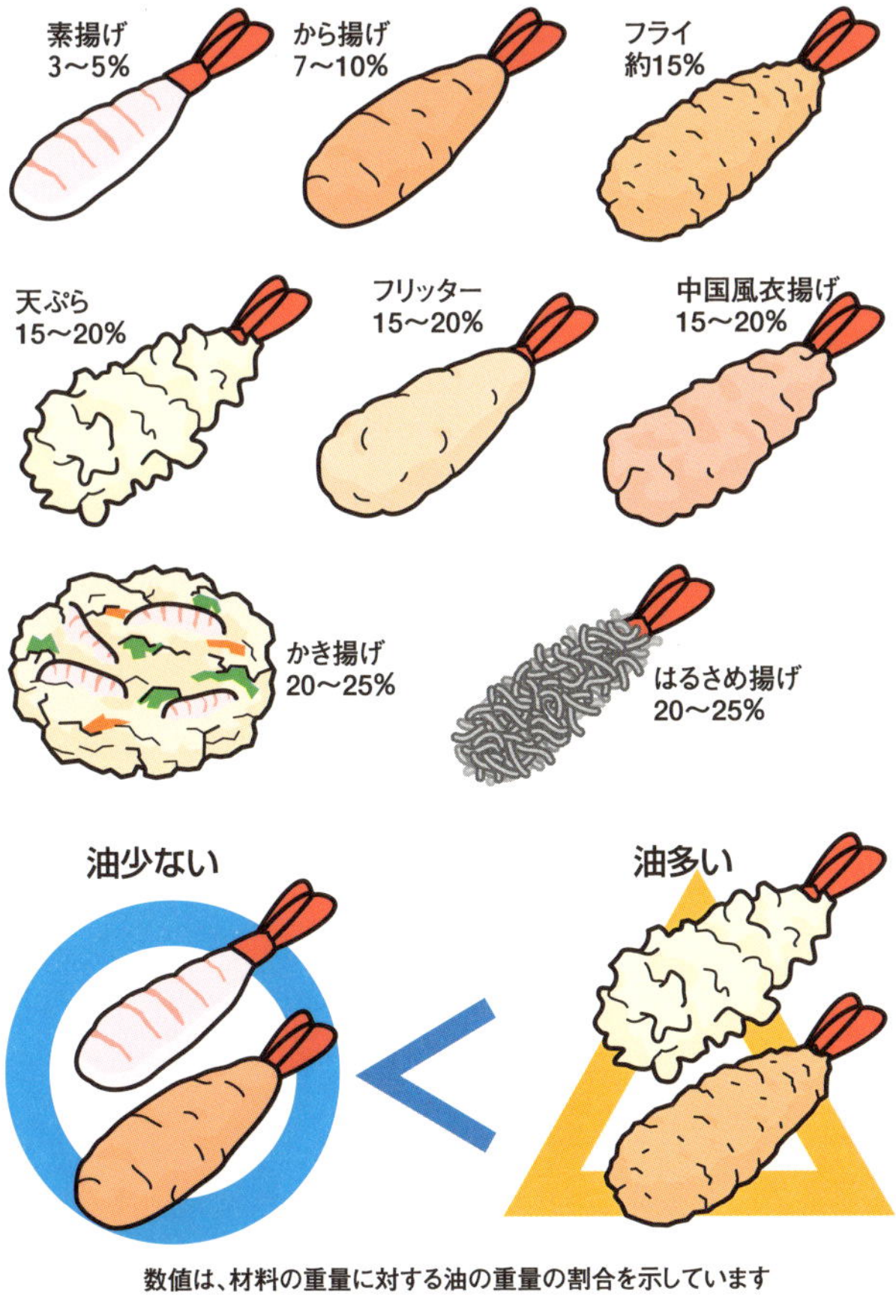

数値は、材料の重量に対する油の重量の割合を示しています

コレステロールを下げるために野菜をたっぷりとる食事のコツ

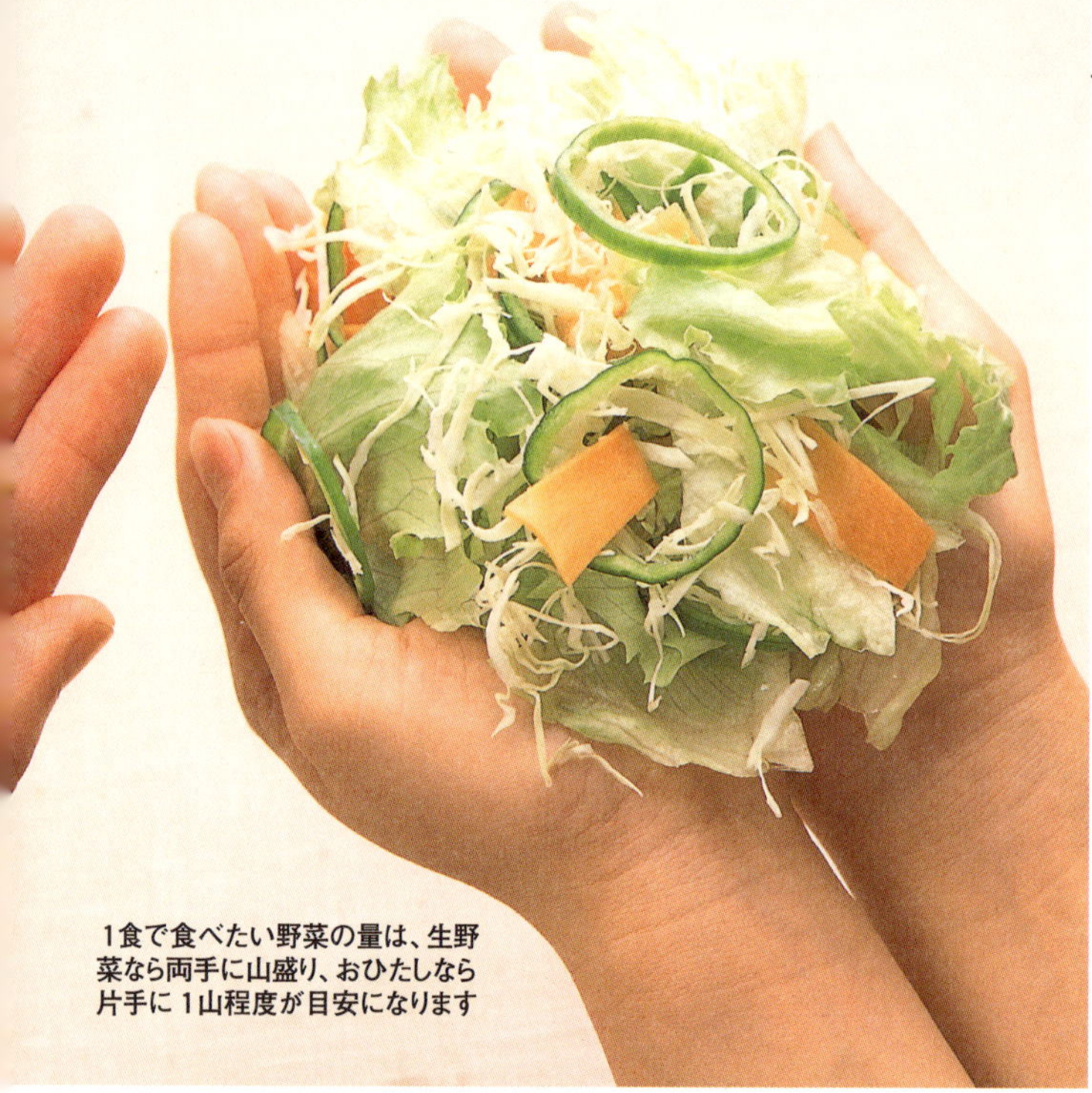

1食で食べたい野菜の量は、生野菜なら両手に山盛り、おひたしなら片手に1山程度が目安になります

1日に450gの野菜をとればコレステロールは下がります

コレステロールを下げるには、やはり第一に、毎日食べる野菜の量を増やすことが必要です。**1日に450g、1日3食として1食あたり150gは食べたいものです。**150gというと、生野菜なら両手に山盛り、おひたしなら片手に1山程度が目安になります。野菜をとるというと、野菜サラダなど、野菜を生で食べることをイメージしがちですが、おひたしなどのように煮る、ゆでるなどして加熱すると、かさが減って食べやすくなるものです。

一般に根菜類や緑黄色野菜に多いとされる水溶性の食物繊維は、腸内のコレステロールを排出してくれます。

また、緑黄色野菜には良質の植物性タンパク質が

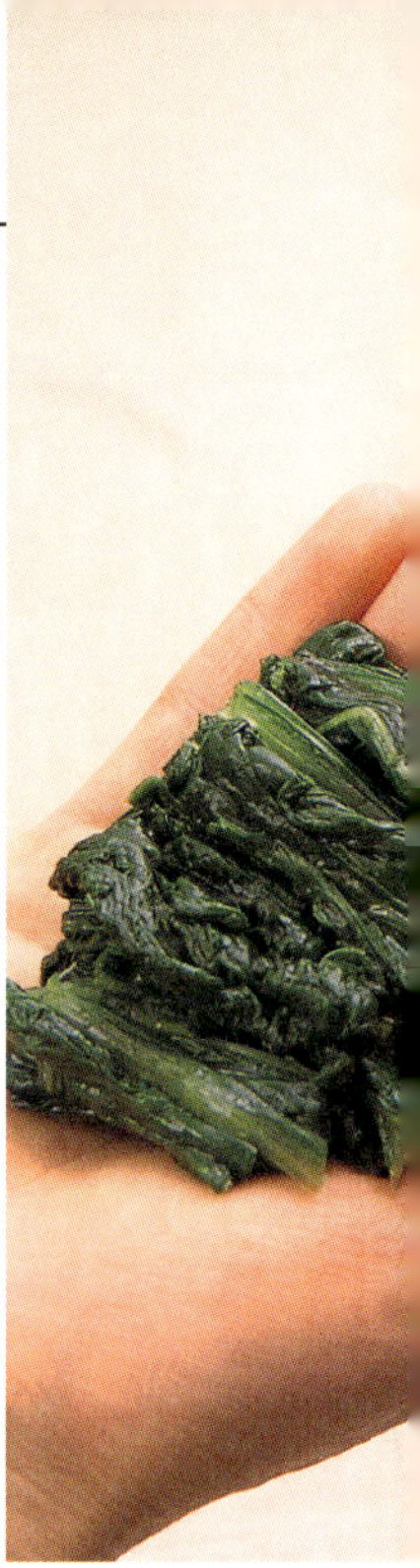

豊富ですし、動脈硬化の進行を防ぐすぐれた抗酸化成分であるビタミン類も多く含んでいます。そんなビタミン類としてよく知られているβ－カロチンは、細胞の「サビ」を防ぐ強い抗酸化作用があり、コレステロールが高い人は注目したい成分です。ちなみに、にんじんはこのβ－カロチンを効率的にとれる緑黄色野菜の代表格で、小さめのもの2本（200g）で14㎎のβ－カロチンをとることができます。

一方、糖質が豊富なかぼちゃやれんこんも、カロリーのわりにおなかが満たされるので、ご飯の量を減らすこともできます。

いろいろ工夫して、朝と昼に食べるのがコツです

一般に、肥満ぎみでコレステロールが高い人は、朝と昼の食事が少なく、夜に食べすぎる傾向があります。こんなタイプの人は、朝と昼に野菜を食べることをおすすめします。腹もちのよい野菜を食べれば満腹感が持続し、結果的に夜の食べすぎを防ぐことができるのです。

むずかしく考えることはありません。たとえば朝食にパンとコーヒーをとっているなら、そこに野菜料理を一品加えるだけでよいのです。

しかし、中には仕事で昼間は外食が多く、なかなか野菜はとれない人もいるでしょう。そこで利用したいのが、スーパーやコンビニで売られているおそうざいです。最近ではメニューも豊富で、ほうれんそうやいんげんのごまあえ、ポテトサラダや煮物など、種類も豊富です。これらを一品追加すればよいのです。できれば色の濃い野菜のおそうざいを選びましょう。

缶入りのにんじんジュースやトマトジュースも、時間がないときには重宝します。この2つをミックスして飲むと、さっぱりしておいしく、野菜ジュースが苦手な人にもおすすめです。

さらに夕食でも、ふだんは肉が中心の人なら、多めに緑黄色野菜を食べれば満腹感も得られ、全体の摂取カロリーも抑えられます。

（足立香代子）

DHAやEPAを効率よくとるために知っておきたい魚の選び方と調理法

じょうずな魚選びはこのようにします

青背の魚に特に豊富に含まれるEPAやDHAという成分が血液をサラサラにし、動脈硬化を予防することはすでにご存じでしょう。ただ、一つ気になるのは、どちらも不飽和脂肪酸である点です。

脂肪酸は飽和脂肪酸と不飽和脂肪酸とに大きく分けることができますが、構造的に安定していて化学変化を起こしにくい飽和脂肪酸にくらべ、不飽和脂肪酸は酸素とすぐに結びついて有害な過酸化脂質に変化しやすいのです。

魚に含まれる油の酸化は、それほど早く進むわけではありませんが、魚そのものの選び方、調理法には気をつかいたいものです。

干物については、天日干しのものは太陽の紫外線などのため油が酸化され、かえって害があるともいわれますが、それほど神経質に考えることはありません。もちろん、古いものより新しいもののほうが味も栄養的にもよいことは確かです。油が変質して黄色くなっているものは避けましょう。

DHA・EPAをまるごと生かすために

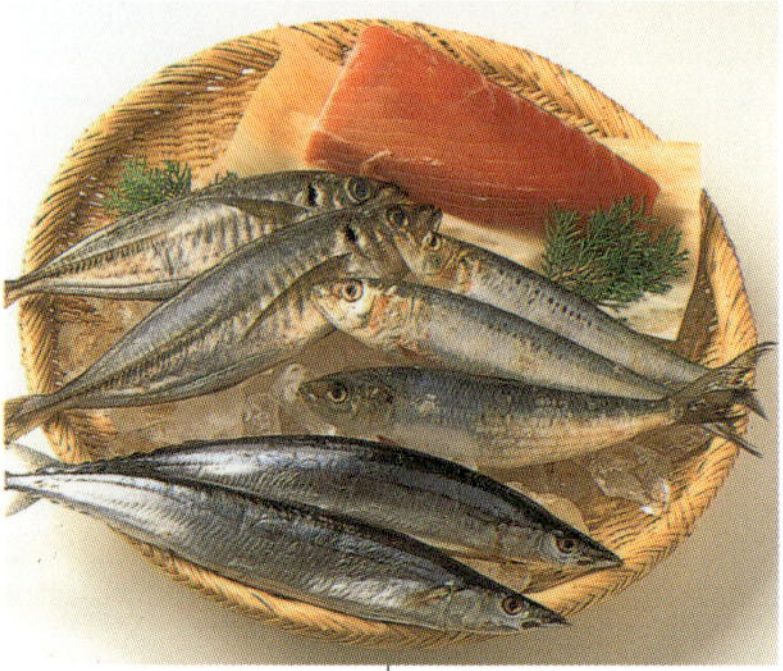

魚の選び方	料理法と食べ方
●目が澄んでいるもの	●薬味には、しょうがやねぎを
●うろこがそろい、光っているもの	●煮魚料理は15分以上煮ない
●指でさわって、身に弾力があるもの	●焼き魚は、焼きたてのものを

生魚なら目が澄んで、うろこがそろってキラキラ光り、指でちょっと押すと弾力があって身が締まっているものなら新鮮です。青背の魚は一般に傷みが早いので、これらに気をつけて選ぶようにしてください。

こんな調理法で栄養素がまるごととれます

魚のEPAやDHAの量は、同じ種類でもとれた場所や時期によって違いがありますが、旬のものなら脂も乗って味もよいはずです。

EPAやDHAを無駄なくとる食べ方は、なんといっても刺し身です。しょうがやねぎを薬味に使うといいでしょう。しょうがにはショウガオールやジンゲロールが、また、ねぎには硫化アリルという成分が含まれていて、これが酸化を防ぐ作用を持っています。こうした薬味で味を引き立てると同時に、油の酸化を防ぐことができます。

ねぎをのせてちょっと日本酒を落とし、ホイルに包んで蒸し焼きにして食べるのも効率のよい食べ方です。蒸し上がりにしょうが汁をたらし、汁まで残さず飲むと油を無駄なくとれます。

煮魚はあまり長く煮ないこと。15分たったころからEPAやDHAの量がガクンと減りますし、魚はもともと火が通りやすいので、あまり長く煮るとおいしくなくなります。

さんまなどはジュージュー焼きたてがおいしいものです。焼いたり油で揚げたりするとEPAやDHAは多少減りますが、気にすることはありません。むしろおいしく食べることのほうが、血栓症などの予防につながります。

（並木和子）

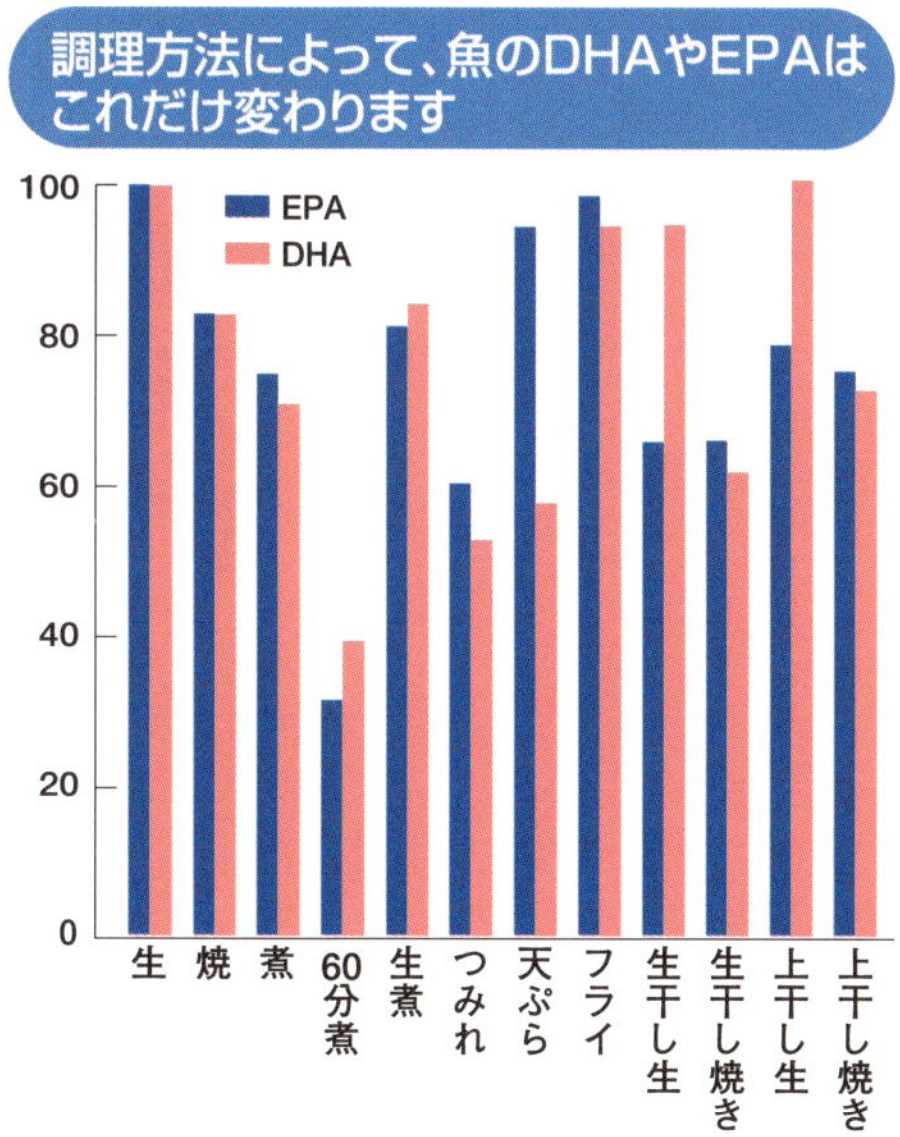

いわしをさまざまな方法で調理したあとのDHAとEPAの残存率を調べた結果（山口了三先生の資料による）

魚介類を食べてコレステロールを下げたいときはT／C比が2以上のものを選ぶことです

魚介類に特に豊富なタウリンという成分には、血中コレステロールを下げる働きがあります。とはいっても、タウリンを含む魚介類がすべてコレステロールを下げるとはいい切れません。なぜなら、タウリンを含むその食品に、それを上回るコレステロールが含まれている可能性もあるからです。

そこで問題になるのが**T／C比**、つまり、タウリンとコレステロールとの割合です。さまざまな実験や研究の結果から、**タウリンの含有量がコレステロールの2倍以上、つまりT／C比が2以上の食品なら、コレステロール低下作用があると考えられます。**下の表をご覧ください。あじ、さばなどの魚はいずれもT／C比が2以上で、コレステロールを下げる食品であることがわかります。ただし、めばちまぐろだけは赤身、中とろともに、あまりよくありません。

おもしろいのはぶりとかつおで、身をきれいに残

食品によってタウリンがコレステロールの何倍含まれているか（T／C比）がわかる表

食品名	T／C比
あじ	3.6
まだい	2.8
さば	2.7
さんま	2.6
にしん	2.3
かつお（全体）	3.0
かつお（血合いのみ）	8.0
かつお（普通肉のみ）	0.1
ぶり（全体）	3.9
ぶり（血合いのみ）	2.1
ぶり（普通肉のみ）	0.4
めばちまぐろ（赤身）	1.0
めばちまぐろ（中とろ）	0.2
カキ（殻つき）	18.4
カキ（パック入り）	11.4
はまぐり	13.0
あさり	8.0
ほたて貝柱（冷凍）	13.3
ほたて貝柱（缶詰め）	5.0
するめいか	2.2
まだこ（ゆで）	5.6
大正えび（生）	2.5
毛がに（ゆで）	5.4
牛肉（肩ロース）	0.6
豚肉（肩ロース）	0.8

（辻啓介、矢野誠二　1984）

さず食べた場合のT／C比はそれぞれ3.9、3.0ですが、血合い肉を食べ残すと、0.4、0.1に落ちてしまいます。血合いがあるような大きな魚では、血合いもいっしょに食べなければ、タウリンの効果は失われてしまうわけです。

私は以前から、コレステロールだけを悪者呼ばわりする意見には反対してきました。適量のコレステロールをとることは中高年にも必要なのです。

たいせつなのは、同時にコレステロールを下げる食品を十分にとり、バランスをとることです。あじやさばなど、新鮮な魚介類をできれば毎日、食卓に上らせ、生活習慣病の予防や改善に役立てたいものです。

（落合 敏）

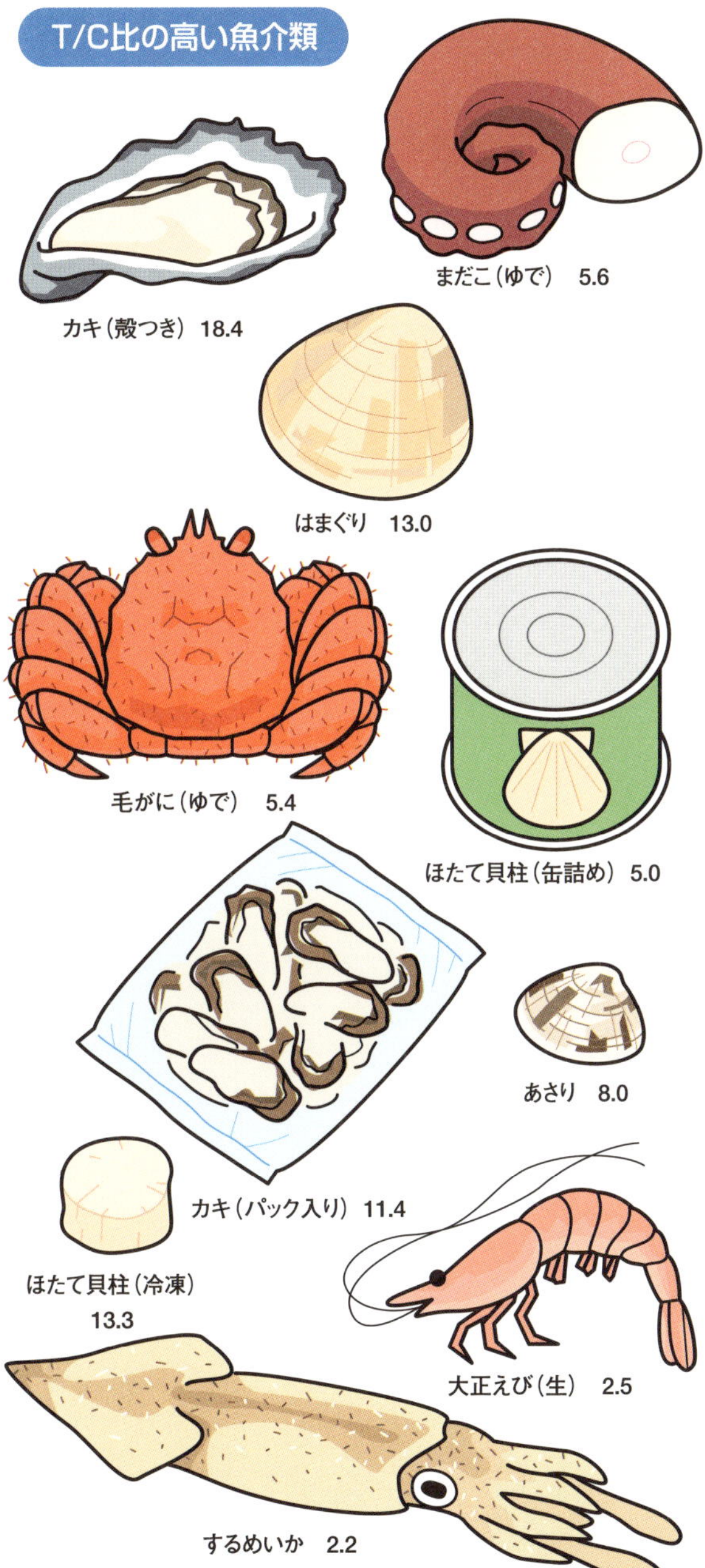

コレステロールを下げるタウリンをじょうずにとる魚介類の調理法を覚えておきましょう

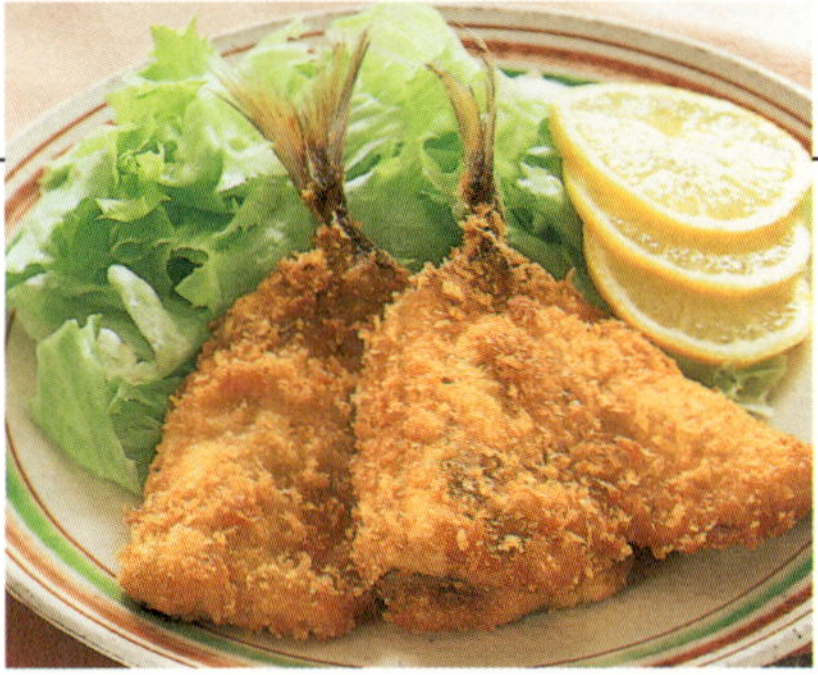

　コレステロール値を低下させる有効成分の一つであるタウリンは含硫アミノ酸の一種です。アミノ酸といってもタンパク質を構成するものではありません。タンパク質である魚肉そのものではなく、いわゆるエキスの中に遊離しているアミノ酸なのです。このためタウリンを効率よくとるには、できるだけこのエキスをのがさないように調理することが、たいせつなポイントになります。

　タウリンを無駄なくとるには刺し身などのように生で食べるのがいちばんですが、注意が必要なのは加熱調理する場合です。火を通すと、とかくエキスが流出してしまいがちだからです。

　煮る、焼く、揚げるでいえば、パン粉や小麦粉でおおってしまう**フライやムニエル、それに焼き魚などは、エキスを逃がさないでタウリンをとるための有効な料理法**です。

　煮魚や鍋物などにする場合は、煮汁をよく煮立ててから入れるのがコツです。このようにして急激に加熱すると身の表面が縮まって、エキスの流出を抑えてくれるからです。ただし、あまり長い間煮てしまっては、エキスは汁にとけ出してしまうので注意が必要です。

　なお、冷凍魚を料理に使う場合は、解凍の仕方にもコツがあります。タウリンは水にとけやすい性質があるので、いきなり解凍しては、とけ出した水分といっしょにタウリンも流出してしまいます。夕食で使うなら、朝のうちに冷凍庫から冷蔵庫に移し、水分が出ないようにゆっくり解凍するのがじょうずな方法です。

（山口勝己）

豆腐に魚を組み合わせて食べるとコレステロール低下作用がいっそう高まります

大豆には、コレステロール低下作用のある脂質やタンパク質が豊富に含まれています。肉や卵などの動物性タンパク質とともにバランスよくとりたいものです。タンパク質の理想的な摂取は、一般成人では、動物性1に対して植物性を1.5くらいの割合でとるのがよいとされています。

さて、こうした大豆のコレステロール低下作用をより有効に生かす食事法の一つとして、豆腐と魚の組み合わせがあります。豆腐は絹ごしより木綿豆腐のほうがおすすめです。木綿のほうが脂肪を多く含むので、タンパク質ばかりでなく、リノール酸やレシチンなど脂質の効果も期待できるからです。

一方、魚の油にはEPAやDHAという不飽和脂肪酸が含まれています。この2つの不飽和脂肪酸には、血液をサラサラと流れやすくさせると同時に、コレステロール値を低下させる作用があります。そしてもう一つ、忘れてはならないのが魚肉に含まれるタウリンという成分で、これにもコレステロール値を低下させる働きがあります。

ですから、豆腐と魚を組み合わせて食べれば、右にあげた大豆と魚の栄養成分によるコレステロール低下が、相乗的に強化されるというわけです。

豆腐と魚は、冬ならば、たらちりやたいちりなどのなべ物でおいしくいただけます。まぐろやさばを豆腐と合わせて煮物にしてもよいでしょう。

夏には、冷やしちりというのもオツです。これは、冷たい氷皿に、湯引きしたたいとゆでて冷ました豆腐を盛り合わせたものです。いっしょに、しいたけやこんぶを煮て盛り、三つ葉やかいわれ大根、海藻などを添えると、栄養的にも風味の点でもいっそう引き立ちます。ポン酢でいただくと、さっぱりとして格好の夏向き料理になります。

（落合 敏）

魚介類を使った酢の物は、コレステロール値が気になる人におすすめの料理です

魚介類は生で食べるのがいちばんですが しょうゆのせいで塩分のとりすぎが心配

近年、魚介類に含まれる成分にコレステロール値を下げる作用のあることが次々に明らかになってきました。そうした有効成分をそこなわずに効率よくとるためには、生で食べるのがいちばんです。

魚介類を生で食べるといえば、まず刺し身が頭に浮かびます。刺し身は味覚の面からはもちろん、栄養分のとり方からみてもすぐれた食べ方の一つですが、しょうゆをつけて食べるために、塩分のとりすぎにつながるという欠点があります。

そこでおすすめなのが、酢の物にして食べる方法です。酢の物は日本独特の料理法で、素材そのものの味わいを生かすさっぱりとした舌ざわりや風味に加えて、魚介類の持つ栄養素や有効成分を無駄なくとり入れられるという点で、たいへんすぐれた料理法であるといえます。

もともと日本人の食事は塩の使用量が多く、これが高血圧を招き、脳出血を引き起こす大きな要因となっていました。しかし、酢を使えば塩の使用量を減らすことができます。

酢の物の材料になる魚介類や海藻などには コレステロールを下げる成分が含まれます

ところで、酢の物の主材料であるいかやたこ、貝類などですが、以前はコレステロールを多く含むため、コレステロール値が気になる人は控えたほうがいいといわれていました。しかし、新しい計量法によって、その含有量は大幅に少ないことがわかっています。それどころか、むしろコレステロールを下げる作用のあるタウリンを多く含んでいるため、最近では

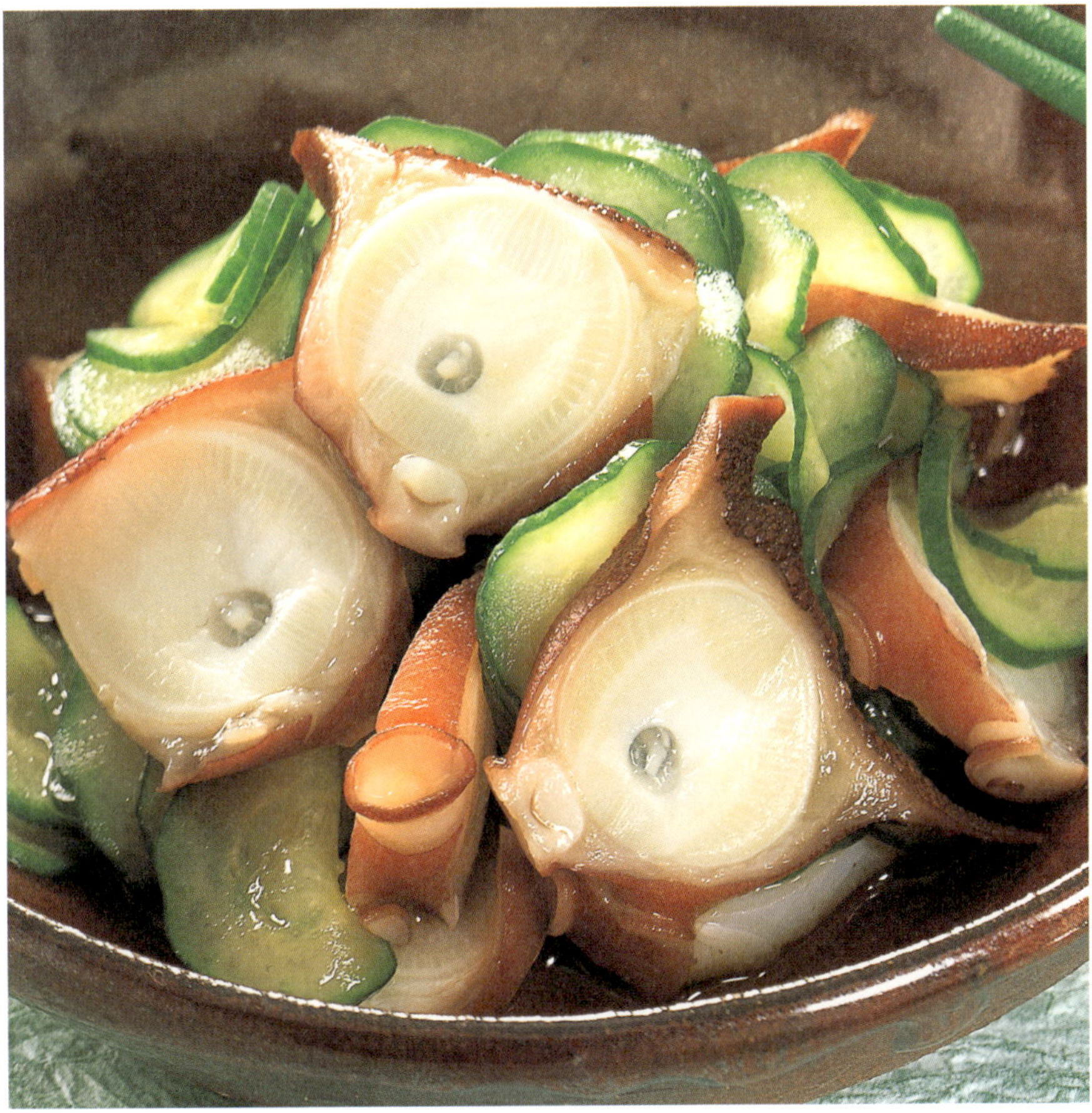

積極的にとったほうがよいというのが常識になってきています。

一方、酢の物の材料としていっしょに使われるきゅうりやわかめにも、いくつか有効成分があります。その中でまずあげられるのが、食物繊維です。食物繊維の働きの一つとして、血中コレステロールを下げる作用もあります。さらに、きゅうりやわかめに含まれている葉緑素(クロロフィル)にも、食物繊維と同じように血中コレステロール値を下げる働きがあることがわかっています。

このように、魚介類の酢の物は、高コレステロールを改善する成分をたっぷりとれる料理です。とりわけコレステロール値が気になる人には、積極的に食卓にのせてほしい一品といえます。

(辻 啓介)

血栓予防効果のある玉ねぎは、スープやだし汁で煮るのが特効成分を壊さないコツです

玉ねぎにずば抜けて多い抗酸化性物質ケルセチンをフルに生かすために

玉ねぎには、**ケルセチン**というすぐれた抗酸化性物質が豊富に含まれています。ケルセチンはフラボノイドの一種で、活性酸素の害を抑え、血液や血管の若さの維持に役立ってくれます。つまり、動脈硬化を予防してくれるのです。

玉ねぎに含まれるケルセチン量の多さはほかの野菜にくらべてずば抜けてはいますが、その効用をフルに生かすには、調理の際にできるだけケルセチンが壊れたり、減ったりしないようにするのがポイント。調理法によって、ケルセチンの量がどの程度変化するのか、いくつかの実験をして調べてみました。

ケルセチンは加熱に強く調味料を加えて煮ると減りにくい

ケルセチンは加熱に強い

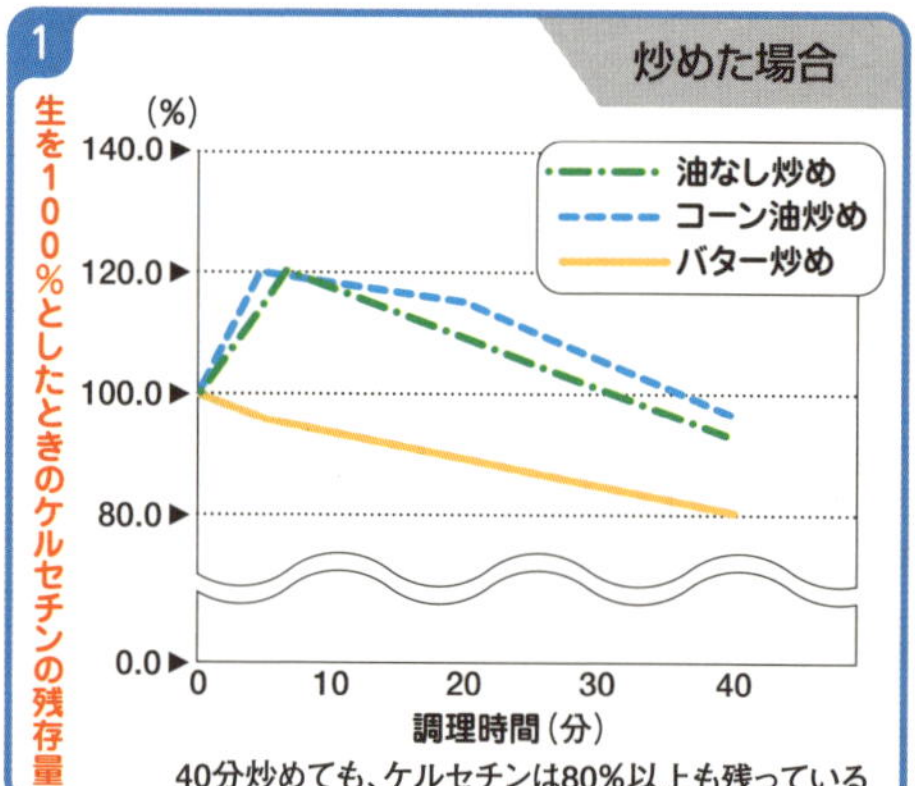

40分炒めても、ケルセチンは80%以上も残っている

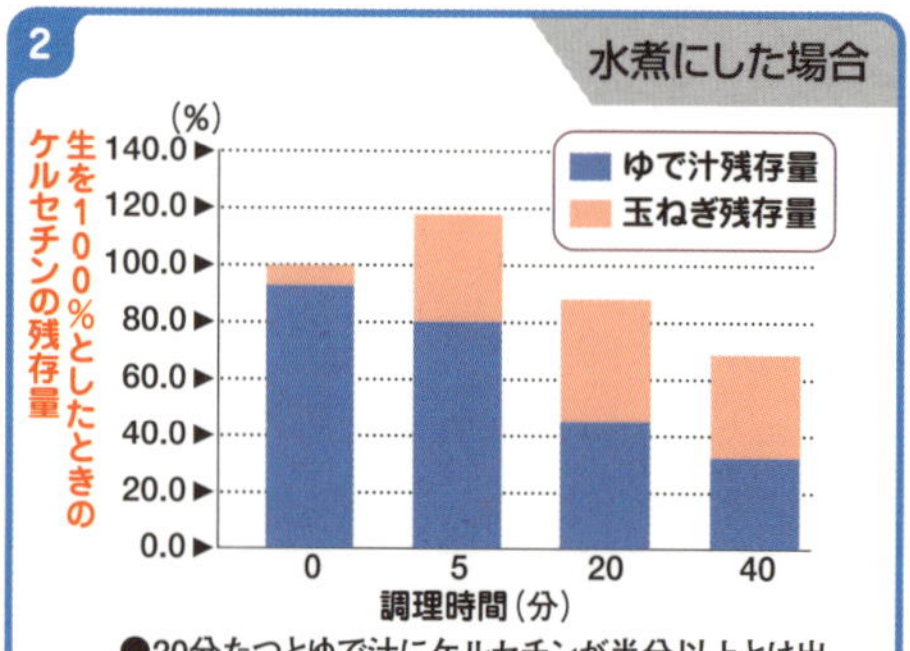

●20分たつとゆで汁にケルセチンが半分以上とけ出る。そのあとは徐々に減少する
●5分後にケルセチン量がふえているのは、加熱してケルセチンがとけ出て、抽出しやすくなったため

ケルセチンは、玉ねぎの中では水にとけやすいように、ほかの成分と結びついて存在しています。そして、食べると腸の中で分解され、一部はケルセチン配糖体の形で体内に吸収されます。

実験では、まず玉ねぎを炒めた場合と水煮にした場合に、それぞれケルセチンの総量がどのように変化するかを調べました。

グラフ1は、玉ねぎのみじん切りをフライパンで炒めた結果です。40分加熱しても80%以上残っていることから、**ケルセチンは加熱に強いことが明らかです。**

グラフ2は水煮にした場合で、この結果からも、ケルセチンは熱に強いことがわかります。ただ、**ケルセチンは煮汁にとけ出ることがはっきりわかるので、煮物に使った場合は、煮汁ごと食べる**のが賢い食べ方といえます。

また、玉ねぎを煮る場合、まったく味をつけないよりも、**調味料を加えて煮たほうがケルセチンが減りにくい**ことが明らかになっています。食塩やうまみ調味料（グルタミン酸）などがよいことはグラフ3、4が示しています。そのほか、酢やしょうゆなどもよい結果を生むと考えられます。なお、鉄製のフライパンで調理してもほとんど減りません。

以上のことから、玉ねぎは炒めたり、スープやだし汁などで煮たほうがおいしいうえに、機能性成分も壊れにくいというのが結論です。なお、玉ねぎの切り方は八つ割りでもみじん切りでも、この特効成分に変化はありませんでした。

（井奥加奈）

味をつけて煮たほうがケルセチンは減らない

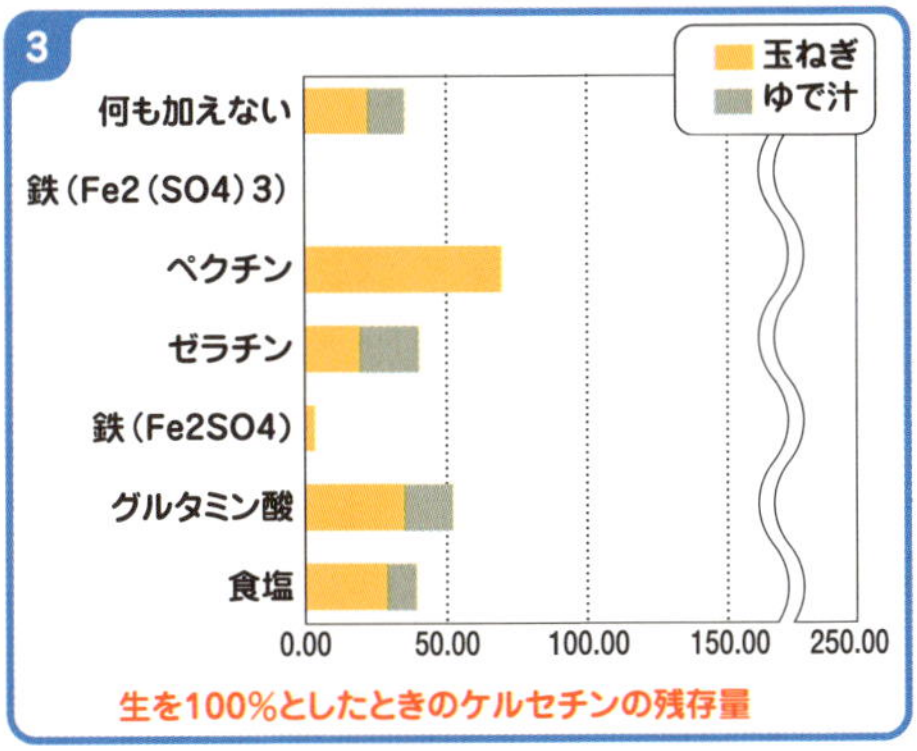

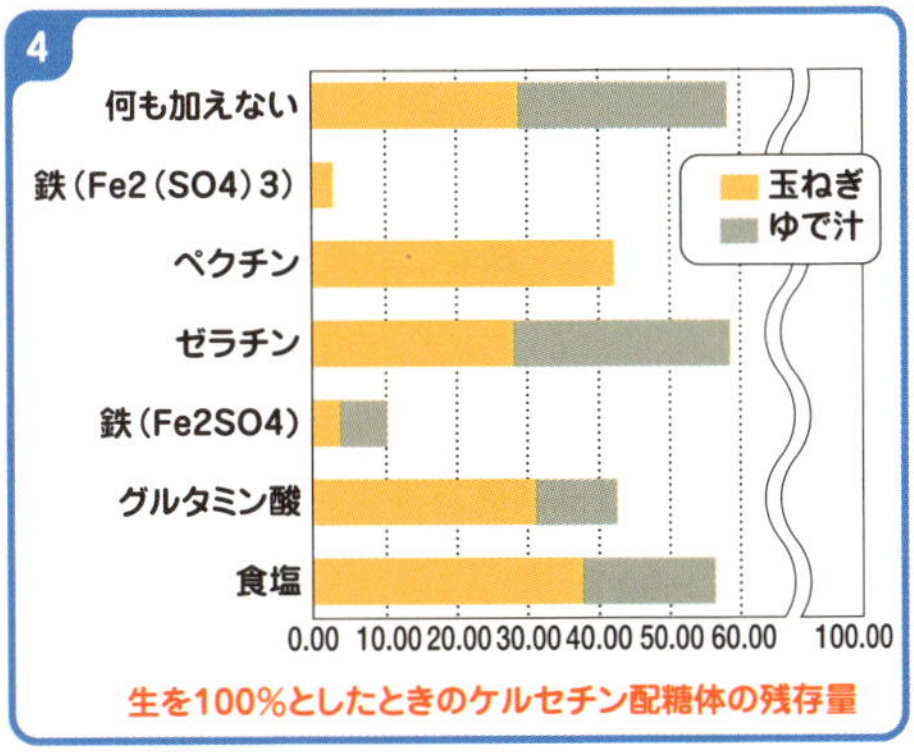

●100gの玉ねぎのみじん切りを200mlの水、1%濃度で20分煮る
●こんぶだしやチキンスープで煮ると、ケルセチンは減りにくい
●生肉などの血液に含まれる鉄分はケルセチンを減らす

玉ねぎを褐色になるまで炒めると薬効成分が増し、コレステロール低下作用もいっそう高まります

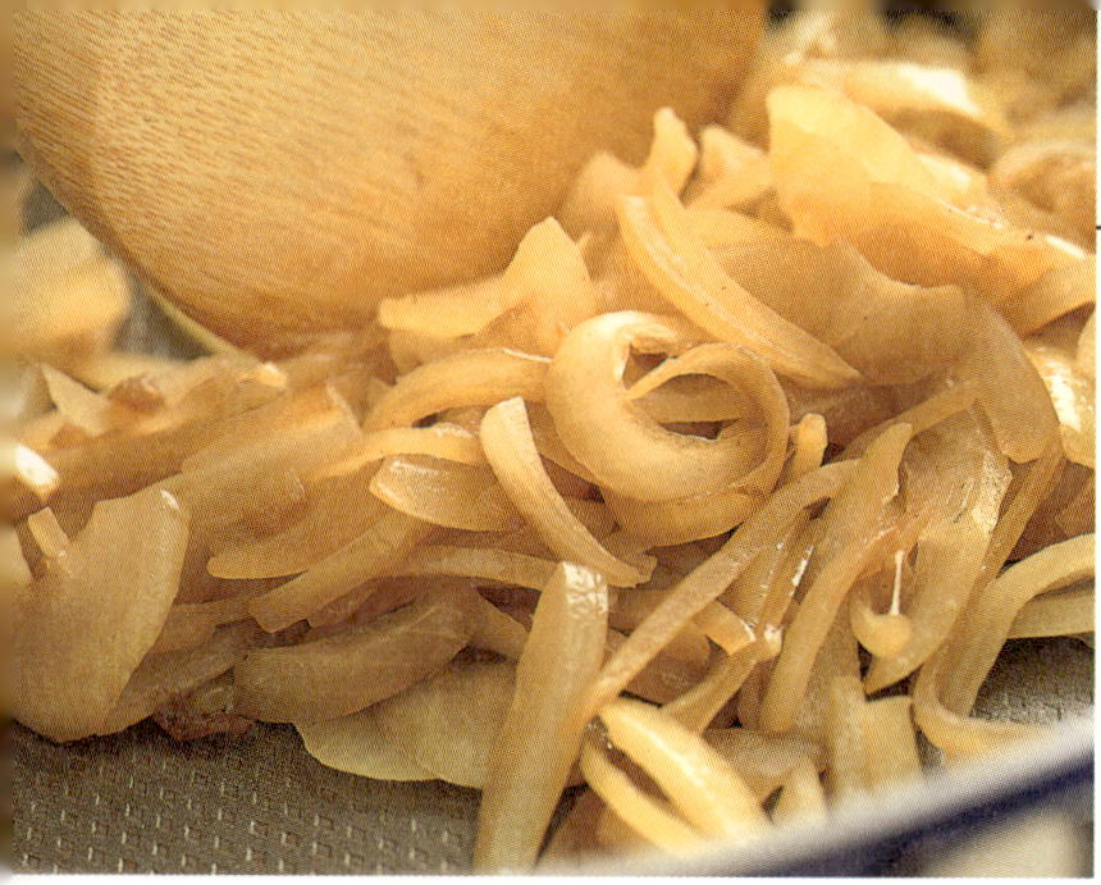

炒めると、コレステロール値を下げる甘み成分の吸収がアップします

玉ねぎは、加熱して食べると、生のときには得られないすぐれた薬効を発揮します。中でもおすすめしたいのが、玉ねぎを炒めて食べる方法です。

玉ねぎは炒めると辛みが消えて甘くなり、食べやすくなります。これは、辛み成分が**メルカプタン**といううまみ成分に変化したためです。このメルカプタンには、胃の粘膜を保護し、胃の血流をふやす働きがあるため、胃炎や胃カイヨウを改善する効果があります。

玉ねぎの甘み成分としては、**フラクトオリゴ糖**があります。これは、野菜の中では玉ねぎや菊いもなどに含まれる特有の成分で、コレステロール値を下げたり、血糖値を安定させる働きがあります。

そのうえ、フラクトオリゴ糖は腸の中にすんでいる善玉の乳酸菌のえさとなってその働きを活性化し、腸の調子をととのえてくれます。

このフラクトオリゴ糖には、加熱するとより小さい分子に分解されて体内に吸収されやすくなるというメリットがあります。本来フラクトオリゴ糖は、体内で酵素によって分解・吸収されるため、おそらくその何パーセントかは分解される前に体外に排泄されてしまうと考えられます。しかし、炒めるという調理加熱によって、生で食べるよりもたくさんのフラクトオリゴ糖を吸収することができるのです。

褐色に炒めた玉ねぎが動脈硬化やガンを抑制

玉ねぎを炒めて食べる利点はさらにあります。

スライスした玉ねぎをしばらく炒めていると、白色からあめ色に、さらには褐色へと変化します。これはアミノ酸と糖質が結合して、メラノイジンという物質ができてきたためです。

この**メラノイジン**には、活性酸素の働きを抑える、抗酸化作用があります。活性酸素は、体内の細胞や血中のコレステロールなどをサビつかせて、ガンや動脈硬化、老化などを招く要因となるのですが、メラノイジンがこれを防いでくれるわけです。

また、メラノイジンには食物繊維と似た働きがあるので、腸の働きをととのえて便通をよくする効果もあります。

炒め玉ねぎの作り方は簡単です。スライスした玉ねぎを、油を熱したフライパンに入れ、絶えずまぜながら、弱火でじっくりと褐色になるまで炒めるだけです。そのまま食べたり、料理に使ったりと利用法は自由です。

ポイントは、玉ねぎをスライスしたあと、15分以上そのまま放置しておくこと。放置している間に、玉ねぎの催涙性物質がしっかり有効成分に変化するので、そのあと炒めるようにしましょう。

炒め玉ねぎは、水分が飛ばされて有効成分が濃縮されているので、少量でも十分に効果が得られます。一度に大量に食べるよりも、継続して毎日食べることを心がけてください。

（田島 眞）

玉ねぎを炒めるとオリゴ糖が出てくる

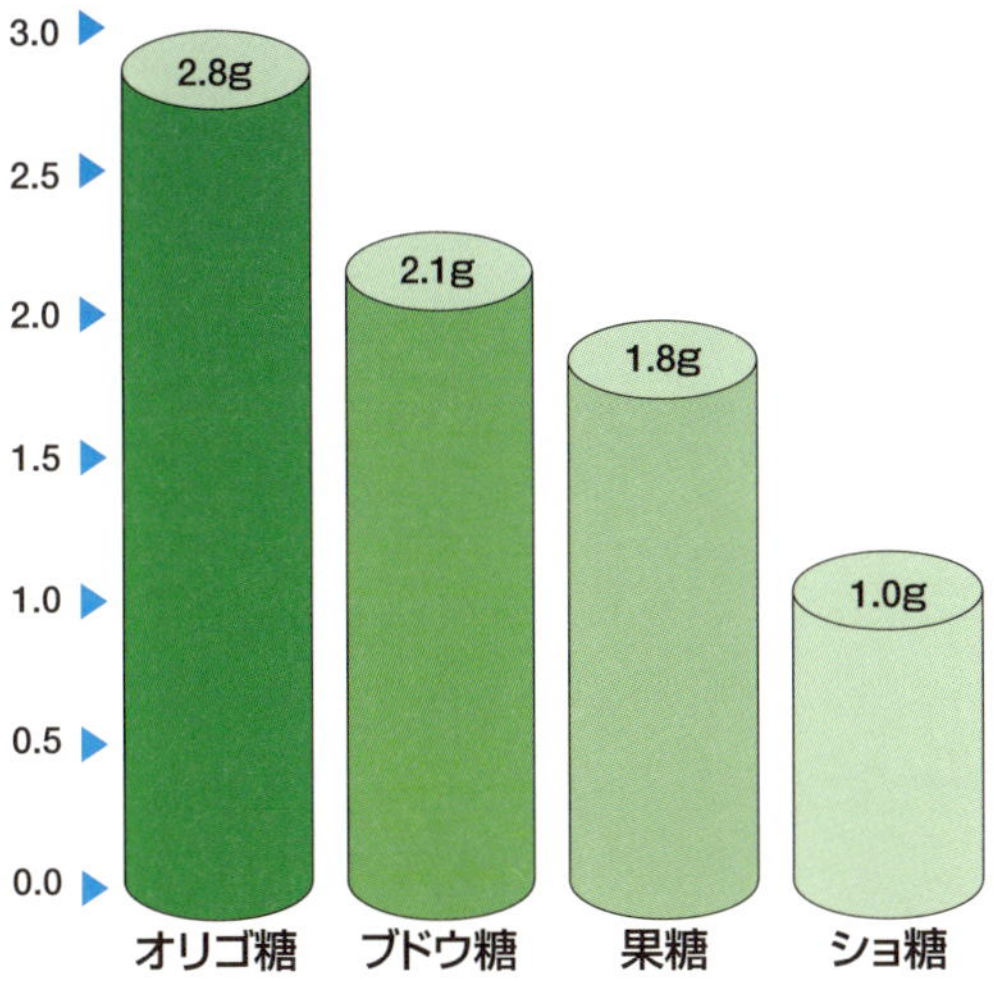

炒め玉ねぎの甘みの正体はフラクトオリゴ糖。コレステロール値や血糖値を安定させるほか、腸の働きもよくしてくれる

しいたけのもどし汁に含まれる有効成分エリタデニンが善玉コレステロールだけをふやしてくれます

しいたけには、うまみ成分の一種の、**エリタデニン**という特有の成分が含まれます。最近の実験で、さまざまな働きが報告されています。血管や血液を健康にするだけでなく、コレステロール値の改善効果も期待されています。

エリタデニンの効果を証明した実験の中でもよく知られているのは、高血圧ラットで行われた実験です。ラットに飲み水のかわりにしいたけのもどし汁を与えたところ、総コレステロール値が下がっていたのです。

人間で行った別の実験でも、**コレステロールの調整作用**は確かめられています。群馬大学の中野稔先生の実験では、3週間、学生にしいたけを食べてもらったところ、全員の総コレステロール値が下がって、HDL（善玉）コレステロールだけはふえていました。

エリタデニンの働きは複雑ですが、神経系に働きかけて、体内のコレステロール生産量を適正に保っていると考えられています。

食事でしいたけを食べれば、エリタデニンをとることはできますが、もっと手軽に効率よくとるには、**しいたけのもどし汁**を飲むことです。

作り方はとても簡単で、容器に干ししいたけを入れて水を加え、一晩つけるだけです。エリタデニンは水溶性なので、しいたけを水につけておけば、その水にエリタデニンがとけ出します。そのもどし汁を1日1杯飲めばいいのです。

ポイントは、**干ししいたけを使う**こと。生しいたけよりもエリタデニンの含有量が多く、衛生面でも安全です。

干ししいたけというと、料理のときのようにお湯でもどしたくなるかもしれませんが、**必ず水で**

もどしてください。お湯ではにおいが強く出すぎて、飲みにくくなるのです。**栄養成分は、冷水のほうがよくとけ出す**こともわかっています。夜、寝る前に干ししいたけを水につけて冷蔵庫に入れ、翌朝冷たいままもどし汁を飲むのがベストでしょう。なお、もどし汁に使ったしいたけは食べられます。毎日のおかずに使えば、しいたけに含まれる食物繊維などもとれてむだがありません。

（倉茂達徳）

しいたけのもどし汁の作り方

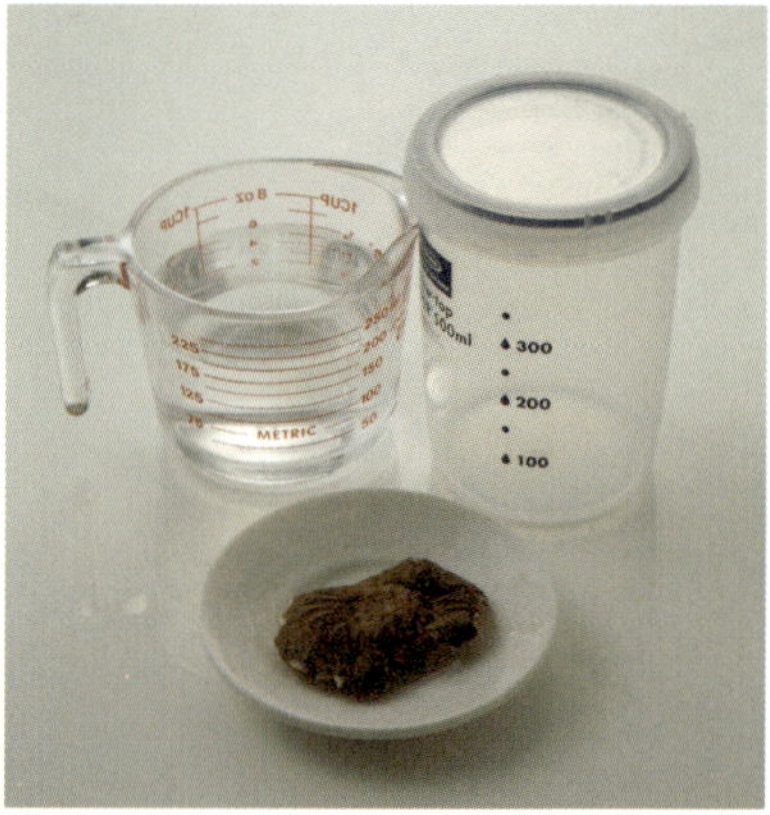

[材料（1人分）]

- 容器（ふたができるもの）
- 干ししいたけ（中サイズ）……………………1枚
- 水…………………200mℓ

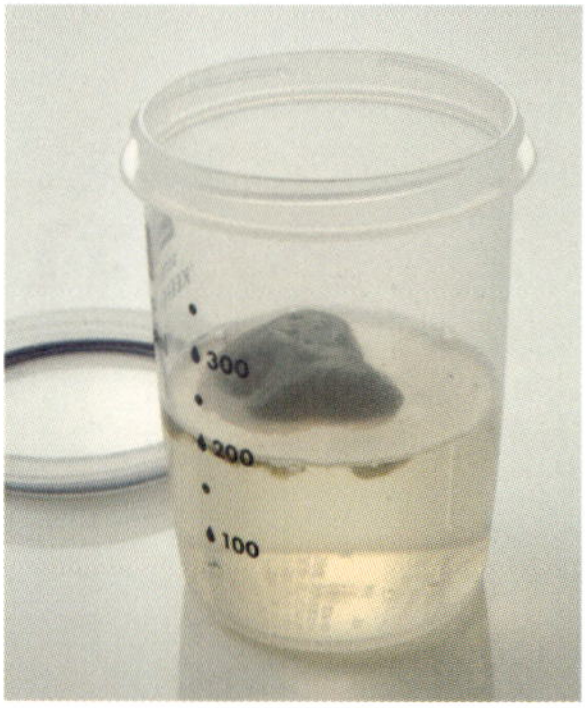

1 容器に200mℓの水を入れて、干ししいたけを1枚入れる

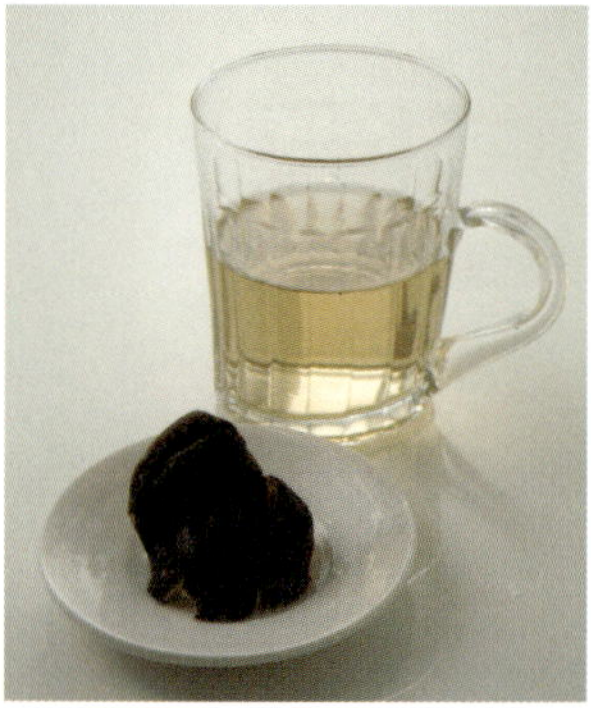

2 ①の容器にふたをして一晩冷蔵庫に入れ、翌朝しいたけをとり出し、冷たいまま、もどし汁を飲む

ポイント

●生しいたけではなく、干ししいたけを使う

干ししいたけのほうが、エリタデニンの含有量が多いからです

●冷水で作り、冷たいまま飲む

しいたけの味や香りが出すぎず、栄養素だけをとることができます

最新《さいしん》　コレステロールを下《さ》げる知恵《ちえ》とコツ

編　者　主婦の友社
発行者　平野健一
発行所　株式会社主婦の友社
〒141-0021 東京都品川区上大崎3-1-1　目黒セントラルスクエア
電話（編集）03-5280-7537
電話（販売）03-5280-7551
印刷所　凸版印刷株式会社

■本書の内容に関するお問い合わせまた、印刷・製本など製造上の不良がございましたら、主婦の友社（電話03-5280-7537）にご連絡ください。
■主婦の友社が発行する書籍・ムックのご注文は、お近くの書店か主婦の友社コールセンター（電話0120-916-892）まで。
＊お問い合わせ受付時間　月～金（祝日を除く）　9：30～17：30
主婦の友社ホームページ https://shufunotomo.co.jp/

ISBN978-4-07-262059-5

ぬ-032025